Emily Oster

Das einzig wahre Schwangerschafts-Handbuch

PIPER

Emily Oster

Das einzig wahre SCHWANGERSCHAFTSHANDBUCH

Was an den meisten gut gemeinten Ratschlägen falsch ist
und was Sie wirklich wissen müssen

Aus dem amerikanischen Englisch von Andrea Kunstmann

PIPER

Mehr über unsere Autoren und Bücher:
www.piper.de

Von Emily Oster liegen im Piper Verlag vor:
Das einzig wahre Schwangerschafts-Handbuch
Das einzig wahre Baby-Handbuch

MIX
Papier aus verantwortungsvollen Quellen
FSC® C083411
FSC
www.fsc.org

Deutsche Erstausgabe
ISBN 978-3-492-31663-7
November 2020

Titel der englischen Originalausgabe: »Expecting Better. Why the Conventional Pregnancy Wisdom Is Wrong – And What You Really Need to Know«, erschienen bei Penguin Random House, New York

Satz: Fotosatz Amann, Memmingen
Gesetzt aus der ITC Slimbach
Litho: Lorenz & Zeller, Inning am Ammersee
Druck und Bindung: CPI books GmbH, Leck
Printed in the EU

Für meine süße Penelope,
die mich zu diesem Buch inspiriert hat,
und für meine *mormor*,
die sich bestimmt gefreut hätte,
ihre Urenkelin kennenzulernen

Inhalt

Zahlen bitte! – Einführung

Im Herbst 2009 beschlossen Jesse und ich, ein Kind zu bekommen. Damals unterrichteten wir beide Wirtschaftswissenschaften an der University of Chicago, wir waren schon seit meinem dritten Collegejahr zusammen und seit fast fünf Jahren verheiratet. Jesse stand kurz vor der Festanstellung und auch bei mir lief die Arbeit richtig gut. Außerdem näherte sich mein dreißigster Geburtstag.

Wir hatten immer davon gesprochen, dass wir eine Familie wollten, und diese Gespräche waren nach und nach konkreter geworden. An einem Oktobermorgen gingen wir ausgiebig zusammen laufen und beschlossen im Anschluss, dass dies nun der beste Zeitpunkt für uns wäre. Oder dass vermutlich kein besserer kommen würde. Es dauerte zwar noch ein bisschen, aber etwa achtzehn Monate später wurde unsere Tochter Penelope geboren.

Ich hatte mir immer Sorgen gemacht, dass die Schwangerschaft meine Arbeit beeinträchtigen könnte – die Leute erzählen alle möglichen Geschichten vom »Schwangerschaftshirn« – und dass man wegen der morgendlichen Übelkeit Wochen (oder gar Monate!) verliert. Glücklicherweise merkte ich aber keinen großen Unterschied (als das Baby da war, war das dann allerdings etwas völlig Anderes).

Ganz und gar nicht erwartet hatte ich jedoch, dass ich als Wirtschaftswissenschaftlerin meine Arbeitsmethoden intensiv für meine Schwangerschaft nutzen würde. Das klingt erst einmal seltsam, denn auch wenn ich hin und wieder mal »Dr.« vor meinen Namen setze, bin ich keine Ärztin, schon gar keine Fachärztin für Geburtshilfe. Und wenn man mit der gängigen

Vorstellung an Ökonomie herangeht, denkt man vielleicht an Fed-Chef Jerome Powell oder die Jungs, die bei Goldman Sachs für die Finanzderivate zuständig sind. Auch Christine Lagarde würde man nicht nach Schwangerschaftstipps fragen.

Das Überraschende aber ist: Wirtschaftswissenschaftliche Methoden erweisen sich in allen möglichen Situationen als enorm hilfreich. Die zentralen Entscheidungsprinzipien der Ökonomie lassen sich überall anwenden. Buchstäblich überall – Gebärmutter eingeschlossen.

Als ich schwanger wurde, stellte ich bald fest, dass jede Menge Informationen über Schwangerschaft in Umlauf sind und genauso viele gute Ratschläge. Doch weder diese noch jene waren durch die Bank gut. Die Qualität der Informationen schwankte, die Ratschläge widersprachen sich sehr häufig und manchmal waren sie schlicht haarsträubend. Um an die richtigen Informationen heranzukommen – herauszufinden, was wirklich stimmte –, ging ich das Problem letztlich genauso an wie jedes andere: mit den Methoden der Ökonomie.

An der Universität in Chicago (und inzwischen an der Brown University) halte ich Einführungskurse zur Mikroökonomie. Meine Studierenden würden vermutlich sagen, dabei wird man mit Analysis gequält. In Wahrheit habe ich ein etwas erhabeneres Ziel: Ich möchte ihnen beibringen, wie man Entscheidungen trifft. Denn das ist letztlich der Gegenstand von Mikroökonomie: die Wissenschaft von Entscheidungen – man strukturiert dabei das eigene Denken so, dass man zu guten Entscheidungen gelangt.

Ich versuche, den Studierenden zu vermitteln, dass gute Entscheidungen (im Geschäftsleben und im Alltag) zweierlei erfordern: Erstens braucht man alle Informationen zum Thema, also die richtigen Fakten. Zweitens muss man sich darüber klar werden, wie man die Vor- und Nachteile für sich persönlich richtig bewertet (im Unterricht nennen wir das die Kosten-Nutzen-Analyse). Die wichtigste Erkenntnis dabei ist, dass bei gleicher Faktenlage der zweite Schritt – das Abwägen von Für und Wider –

bei verschiedenen Menschen zu unterschiedlichen Entscheidungen führt. Weil Individuen ein und dieselbe Tatsache ganz unterschiedlich bewerten können.

Meine Studierenden möchten diese Erkenntnis natürlich vor allem auf wirtschaftliche Themen anwenden und Fragen beantworten wie: »Soll ich dieses Unternehmen kaufen oder nicht?« Ich rate ihnen dann, bei den Zahlen anzufangen: Wie viel Gewinn erzielt die Firma? Wie viel Gewinn ist in Zukunft zu erwarten? So erhalten sie die Fakten und damit die Informationen, die sie für ihre Entscheidung brauchen.

Mit diesem Wissen können sie Vor- und Nachteile abwägen. Und an dem Punkt geraten sie häufig ins Schleudern. Der Vorteil besteht natürlich in dem Gewinn, den sie damit machen. Der Nachteil darin, dass sie sich um die Möglichkeit bringen, ein anderes Unternehmen zu kaufen. Vielleicht ein lukrativeres. Letztendlich müssen sie die Vor- und Nachteile *aus ihrer persönlichen Sicht* beurteilen. Sie müssen sich überlegen, was sie sonst mit dem Geld anfangen könnten. Wer eine gute Entscheidung treffen will, muss sich intensiv mit den Alternativen auseinandersetzen, und da gibt es keine richtige Entscheidung für alle.

Nun verbringen die meisten Menschen nicht allzu viel Zeit damit, Unternehmen zu kaufen. (Um ehrlich zu sein, ich weiß auch nicht genau, ob das immer das Motiv ist, meine Seminare zu besuchen. Kürzlich mailte mir ein Student, er hätte bei mir gelernt, dass er am besten mit dem Biertrinken aufhört, wenn es ihm nicht mehr schmeckt. Das ist in der Tat eine gute Anwendung des Prinzips der Kostensenkung, wenn auch nicht zentrale Zielsetzung meines Unterrichts.) Doch die Prinzipien guter Entscheidungsfindung gehen weit über den geschäftlichen Bereich hinaus. Und tatsächlich, wenn man wirtschaftswissenschaftliche Methoden erst einmal verinnerlicht hat, stößt man alle naselang darauf.

Als Jesse und ich beschlossen, ein Baby zu bekommen, überzeugte ich ihn davon, aus unserer Wohnung im dritten Stock ohne Aufzug auszuziehen. Mit einem Kinderwagen seien das zu viel Stufen, erklärte ich. Er war einverstanden, solange ich mich um den Hauskauf kümmerte.

Zeit dafür fand ich ausgerechnet im Februar und so pilgerte ich durch ein völlig verschneites Chicago zu fünfzehn oder sechzehn ziemlich ähnlichen Häusern. Als ich schließlich eines fand, das mir (ein bisschen) besser gefiel als die anderen, ging der Spaß erst richtig los. Wir mussten entscheiden, welchen Kaufpreis wir bieten wollten.

Wir begannen bei den Fakten, genauso wie ich es meinen Studenten auch beibringe: Wir versuchten herauszufinden, welchen Marktwert dieses spezielle Haus hatte. Das war nicht allzu schwer. Das Haus war zuletzt 2007 verkauft worden, den Preis dafür fanden wir online. Nun mussten wir noch in Erfahrung bringen, wie stark sich die Preise in den letzten zwei Jahren verändert hatten. Da wir mitten in einer Immobilienkrise steckten (was einer Wirtschaftswissenschaftlerin schwer entgehen konnte), mussten die Preise gesunken sein – doch wie stark?

Wir hätten einfach im gängigen Case-Shiller-Index nachsehen können, wie sich die Immobilienpreise in Chicago verändert hatten. Doch der bewertete die Stadt insgesamt, nicht unser Viertel. Es musste eine bessere Methode geben. Ich stieß im Netz auf eine Immobilienseite, die in schlichten Grafiken die Preisveränderungen für die einzelnen Stadtviertel aufschlüsselte. Wir brauchten also nur den alten Preis zu nehmen, den ungefähren Rückgang abzuziehen und hatten den aktuellen Wert des Hauses.

Damit hatten wir die Fakten geklärt, waren aber noch nicht fertig. Um die richtige Entscheidung zu treffen, mussten wir noch das Für und Wider abwägen. Wir mussten uns darüber klar werden, wie wichtig uns dieses Haus im Vergleich zu anderen war. Wir hatten nur den Marktwert des Hauses bestimmt, also was andere Menschen dafür durchschnittlich zu zahlen bereit waren. Wäre dieses Haus für uns nun etwas ganz Besonderes gewesen und hätte es unseren Bedürfnissen wirklich perfekt entsprochen, hätten wir dafür wohl *mehr* als den vermuteten

Marktwert bieten wollen. Wir wären bereit gewesen, noch etwas draufzulegen, weil das Haus uns persönlich so am Herzen lag.

Für diesen zweiten Schritt unserer Entscheidung gab es keine Daten und Fakten – wir mussten schlicht darüber nachdenken. Letztendlich kamen wir zu dem Schluss, dass das Haus sich nicht sonderlich von den vielen anderen unterschied, boten den aus unserer Sicht angemessenen Kaufpreis und bekamen es nicht. (Vielleicht lag es auch daran, dass wir mit unserem Gebot unsere Überlegungen zur Preisfindung mitschickten – schwer zu sagen.) Später kauften wir dann ein Haus, das uns genauso gefiel.

Doch dieses Vorgehen passte ausschließlich auf unsere persönlichen Umstände. Ein paar Monate später verliebte sich einer unserer Freunde in ein bestimmtes Haus. Er fand, es sei ideal für ihn und seine Familie und so eine Gelegenheit käme nie wieder. Unterm Strich zahlte er dafür etwas mehr, als die Fakten hergaben. Und doch ist leicht einzusehen, warum auch das eine gute Entscheidung sein kann, wenn man diesen wirtschaftwissenschaftlichen Entscheidungsprozess durchlaufen hat.

Den Studierenden sage ich immer: Dies ist nicht nur *ein* Weg, Entscheidungen zu treffen. Es ist der richtige.

Als ich schwanger wurde, ging ich selbstverständlich davon aus, dass dieser Weg auch bei Entscheidungen rund um die Schwangerschaft funktionieren würde. Nehmen wir beispielsweise die Amniozentese (Fruchtwasseruntersuchung): Ich ging davon aus, meine Ärztin würde mir bei der Entscheidung helfen, indem sie mir die Vor- und Nachteile darlegte. Sie würde mir erklären, ein Plus der Untersuchung sei, dass man viele Informationen über das Baby bekäme. Auf der Minus-Seite stünde die Gefahr einer Fehlgeburt. Sie würde mir die nötigen Fakten liefern. Sie würde mir mitteilen, welche zusätzlichen Informationen ich noch bekommen könnte, und sie würde mich über das exakte Risiko einer Fehlgeburt informieren. Dann würde sie sich zurücklehnen, Jesse und ich würden es ausdiskutieren und zu einer für uns tragfähigen Entscheidung gelangen.

Doch so lief es nicht im Entferntesten!

In der Realität schien die ärztliche Betreuung von Schwangeren aus einer einzigen langen Liste von Regeln zu bestehen. Wer schwanger war, wurde offensichtlich wieder zum Kind. Ständig sagte einem wer, was man zu tun hatte. Es ging los mit: »Sie dürfen nicht mehr als zwei Tassen Kaffee pro Tag trinken.« Ich fragte mich, was die Nachteile waren? (Die Vorteile kannte ich: Ich liebe Kaffee.) Was sagten die Daten über die Risiken aus? Das wurde nirgends diskutiert.

Dann ging es um die Pränataldiagnostik. »Die Richtlinien empfehlen eine Fruchtwasseruntersuchung nur, wenn Sie über fünfunddreißig sind.« Und warum? So seien eben die Vorgaben. Das hängt doch sicher von den individuellen Umständen ab, oder? Nö, offenbar nicht (jedenfalls laut meiner Ärztin).

Diese ganze Schwangerschaftsangelegenheit schien nach Schema F abgehandelt zu werden. Die Methode, mit der ich üblicherweise Entscheidungen traf – nämlich die Faktenlage mit meinen persönlichen Präferenzen abzugleichen –, kam jedenfalls kaum zur Anwendung. Das allein war schon frustrierend. Schlimmer wurde es noch dadurch, dass die Informationen, die ich aus Büchern oder von Freundinnen hatte, häufig im Widerspruch zu den Aussagen meiner Ärztin standen.

Die Schwangerschaft kam mir vor wie ein Kosmos willkürlicher Regeln. Als hätte uns unsere Immobilienmaklerin, als wir ein Haus suchten, erklärt, sie würde uns keine Häuser mit Gärten zeigen, weil Leute ohne Kinder grundsätzlich keine Gärten wollten. Noch schlimmer, als hätten wir ihr ausdrücklich gesagt, dass wir unbedingt einen Garten wollten und sie hätte geantwortet: »Kommt nicht infrage, die Regel lautet, dass Sie keinen wollen.« In so einem Fall würde man die Maklerin doch sofort auf den Mond schießen. Beim Thema Schwangerschaft jedoch schien es häufig so zu laufen.

Natürlich trifft das nicht uneingeschränkt zu, es gab tatsächlich hin und wieder Entscheidungen, zu denen ich beitragen sollte, aber auch diese erschienen mir eher substanzlos. Beispielsweise entschied ich mich gegen eine Periduralanästhesie (PDA). Das kam nicht sonderlich häufig vor, weswegen die Ärztin in etwa sagte: »Okay, na gut, wahrscheinlich kriegen Sie sowieso eine.« Die Entscheidungsgewalt hatte ich also nur scheinbar, nicht tatsächlich.

Ich gehe davon aus, dass das nicht nur die Schwangerschaft betrifft, sondern auch andere Bereiche des Gesundheitssystems. Die Tatsache, dass Patientinnen und Patienten unterschiedliche Präferenzen haben, die bei der Behandlung eine wichtige Rolle spielen sollten, wird zumindest häufig ignoriert. Irgendwann bekam ich das Buch *Your Medical Mind. How to Decide What Is Right for You* von Jerome Groopman und Pamela Hartzband in die Finger und musste bei vielen Geschichten zustimmend nicken. In zahlreichen Fällen (auch bei anderen Themen, Prostatakrebs zum Beispiel) wäre es besser gewesen, die Betroffenen aktiver in die Entscheidungen über die richtige Behandlung einzubeziehen.

Doch so wie viele gesunde junge Frauen kam auch ich erst durch die Schwangerschaft intensiver mit dem Gesundheitssystem in Berührung und das gestaltete sich ganz schön frustrierend. Zu dem Stress, den die vielen Regeln verursachten, kam noch die Angst, etwas könne schieflaufen, wenn ich sie nicht befolgte. Ich hatte ja keine Ahnung, wie ernst ich all das nehmen sollte.

Ich wollte eine Ärztin, die in Entscheidungsfindung geschult war – das allerdings wird an medizinischen Fakultäten wenig unterrichtet. Wie es sich gehört, konzentrieren die sich mehr auf die ärztlichen Fähigkeiten und Methoden. Wenn es darum geht, das Kind irgendwann aus einem rauszuholen, ist man dankbar dafür (selbst ich), aber daneben bleibt offensichtlich nicht viel Zeit für Entscheidungstheorie.

Mir wurde ziemlich schnell klar, dass ich mir selbst ein System basteln musste, um meine persönlichen Entscheidungen sinnvoll zu strukturieren. Das erschien mir, zumindest vom Prinzip her, nicht weiter schwer. Doch dann stellte sich heraus, dass es gar nicht so leicht war, an die dafür notwendigen Zahlen und Fakten zu kommen. Dabei waren meine Fragen sehr einfach, beispielsweise zum Thema Alkohol. Ich legte mir den Entscheidungsweg zurecht: In der Schwangerschaft könnte das Trinken den IQ des Kindes beeinträchtigen (contra), andererseits würde mir aber hin und wieder ein Glas Wein schmecken (pro). Tatsächlich handelte es sich um ein minimales Pro. Wenn sich zeigen sollte, dass Alkohol die Intelligenz des Kindes nachweislich beeinträchtigt, würde ich keinen trinken. Aber ich brauchte Zahlen: Hätte ein Glas Wein ab und zu überhaupt irgendeinen Einfluss auf den IQ meines Kindes? Wenn nicht, wäre es völlig unnötig, darauf zu verzichten.

Ein weiteres Beispiel sind invasive Pränataltests: Der Nachteil besteht augenscheinlich im Risiko einer Fehlgeburt, der Vorteil im Wissen um die Gesundheit meines Babys. Aber wie hoch war das tatsächliche Risiko einer Fehlgeburt? Und welche zusätzlichen Informationen lieferte der Test überhaupt im Vergleich zu weniger risikobehafteten Methoden?

Doch Zahlen dazu waren nicht zu bekommen. Ich fragte meine Ärztin wegen des Trinkens und sie antwortete, ein oder zwei Gläser pro Woche seien »vermutlich in Ordnung«. »Vermutlich in Ordnung« ist keine Zahl. Bei den Büchern war es dasselbe: Es stand nicht immer dasselbe drin und auch nicht immer das, was meine Ärztin sagte, sie lieferten aber häufig vage Beschwichtigungen (»Pränataldiagnostik ist sehr sicher«) oder kategorische Verbote (»Es gibt bei Alkohol keinen Schwellenwert, der als unbedenklich gelten kann.«). Auch hier keine exakten Zahlen.

Ich versuchte, näher an die Quelle zu kommen, und sah mir die offiziellen Empfehlungen des American Congress of Obstetricians and Gynecologists an, der größten Fachgesellschaft für Gynäkologie und Geburtshilfe in den USA. Interessanterweise unterschieden sich deren Hinweise von denen meiner Ärztin – sie wurden offenbar schneller an aktuelle Erkenntnisse der Fachliteratur angepasst als die ärztliche Praxis. Aber auch sie lieferten keine Zahlen. Um an die Daten zu kommen, musste ich mich mit der Forschungsliteratur beschäftigen, auf der die Empfehlungen basierten. In einigen Fällen war das nicht allzu schwierig. Als es um die Entscheidung für oder gegen eine PDA ging, konnte ich auf Daten aus randomisierten Studien (dem wissenschaftlichen Goldstandard) zurückgreifen, um Risiken und Vorteile herauszufinden.

In anderen Fällen erwies es sich als sehr viel komplizierter. Mehrfach zog ich für mich Schlüsse, die den offiziellen Empfehlungen widersprachen – auf jeden Fall, was Alkohol und Kaffee betraf, aber auch in Sachen Gewichtszunahme. Hier kam ein weiterer Aspekt meiner Berufsausbildung zum Tragen: Ich weiß, wie man Daten richtig interpretiert.

Vor einigen Jahren verfasste mein Mann einen Artikel über den Einfluss des Fernsehens auf die Schulleistungen von Kindern. Die American Academy of Pediatrics, die US-amerikanische Vereinigung der Kinderärzte, behauptet, Kinder unter zwei Jahren sollten überhaupt nicht fernsehen. Diese Empfehlung beruht auf dem, was Forschungen zur öffentlichen Gesundheit ergeben haben (und stammte von den gleichen Leuten, die Forschungsergebnisse zum Verhalten während der Schwangerschaft liefern). Sie haben wiederholt nachgewiesen, dass Kinder, die unter zwei Jahren viel fernsehen, in der Schule schlechter abschneiden.

Diese Ergebnisse werden ständig wiedergekäut, zum Beispiel im Wissenschaftsteil der *New York Times* unter Schlagzeilen wie »Wissenschaftlich erwiesen: SpongeBob schädlich für Kinder«. Doch Jesse war skeptisch und das sollten Sie auch sein. In derartigen Fällen ist es nämlich gar nicht so einfach, einen so eindeutigen Zusammenhang von Ursache und Wirkung herzustellen. Nehmen wir an, wir haben zwei Familien mit einjährigen Kindern. In der einen Familie sieht das Kind täglich vier Stunden fern, in der anderen gar nicht. Meinen Sie, diese beiden Familien sind vergleichbar? Eher nicht.

Eltern, die das Fernsehen verbieten, sind im Durchschnitt gebildeter, älter, lesen mehr Bücher und so weiter. Ist da wirklich das Fernsehen ausschlaggebend? Oder vielmehr die anderen Unterschiede?

Dieses Beispiel verdeutlicht den Unterschied zwischen *Korrelation* und *Kausalität*. Fernsehkonsum und Schulleistungen korrelieren, daran gibt es gar keinen Zweifel. Das heißt, Kinder, die sehr viel fernsehen, schneiden im Durchschnitt schlechter in der Schule ab. Doch dazwischen besteht kein kausaler Zusammenhang. Die Aussage, dass SpongeBob Ihr Kind dümmer macht, unterstellt aber einen solchen: Wenn man X tut, passiert Y. Dafür müsste man nachweisen, dass Kinder aus Nicht-Fernseh-Haushalten schlechter in der Schule werden, wenn man sie zwingt, SpongeBob anzusehen, aber sonst nichts an ihren Lebensumständen ändert. Diesen Schluss kann man aber nicht so einfach ziehen, wenn man bloß Kinder, die fernsehen, mit solchen vergleicht, die es nicht tun.

Schlussendlich nahmen Jesse und sein Co-Autor Matt Gentzkow eine clevere Analyse vor.[1] Sie hatten herausgefunden, dass das Fernsehen, als es in den 1940er- und 1950er-Jahren Verbreitung fand, in manchen Landesteilen später ankam als in anderen. Sie ermittelten Personen aus Gegenden, in denen Fernsehgeräte bereits vor deren zweiten Geburtstag verfügbar gewesen waren. Diese Gruppe wurde verglichen mit Personen in ähnlichen Lebensumständen, die erst mit über zwei Jahren Zugang zu Fernsehgeräten hatten. Die Familien dieser Personen waren vergleichbar; der einzige Unterschied bestand im Zugang zum Fernsehen in der frühen Kindheit. Auf diese Weise lassen sich kausale Schlüsse ziehen.

Und in der Tat: Sie fanden heraus, dass das Fernsehen sich nicht auf die Schulleistungen der Kinder auswirkte. Null! Kein bisschen! Das ist sehr präzise und drückt auf statistische Weise aus: Es hat ziemlich sicher keinen negativen Einfluss. Und die ganze Forschung zur öffentlichen Gesundheit über die Gefahren von SpongeBob? Falsch. Dass SpongeBob einen so schlechten Ruf hat, liegt mit großer Wahrscheinlichkeit daran, dass Eltern, die ihren Kindern erlauben, viel fernzusehen, anders sind. Korrelation ja, Kausalität nein.

Genau wie SpongeBob leidet auch die Schwangerschaft unter einer ganzen Reihe von Fehlinformationen. Ein- oder zweiwöchige Studien werden da ganz schnell zu unumstößlichen Gewissheiten. Irgendwann stieß ich auf eine häufig zitierte Studie, der zufolge maßvoller Alkoholkonsum in der Schwangerschaft – etwa ein Glas pro Tag – zu aggressivem Verhalten bei den Kindern führt. Die Studie war nicht randomisiert, es wurden einfach nur Frauen, die Alkohol konsumierten, mit solchen verglichen, die keinen Alkohol tranken. Als ich die Untersuchung etwas genauer unter die Lupe nahm, fand ich heraus, dass die trinkenden Frauen auch sehr viel häufiger *Kokain konsumiert hatten.*

Wir wissen, dass Kokain Kinder schädigt – ganz abgesehen davon, dass Frauen, die Kokain konsumieren, häufig auch andere Probleme haben. Können wir daraus also wirklich schließen, dass maßvoller Alkoholkonsum schädlich ist? Ist es nicht viel wahrscheinlicher (oder zumindest ebenso wahrscheinlich), dass das Kokain das Problem darstellt?

Es gab bessere und schlechtere Untersuchungen. Und sehr häufig zeichneten die »guten« Studien (die verlässlichen, die ohne Kokainkonsumentinnen) ein ganz anderes Bild als die offiziellen Empfehlungen.

Diese Empfehlungen waren wohl vorwiegend dazu gedacht, uns Schwangere in den Wahnsinn zu treiben. Über jedes winzige Detail, über jeden Bissen Essen, über jedes zusätzliche Pfund sollten wir uns Gedanken machen. Und tatsächlich führten die Zahlen und Fakten, die ich heranzog, dazu, dass ich mich entspannte – hin und wieder ein Glas Wein, jede Menge Kaffee, und Sport nur, wenn ich Lust hatte, ansonsten eben nicht. Wirtschaftswissenschaften gelten vielleicht nicht gerade als Entspannungsmethode, aber für mich waren sie genau das.

Mehr als die eigentlichen Empfehlungen beruhigte es mich, überhaupt Zugang zu Zahlen zu haben. Irgendwann machte ich mir Gedanken über das Risiko einer Frühgeburt. Ich wertete die Daten aus und bekam so eine ungefähre Vorstellung, wie häufig Frühgeburten in der jeweiligen Schwangerschaftswoche auftraten (und von der Überlebensrate der Frühchen). In diesem Fall musste gar keine Entscheidung getroffen werden, ich hätte ohnehin keinen Einfluss darauf gehabt – aber allein die Kenntnis der Zahlen sorgte für ein bisschen Entspannung. Es waren Daten, die ich eigentlich von meiner Ärztin oder den Schwangerschaftsratgebern erwartet hätte. Ich brauche einfach Fakten und Beweise, um relaxen zu können. Dann habe ich das gute Gefühl, die richtige Entscheidung treffen zu können. Für mich war es der passende Weg, so auch an meine Schwangerschaft heranzugehen. Ich war allerdings nicht sicher, ob er auch für andere Frauen funktionierte.

Dann wurden meine Freundinnen schwanger, mehr oder weniger alle gleichzeitig. Und alle hatten die gleichen Fragen und waren ähnlich genervt wie ich. Darf ich eine Schlaftablette nehmen? Darf ich ein Salami-Baguette essen? (Ich hätte so Lust darauf – würde mir das wirklich schaden?) Mein Arzt will einen Termin für die Geburtseinleitung vereinbaren, soll ich da zustimmen? Und was hat es mit der Einlagerung von Nabelschnurblut auf sich?

Manchmal waren die Fragestellerinnen noch nicht einmal schwanger. Als ich mit einer Freundin zu Mittag aß, wollte sie von mir wissen, ob es ein Fehler wäre, noch ein Jahr damit zu warten – ob die Fruchtbarkeit mit zunehmendem Alter tatsächlich so schnell nachlasse.

Deren Ärztinnen sprachen natürlich – genau wie meine – Empfehlungen aus. Doch meine Freundinnen wollten Entscheidungen treffen, die für sie persönlich die richtigen waren. Also griff ich lange nach Penelopes Geburt wieder zu Gynäkologiefachbüchern und medizinischer Fachliteratur. Meine Rolle war beschränkt (ich entband keine Kinder, zum Glück – für mich und für die Kinder). Aber ich konnte Leute mit Informationen versorgen und sie so in die Lage versetzen, auf Augenhöhe mit ihren Frauenärztinnen zu sprechen und Entscheidungen zu treffen, mit denen sie zufrieden waren.

Je öfter ich mich mit Frauen darüber unterhielt, desto klarer wurde mir, dass sie meine Informationen gerade deshalb nützlich fanden, weil sie *nicht* mit einer bestimmten Empfehlung verbunden waren. Der Schlüssel zu einer guten Entscheidung ist nämlich die Verknüpfung von Daten und Fakten mit den individuell gewichteten Vor- und Nachteilen.

In einigen Fällen ist eine bestehende Regel falsch. In anderen ist es keine Frage von richtig oder falsch, sondern von richtig für eine bestimmte Frau und ihre Schwangerschaft. Ich sah mir die Forschungslage zur PDA an, bezog sie auf meine persönlichen Präferenzen und Abneigungen und entschied mich dagegen. Meine Freundin Jane zog dieselben Fakten heran und entschied sich dafür. Ich fand es letztlich völlig in Ordnung, Wurst und Schinken zu essen. Tricia, meine ehemalige Mitbewohnerin aus dem College, sah sich die Daten an und beschloss, es nicht zu tun. All das sind gute Entscheidungen.

Dies ist also ein Buch für meine Freundinnen. Es enthält Zahlen und Fakten zur Schwangerschaft, also das, was sie benötigen, um während der Schwangerschaft für sich persönlich die richtige Entscheidung treffen zu können, und um das, was Schwangerschaft bedeutet, möglichst genau zu verstehen, nämlich anhand von präzisen Daten. Es enthält den Hinweis, dass es in Ordnung sein kann, ein Glas Wein zu trinken, aber vor allem die Fakten, warum das so ist. Es liefert die Zahlen der Fehlgeburten nach Schwangerschaftswoche (im Folgenden auch SSW abgekürzt), Angaben zu den Sorten Fisch, die man essen sollte, um ein kluges Kind zu kriegen (und welche man lassen sollte), Informationen zur Gewichtszunahme, den unterschiedlichen Methoden der Pränataldiagnostik, zu Bettruhe, Geburtseinleitung sowie den Vor- und Nachteilen eines Geburtsplans. Dieses Buch soll also das Werkzeug für eine selbstbestimmte Schwangerschaft liefern.

Als ich mit der Recherche begann, erwartete ich meine Tochter. Wenige Jahre darauf war ich wieder schwanger, diesmal mit einem Sohn. Zu der Zeit war die erste Ausgabe des Buchs bereits erschienen und diverse Leute fragten mich, ob die zweite Schwangerschaft denn nun anders wäre. Ja, bestätigte ich ihnen, alles liefe viel entspannter, weil ich nicht meine gesamte Freizeit mit medizinischer Fachliteratur verbrachte. Dennoch hatte ich nicht komplett recherchefrei, da sich zwischen den beiden Schwangerschaften bei der Pränataldiagnostik eine Menge getan hatte. Also überarbeitete ich meine damaligen Analysen und im entsprechenden Kapitel werden Sie mehr über meinen Sohn Finn erfahren.

Schwangerschaft und Geburt (und Kindererziehung) gehören zu den wichtigsten und bedeutsamsten Erfahrungen, die Menschen machen können – wahrscheinlich sind es *die* bedeutsamsten überhaupt. Und doch haben wir oft gar nicht die Möglichkeit, unsere Entscheidungen kritisch zu überprüfen. Stattdessen erwartet man von uns, dass wir ohne Widerrede einen überwiegend willkürlichen Vorschriftenkatalog befolgen. Höchste Zeit, dass wir uns die Kontrolle zurückholen! Schenken Sie sich also einen Kaffee ein oder, wenn Sie möchten, ein Glas Wein und lesen Sie weiter.

TEIL 1
Das Wichtigste zuerst: die Empfängnis

1. Die Vorbereitung

Manche Schwangerschaften kommen überraschend. Sollten Sie zu denen gehören, die morgens aufwachen und sich mau fühlen, aus Jux einen Schwangerschaftstest machen und dann schockiert beobachten, wie die zweite rosa Linie auftaucht: Glückwunsch! Bitte blättern Sie weiter.

Viele Frauen denken jedoch schon lange, bevor sie tatsächlich schwanger werden, darüber nach. Ich habe meinen Mann 2001 im College kennengelernt. 2006 haben wir geheiratet. 2011 ist unsere Tochter geboren. Ich kann nicht behaupten, dass ich volle zehn Jahre damit verbracht habe, über ein Kind nachzudenken, aber viele Entscheidungen habe ich (und später wir) zumindest mit dem langfristigen Plan getroffen, eine Familie zu gründen.

Und als ich mich den Dreißig näherte und um mich herum die eine oder andere schwangere Freundin auftauchte, begann ich ernsthafter darüber nachzudenken. Ich fragte mich, ob ich vorab, also schon vor dem Versuch schwanger zu werden, etwas beachten sollte. Sollte ich mich anders ernähren? Irgendwann hatte meine Ärztin mir geraten, meinen Kaffeekonsum zu reduzieren, damit die Umstellung später während der Schwangerschaft nicht allzu hart ausfiel. Aber war das wirklich nötig?

Am meisten beunruhigte mich, dass ich älter wurde.

Nun ist dreißig hinsichtlich Schwangerschaft nicht wirklich alt. Von »fortgeschrittenem Mutterschaftsalter« spricht man bei Frauen ab fünfunddreißig und in der Tat stellt diese Zahl einen echten Einschnitt dar. In einem Aufsatz las ich von einer Mindesthaltbarkeit der Eizellen bis zum fünfunddreißigsten Lebensjahr. Besten Dank, wie gut, das eigene Verfallsdatum zu kennen.

Doch natürlich ist auch die Fünfunddreißig keine magische Zahl, denn so funktionieren biologische Prozesse nicht. Ihre Eizellen wachen nicht am Morgen Ihres fünfunddreißigsten Geburtstags auf und planen eine Ruhestandsparty.

Schon ab der ersten Menstruation lässt die Fruchtbarkeit wieder nach. Am fruchtbarsten ist man in den Teenagerjahren, von da an geht es bergab. Dreißig ist schlechter als zwanzig und vierzig schlechter als dreißig. Aber selbstverständlich spielen auch weitere Faktoren eine Rolle, die in die entgegengesetzte Richtung wirken. Ganz sicher waren bei mir mit dreiundzwanzig, zu Beginn meines Graduiertenstudiums, die Umstände für eine Schwangerschaft nicht besonders gut und ehrlich gesagt wären sie mit fünfunddreißig noch besser gewesen als mit dreißig.

Das war zwar nicht meine einzige Überlegung, aber ich wollte schon wissen, wie schnell die Fruchtbarkeit nachlässt. Meine Ärztin schien sich weniger Sorgen zu machen. »Sie sind ja noch keine fünfunddreißig«, meinte sie – nicht ganz das, was ich zu meiner Beruhigung gebraucht hätte.

Also begann ich in der Welt der Daten und Fakten, der medizinischen Fachliteratur, selbst nach dieser Beruhigung (oder zumindest nach Informationen) zu suchen. Wie erwartet gab es dort eine Antwort. Aber sie entsprach nicht dem, was man nach der Geschichte, über fünfunddreißigjährige Eizellen seien im Ruhestand, erwartet hätte.

Die wichtigsten Untersuchungen zu diesem Thema nutzen Daten aus dem 19. Jahrhundert (die sind zwar alt, aber der Vorgang hat sich seither ja nicht so stark verändert). Die These ist folgende: In vormodernen Zeiten haben sich Paare mehr oder weniger direkt nach der Eheschließung an die Arbeit gemacht, Verhütungsmöglichkeiten gab ja es kaum. So kann man den Zusammenhang zwischen Fruchtbarkeit und Alter an der Wahrscheinlichkeit ablesen, mit der Frauen, die in einem bestimmten Alter heirateten, Kinder bekamen.

Die Forschenden stellten fest, dass Frauen, die zwischen zwanzig und fünfunddreißig heirateten, mehr oder weniger gleich häufig auch Kinder bekamen. Danach gingen die Zahlen zurück: Bei Frauen, die zwischen fünfunddreißig und neununddreißig heirateten, lag die Wahrscheinlichkeit noch bei 90 Prozent im Vergleich zu den jüngeren; bei denen zwischen vierzig und vierundvierzig noch bei 62 Prozent. Frauen, die zwischen fünfundvierzig und neunundvierzig die Ehe schlossen, hatten noch eine Chance von 14 Prozent im Vergleich zu den unter Fünfunddreißigjährigen. Anders ausgedrückt: Theoretisch bekamen alle, die zwischen zwanzig und fünfunddreißig heirateten, mindestens ein Kind, verglichen mit nur 14 Prozent der Frauen, die erst nach fünfundvierzig heirateten.

Ob man aus so alten Daten Schlüsse ziehen will, sei dahingestellt. Die Menschen leben heute länger und bleiben länger gesund. Es ist nicht unwahrscheinlich, dass mit zunehmender Lebenserwartung und Gesundheit Frauen auch länger fruchtbar sind. Doch selbst wenn man die Daten in dieser Form für bare Münze nimmt, ist der Rückgang der Fruchtbarkeit nicht so dramatisch, wie man befürchten könnte. Bei der Gruppe zwischen fünfunddreißig und neununddreißig ist die Wahrscheinlichkeit, Kinder zu bekommen, nur wenig niedriger. Der größte Rückgang ist erst ab vierzig zu verzeichnen, aber selbst einige Frauen über fünfundvierzig wurden diesen Daten zufolge noch schwanger – und das lange vor Erfindung der In-vitro-Fertilisation (IVF).

Neuere Daten ergeben mehr oder weniger das gleiche Bild, vielleicht ist es sogar noch etwas optimistischer. In Frankreich untersuchten Forschende eine Gruppe von 2000 Frauen, die sich einer Befruchtung mit Spendersperma unterzogen. Ein hübscher Aspekt dieser Studie besteht darin, dass man sich keine Gedanken darüber machen musste, dass ältere Menschen weniger häufig Sex haben, da alle Teilnehmerinnen versuchten, in kontrollierter Umgebung zum richtigen Zeitpunkt im Monat schwanger zu werden. Nach zwölf Zyklen waren etwa 75 Prozent der Frauen unter dreißig schwanger, 62 Prozent derer von dreißig bis fünfunddreißig und 54 Prozent der Frauen über fünfunddreißig. In dieser ältesten Gruppe sah es bei Frauen zwischen sechsunddreißig und vierzig und über vierzig ähnlich aus. Mehr als die Hälfte aller Frauen über vierzig wurden innerhalb eines Jahres schwanger.[2]

Meine Ärztin hatte letztlich also recht, als sie meine Bedenken zerstreute. Doch für mich war es viel beruhigender, diese Zahlen schwarz auf weiß vor mir liegen zu haben. Ich konnte im Detail nachvollziehen, dass es keinen großen Unterschied machte, wenn ich es erst mit dreißig statt mit achtundzwanzig versuchte. Ich konnte mir Gedanken über das Timing machen, falls wir uns für mehr als ein Kind entscheiden sollten. Und vor allem konnte ich feststellen, dass die Zahlen durch die Bank ziemlich hoch waren. Für mich war die Aussage »75 Prozent der Frauen wurden innerhalb eines Jahres schwanger« viel hilfreicher, als zu hören, dass es »bei den meisten Frauen funktioniert«. Denn ich wusste ja nicht, ob »die meisten« hier genau das bedeutete, was ich darunter verstand.

Diese Erfahrung habe ich immer wieder gemacht. Der Vorteil von Zahlen – von Fakten – ist, dass sie nicht der Interpretation anderer unterliegen. Es sind einfach nur Zahlen und ich kann entscheiden, was sie für mich persönlich bedeuten. In diesem Fall heißt das: Es ist schwieriger, schwanger zu werden, wenn man älter ist. Aber es ist definitiv nicht unmöglich.

Als wir begannen, ernsthafter über ein Kind nachzudenken, ließen die Sorgen über mein Alter nach. (Was sollte ich auch tun? Nicht älter zu werden war nicht wirklich eine Option.) Aber ich dachte über andere Aspekte der Vorbereitung nach. Bei meinem jährlichen Besuch fragte ich meine Gynäkologin, ob ich auf irgendetwas achten sollte. Abgesehen von dem sehr allgemeinen Hinweis, ich könne mich entspannen (gehört nicht zu meinen Stärken), betonte sie die Wichtigkeit von Sport. Ich solle vor der Schwangerschaft unbedingt Sport treiben.

Bei der Unterhaltung mit anderen Frauen stellte sich heraus, dass *Sport treiben* Bestandteil der allgemeinen Empfehlung war.

Man sollte einfach vor Beginn der Schwangerschaft für eine gute körperliche Verfassung sorgen. Unabhängig von ärztlichen Ratschlägen hatte ich schon lange den Wunsch gehegt, vor der Schwangerschaft mein »Zielgewicht« zu erreichen. Gelungen war mir das bis dahin genau einmal im Leben, nämlich vor meiner Hochzeit. Damals hatte ich viermal pro Woche morgens um fünf Uhr 90 Minuten Ausdauertraining absolviert. Mit diesem Traumgewicht, stellte ich mir vor, wäre ich eine dieser Heidi-Klum-artigen Mütter, die während der gesamten Schwangerschaft großartig aussehen und acht Wochen nach der Geburt wieder als Bikini-Model arbeiten könnten.

Letztlich wurde ich dann gleich nach unserem Sommerurlaub schwanger, nicht gerade die beste Zeit des Jahres zum Abnehmen. Was soll's, dachte ich mir, nach der Geburt ist das mit dem Zielgewicht bestimmt kein Problem. (Optimismus gehört zu meinen auffälligsten Eigenschaften.)

Abgesehen von meinem persönlichen Ehrgeiz war mir eigentlich nicht klar, warum ich mir über mein Gewicht während der Schwangerschaft Gedanken machen sollte. Spielte das irgendeine Rolle? Ein paar Pfund mehr oder weniger sollten doch nichts ausmachen. Insgesamt aber doch. Frauen (und ihre Ärztinnen) machen sich über Gewichtszunahme in der Schwangerschaft mächtig Sorgen, dabei ist das Gewicht vor der Schwangerschaft viel entscheidender.

Rund 70 Prozent der amerikanischen und gut 50 Prozent der deutschen Bevölkerung sind übergewichtig (haben einen BMI über 25). 35 Prozent in den USA sind sogar adipös (BMI über 30), in Deutschland sind es 16 Prozent. (Hinweis: Der BMI – Body Mass Index – wird berechnet, indem man sein Gewicht in Kilogramm durch die Körpergröße in Metern im Quadrat teilt. Beispiel: Wenn Sie 1,70 Meter groß sind und 68 Kilo wiegen, haben Sie einen BMI von 23,5.)

Adipöse Frauen haben während der Schwangerschaft erheblich öfter mit bestimmten Komplikationen zu kämpfen als normalgewichtige Frauen. Eine Studie, die dies sehr deutlich zeigt, zog etwa 5000 Geburten in einer Klinik in Mississippi heran.[3] Der Vorteil einer einzigen Klinik besteht darin, dass sich die Frauen hinsichtlich Einkommen, Bildung und anderer Aspekte alle sehr ähnlich sind. Ein großer Teil der in der Studie untersuchten Frauen war adipös.

Die Autoren beleuchten eine ganze Reihe von Auswirkungen auf die Mütter: Präeklampsie (Schwangerschaftsvergiftung), Harnwegsinfektionen, Schwangerschaftsdiabetes, Frühgeburten, Nachgeburtsblutungen sowie die Notwendigkeit von Geburtseinleitung und Kaiserschnitt. Außerdem überprüfen sie bestimmte Aspekte bei den Kindern: wie häufig Schulterdystokie (nach der Geburt des Kopfes steckt die Schulter des Kindes im Becken der Mutter fest) auftritt, ob die Beatmung der Babys nötig ist, wie sie beim APGAR-Test abschneiden (bei dem in den ersten Minuten nach der Geburt der allgemeine Gesundheitszustand des Kindes anhand der Kriterien: Atmung, Puls, Grund-

Schwangerschaftskomplikationen und Adipositas vor der Schwangerschaft

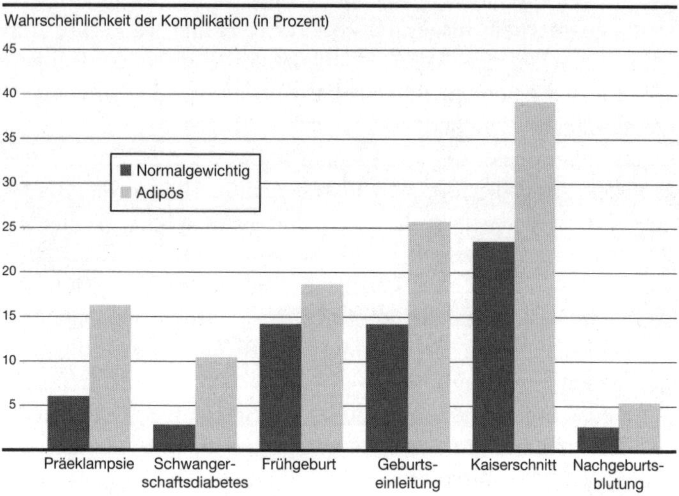

tonus, Aussehen und Reflexe überprüft wird) und ob sie überdurchschnittlich klein oder groß sind.

Wie obige Grafik zeigt, kommen bei adipösen Frauen öfter Geburtskomplikationen vor. Ein Beispiel: 23 Prozent der normalgewichtigen Frauen entbinden mit Kaiserschnitt, dagegen sind es bei adipösen Frauen fast 40 Prozent.

Die Gefahr der Präeklampsie, einer schwerwiegenden Komplikation, ist bei adipösen Frauen dreimal so hoch. Übergewichtige Frauen (in dieser Grafik nicht erfasst) finden sich etwa in der Mitte. Das Risiko für einige Komplikationen ist leicht erhöht, aber der Unterschied zu den normalgewichtigen Frauen ist insgesamt gering.

Wie die Studie belegt, sind auch die Kinder der adipösen Frauen von bestimmten Komplikationen betroffen. Adipositas zu Beginn der Schwangerschaft erhöht bei den Kindern die Wahrscheinlichkeit von Schulterdystokie, schlechteren Werten beim APGAR-Test und anormaler Geburtsgröße. Erschreckender ist aber, dass die Kinder von adipösen Müttern auch ein höheres Sterberisiko haben, selbst wenn das (unabhängig vom Gewicht der Mütter) generell *sehr* gering ist.

Gewicht vor der Schwangerschaft und Komplikationen beim Baby

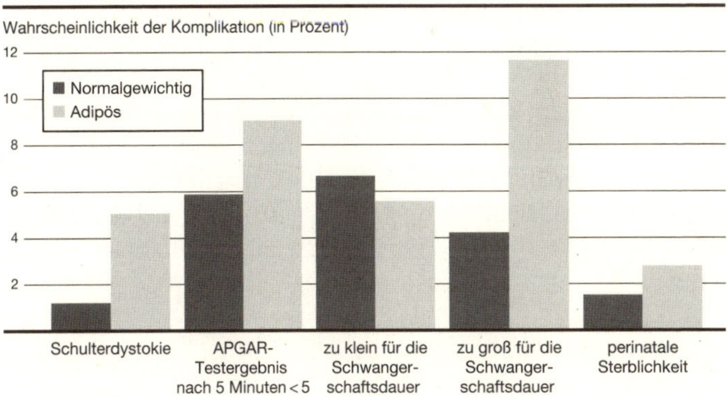

Diese Daten stammen aus einer einzigen Studie, doch sie stimmen weitgehend mit anderen aus den USA und anderen Ländern überein.[4] Die Folgen sind auch nicht auf Auswirkungen während der Schwangerschaft beschränkt. Adipöse Frauen haben mehr Schwierigkeiten bei der Empfängnis, auch Frühaborte kommen bei ihnen häufiger vor.[5] Es gibt auch neuere Belege dafür, dass mit der mütterlichen Adipositas Probleme beim Milcheinschuss zusammenhängen, was den Erfolg beim Stillen beeinträchtigen kann.[6]

Das Fazit eines Überblicksartikels von 2010 lautet schlicht: »Die Adipositas der Mütter beeinträchtigt Empfängnis sowie Verlauf und Ergebnis der Schwangerschaft. Bei ihrem Nachwuchs besteht ein größeres Risiko für unmittelbare und langfristige gesundheitliche Beeinträchtigungen.« Mit anderen Worten: Es ist schwieriger, schwanger zu werden und zu bleiben, spätere Schwangerschafts- und Geburtskomplikationen sowie gesundheitliche Probleme des Babys sind wahrscheinlicher. Alles Dinge, die man lieber vermeiden möchte.

Nichts davon deutet allerdings darauf hin, dass es ein Problem ist, wenn Sie ein paar überflüssige Pfunde nicht mehr loswerden. Die genannten Schwierigkeiten resultieren aus sehr starkem Übergewicht. Ich war vielleicht enttäuscht, dass ich es nicht auf mein Kampfgewicht geschafft hatte, aber es ist höchst unwahrscheinlich, dass sich das negativ bemerkbar machte. Auch wer zu schlank ist, kann Probleme bei der Empfängnis haben.

Es deutet jedoch alles darauf hin, dass es von großem Vorteil ist, das Gewicht unter Kontrolle zu bringen, bevor man schwanger wird. Und natürlich wirkt sich eine Gewichtsreduktion nicht nur im Zuge einer Schwangerschaft positiv auf die Gesundheit aus. Sie sehen, Ihr (hypothetisches) Baby hilft Ihnen bereits jetzt!

Unterm Strich

- Die Fruchtbarkeit lässt mit dem Alter nach, aber nicht so stark, wie Sie vielleicht befürchten. Die 35 ist keine magische Grenze.
- Adipositas vor Beginn der Schwangerschaft geht mit einem höheren Risiko von Komplikationen für Sie und Ihr Kind einher. Machen Sie sich keine Sorgen wegen ein paar Pfunden zu viel, aber wenn Sie deutliches Übergewicht haben, kann es vorteilhaft sein, vor der Schwangerschaft abzunehmen.

2. Schwanger werden: Zahlen und Fakten

Zwischen zwanzig und dreißig habe ich vor allem versucht, *nicht* schwanger zu werden. Ich habe mindestens drei verschiedene Pillensorten genommen und für kurze Zeit auch ein sogenanntes Verhütungspflaster verwendet. Im *Nicht*-Schwangerwerden war ich also schon mal ziemlich gut. Aber ich hatte Zweifel, ob ich das Schwangerwerden genauso hinkriegen würde.

Ich würde gerne behaupten, dass ich ganz lässig an die Sache herangegangen bin. Ich war schließlich erst dreißig, wir hatten noch viel Zeit und es gab keine Hinweise auf Probleme mit der Fruchtbarkeit. Ich wünschte, ich könnte behaupten, dass ich so entspannt war wie meine Schwägerin Rebecca, die bereits zwei Monate mit meinem Neffen schwanger war, bevor sie es überhaupt merkte. Aber das entspricht nicht wirklich meiner Persönlichkeit. Schon bevor wir uns daran machten, ahnte ich, dass ich mich völlig neurotisch verhalten würde. Und so war es dann auch. Ich bekam schon eine Panikattacke, *bevor wir überhaupt anfingen, es zu versuchen.* (Damit habe ich vermutlich einen Rekord aufgestellt.) Als ich zu meiner Hausärztin ging, musterte die mich gründlich und meinte, dass ich mich vielleicht besser entspannen könnte, wenn ich mehr über den Vorgang wüsste (auch wenn ich ihn nicht kontrollieren konnte).

Keine Ahnung, warum ich nicht früher darauf gekommen war, aber sie lag genau richtig. Auf ihre Empfehlung hin nahm ich Toni Weschlers Buch *Familienplanung* zur Hand und las es von der ersten bis zur letzten Seite durch. Die wichtigste Erkenntnis dabei war, dass eine Menge richtig laufen musste, um überhaupt schwanger zu werden. Es grenzt förmlich an ein Wunder, dass die menschliche Spezies noch immer existiert.

An die grundlegenden Fakten zur Empfängnis erinnern Sie sich vielleicht noch aus dem Biologieunterricht: ungeschützter Sex, Spermium trifft Eizelle und schwupps ist man schwanger. In der Schule wird einem der Eindruck vermittelt, dass eine Schwangerschaft etwas enorm Wahrscheinliches ist – das gehört zur Taktik der Verhütung durch Abschreckung. In Wirklichkeit ist es die meiste Zeit eben *nicht* möglich, schwanger zu werden. Entscheidend ist das Timing: Spermien müssen genau in dem Moment parat stehen, wenn die Eizelle bereit ist.

Wann das so ist? Bei der Durchschnittsfrau dauert ein Menstruationszyklus 28 Tage, vom ersten Tag der Blutung bis zum Beginn der folgenden. Der erste Tag der Periode ist Tag 1. Die Woche der Periode und die darauffolgende Woche dienen der Vorbereitung auf den Eisprung. Etwa 14 Tage nach Beginn der Periode verlässt die Eizelle den Eierstock (das ist der Eisprung) und wandert im Eileiter Richtung Gebärmutter. Das dauert einige Tage und in dieser Zeit ist die Eizelle befruchtungsfähig. Wenn sie währenddessen einem Spermium über den Weg läuft und es flachlegt, kommt es zur Befruchtung. Wenn zwei Eizellen den Eierstock verlassen und auf Spermien treffen, bekommt man Zwillinge; die entstehen auch, wenn die befruchtete Eizelle sich gleich zu Beginn teilt. Wenn eine befruchtete Eizelle (oder auch zwei) dann die Gebärmutter erreicht, nistet sie sich dort ein und damit beginnt die Schwangerschaft. Der Prozess vom Eisprung bis zur Einnistung dauert sechs bis zwölf Tage. Bei den meisten erfolgreichen Schwangerschaften findet die Einnistung zwischen Tag 22 und 24 nach dem ersten Tag der letzten Periode statt.[7]

Diese gesamte zweite Hälfte des Zyklus (nach dem Eisprung) wird *Lutealphase* (Gelbkörperphase) genannt. Sie besteht entweder aus Befruchtung und Einnistung, oder die Eizelle wartet in der Gebärmutter darauf, mit der nächsten Periode hinausbefördert zu werden. Wenn Sie nicht schwanger geworden sind, startet an Tag 28 Ihre Periode. Wenn Sie schwanger sind, verstreicht Tag 28 ohne Blutung – dann haben Sie's geschafft und es kann losgehen. Hier noch einmal der grundlegende Ablauf (für Frauen mit einem standardmäßigen 28-Tage-Zyklus; wenn Ihrer etwas länger oder kürzer ist, findet Ihr Eisprung ein wenig vor oder nach Tag 14 statt):

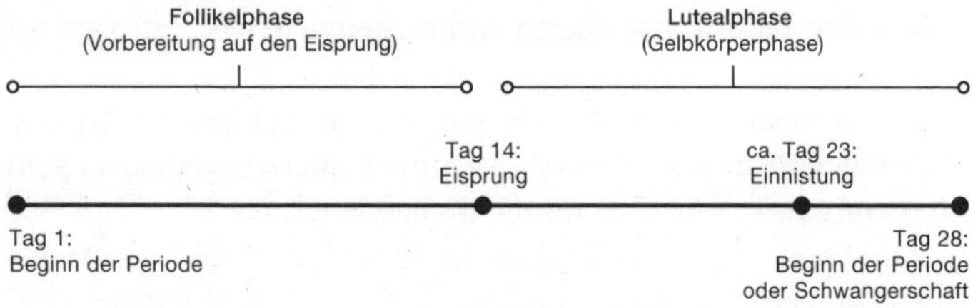

Entscheidend für das Schwangerwerden ist, dass das Sperma bereits wartet, wenn die Eizelle durch den Eileiter wandert. Das heißt, die beste Zeit für Sex ist der Tag vor dem Eisprung und der Tag des Eisprungs. Da die Spermien eine Zeit lang brauchen, um in den Eileiter zu gelangen, ist der Tag nach dem Eisprung im Allgemeinen zu spät.

Allerdings sind Spermien etwas robuster als die Eizelle. Sie überleben in der Regel fünf Tage Wartezeit im Eileiter. Was bedeutet, dass das Zeitfenster tatsächlich ein wenig größer ist und Sex auch vier oder fünf Tage vor dem Eisprung zu einem Kind führen kann, auch wenn das weniger wahrscheinlich ist. Ich wollte wissen, um wie viel weniger wahrscheinlich. Dieses ganze Gerede vom »fertilen Fenster« – war da überhaupt was dran? Wie klein ist dieses Fenster wirklich?

Um das herauszufinden, muss man schon einiges über das Sexleben der Testpersonen wissen. Glücklicherweise stellen sich dennoch ein paar Forschende dieser Herausforderung. Ich fand eine Studie, in der über ein Jahr lang mehr als zweihundert Paare begleitet wurden, die versuchten, ein Kind zu kommen. Die Forschungsgruppe sammelte detaillierte Informationen über den Zeitpunkt des Geschlechtsverkehrs und nahm täglich(!)

Urinproben, um sowohl Eisprung als auch Schwangerschaft feststellen zu können.[8] Mit diesen Daten fanden sie den besten Sex-Zeitpunkt für ein Baby heraus (das war nicht das Ziel der Studie, aber ein lehrreiches Zusatzergebnis).

Ganz leicht lässt sich das allerdings nicht feststellen, da die meisten Paare, die sich ein Kind wünschen, sehr häufig Sex haben, weswegen schwer zu sagen ist, welcher Sex nun zur Schwangerschaft führte: War es der am Tag vor dem Eisprung? Oder der drei Tage davor? Die Forschenden umgingen dieses Problem, indem sie sich auf die Frauen konzentrierten, die in ihrer wahrscheinlich fruchtbaren Phase nur ein einziges Mal Sex hatten. Anhand dieser Fälle lässt sich die Empfängniswahrscheinlichkeit je nach Tag darstellen:

Empfängniswahrscheinlichkeit nach Zyklustag

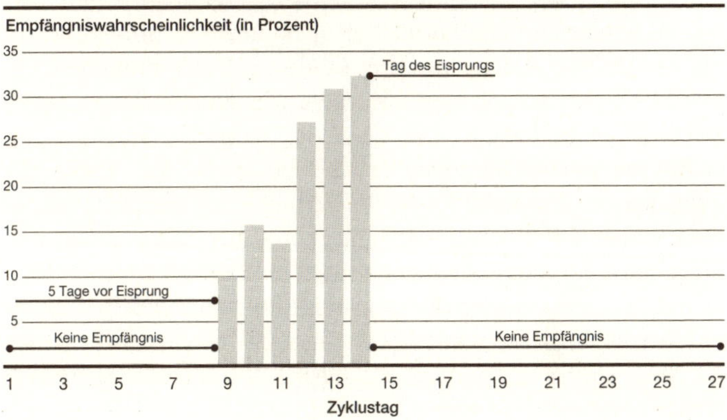

An den meisten Zyklustagen ist eine Schwangerschaft unmöglich (jedenfalls laut diesen Daten). Keine der Frauen wurde durch Sex nach dem Eisprung schwanger – bis die Spermien in den Eileiter gewandert sind, ist die Eizelle längst weg. Auch durch Sex länger als fünf Tage vor dem Eisprung wurde niemand schwanger.

Das Fenster für eine mögliche Empfängnis ist also tatsächlich klein: von fünf Tagen vor dem Eisprung bis zum Tag des Eisprungs. Doch mit dem richtigen Timing ist die Wahrscheinlichkeit für eine Schwangerschaft hoch: über 30 Prozent am Tag des Eisprungs und am Tag davor. Das sind doch wirklich gute Chancen!

Wenn Sie sich also nur einen Tag pro Monat für Sex raussuchen müssten, dann sollten Sie den Tag des Eisprungs nehmen (oder den Tag davor, da stehen die Chancen ähnlich). Auch im Fall künstlicher Befruchtung sollte man den Tag des Eisprungs oder den davor auswählen, wo eine Befruchtung am wahrscheinlichsten ist. Bei den meisten Frauen mit einem normalen 28-tägigen Zyklus ist das Tag 14 nach Beginn der Periode.

Eine Möglichkeit sicherzustellen, dass man auf jeden Fall am Tag des Eisprungs Sex hat, besteht darin, an allen Tagen rund um den möglichen Termin (oder einfach überhaupt jeden Tag) Sex zu haben. Bei Männern ist diese Strategie recht beliebt, zumindest in den ersten ein, zwei Monaten. Doch einige Frauenärztinnen werden Sie davor warnen. Mir wurde gesagt, jeden zweiten Tag Sex sei die beste Strategie. Dadurch würde man auf jeden Fall einen der zwei besten Tage erwischen. Begründet wird das so: Wenn Sie (bzw. Ihr Partner) das Sperma »aufsparen«, steigen die Chancen auf eine Schwangerschaft. Umgekehrt führe zu viel Sparen (also vielleicht zehn Tage mit dem Sex auszusetzen) zu einer Verminderung der Effektivität der Spermien.[9]

Ich war in dieser Hinsicht immer etwas skeptisch. Es klingt für mich glaubwürdig, dass die Menge des Spermas höher ist, wenn man einen Tag wartet. Aber ist sie dann wirklich *mehr als doppelt so hoch*? Denn so müsste es ja sein, sollte die »Alle-zwei-Tage-Methode« wirklich den täglichen Sex an Wirksamkeit übertreffen.

Es stellte sich heraus, dass meine Zweifel durchaus angebracht waren. Der gleiche Artikel, aus dem ich die Informationen für den richtigen Tag entnommen hatte, gibt auch Auskunft darüber, ob die Sexhäufigkeit eine Rolle spielt. Die Forschenden errechneten jeweils die Wahrscheinlichkeit einer Schwangerschaft für die Paare, die in den sechs Tagen bis zum Eisprung einmal, zweimal, dreimal und so weiter Sex hatten. Die Unterschiede waren zu vernachlässigen. Mit anderen Worten: Sex jeden zweiten Tag oder häufiger oder weniger häufig schien keinen Vorteil zu bieten, entscheidend war, dass der Tag des Eisprungs oder der davor auf jeden Fall dabei war.

Damit schien die Sache ziemlich einfach: Ich musste nur herausfinden, wann mein Eisprung stattfand, und an dem Tag oder am Tag davor Sex haben. Das konnte ja nicht so schwer sein, dachte ich, auch wenn ich mir ein paar Gedanken wegen Dienstreisen machte. Zugleich klopfte ich mir selbst auf die Schulter, weil ich das, was der Schwangerschaftsratgeber als größtes Hindernis dargestellt hatte, schon mal umgehen konnte: nämlich am richtigen Tag *keinen* Sex zu haben.

Es blieb nur ein Problem: Ich hatte offenbar überhaupt keinen Eisprung. Oder jedenfalls lief es bei mir nicht ab wie üblich. Meine Ärztin erklärte mir, dass sich mein Zyklus mit dem Absetzen der Pille normalisieren würde (oder jedenfalls wieder so werden wie vor der Pille – als ob ich mich daran erinnern könnte), und zwar innerhalb von drei Monaten. So war es aber nicht. Mal lagen zwei Monate zwischen einer Periode, dann wieder kam sie zweimal innerhalb weniger Wochen.

Nach drei Monaten und einem Tag kontaktierte ich meine Ärztin. »Was ist denn da los?«, fragte ich die Sprechstundenhilfe, als sie zurückrief. »Muss ich mir Sorgen machen? Was soll ich tun?«

Was ich brauchte, war eine präzise Antwort, etwa: Bei 70 Prozent der Frauen normalisiert sich der Zyklus innerhalb von drei Monaten, bei 90 Prozent innerhalb von sechs Monaten. Ich wollte wissen, ob es eine Rolle spielte, dass ich die Pille zwölf Jahre lang genommen hatte. Würde es deswegen länger dauern? Aber so eine Antwort bekam ich nicht, stattdessen etwas, was man als vage Beruhigung bezeichnen könnte (und wieder mal das wahnsinnig hilfreiche »Entspannen Sie sich!«).

Ich dachte, wenn ich nachhakte, bekäme ich detaillierte Zahlen, aber das war nicht der Fall. »Jede ist anders«, wurde mir beschieden. »Und genau darum habe ich nach dem *Durchschnitt* gefragt«, beschwerte ich mich bei Jesse. Diese Erfahrung machte ich immer wieder. Wie aussagekräftig war denn die Ultraschalluntersuchung, zu der man mir riet? »Schon ziemlich.« Wann müsste ich denn mit dem Einsetzen der Wehen rechnen? »Das ist bei jeder Frau anders.«

Ich brauchte Zahlen. Ich wollte Belege. Selbst wenn die Antwort lautete, dass die nur ungenau und unvollständig vorhanden waren, wollte ich das wissen. Schon gut, ich hatte begriffen, dass jeder Mensch anders ist. Aber das bedeutete doch nicht, dass es überhaupt keine Informationen gab! Also machte ich mich wieder auf eigene Faust auf die Suche nach Zahlen.

Gängige und beliebte temporäre Methoden zur Empfängnisverhütung sind Pille, Kondom, Spirale und Coitus interruptus. Kondome und Coitus interruptus haben selbstverständlich keine Auswirkungen auf den weiblichen Zyklus. Nach dem Weglassen der Kondome wird der Zyklus, wie auch immer er individuell verläuft, der gleiche bleiben und das gilt genauso für den Coitus interruptus (und sämtliche Barrieremethoden wie Diaphragma, Verhütungsschwamm und Ähnliches).

Bei der Pille ist die Sache komplizierter. Wie meine Ärztin meinte, normalisiert sich der Zyklus teilweise sofort wieder, doch manchmal kann das auch länger dauern. Ein Blick in die entsprechenden Untersuchungen gibt darüber sehr viel präziser Auskunft. In einer deutschen Studie[10] wurde der Menstruationszyklus von Frauen untersucht, die die Pille gerade erst abgesetzt hatten. Demnach dauerte es bei manchen Frauen bis zu neun Monate, bis sie wieder einen »normalen« Zyklus hatten. Diese Frauen hatten in den ersten Monaten nach dem Absetzen der Pille längere Menstruationszyklen, häufiger Zyklen ohne Eisprung und Zyklen, bei denen die zweite Hälfte (die Lutealphase) so kurz war, dass eine Schwangerschaft unwahrscheinlich war. Diese Studie ist mit anderen vergleichbar. So untersuchten Forschende in den USA Frauen, die die Pille in den letzten drei Monaten abgesetzt hatten, und fanden heraus, dass ihre Zyklen (ein paar Tage) länger dauerten, die Zyklusdauer stärker variierte und der Eisprung später stattfand als bei Frauen, die schon länger keine Pille mehr nahmen.[11] Außerdem stellten sie bei der Untersuchung des Zervixschleims fest, dass er bei Frauen, die die Pille schon vor längerer Zeit abgesetzt hatten, »spermienfreundlicher« war.

Die gute Nachricht lautet, dass all diese Nachwirkungen relativ kurzlebig sind. In der deutschen Studie hatten fast alle Frauen nach neun Monaten wieder einen normalen Zyklus. Bei vielen ging es auch deutlich schneller: Fast 60 Prozent der Probandinnen hatten bereits im ersten Monat nach Absetzen der Pille einen normalen Zyklus. Was mich ebenfalls beruhigte: Sobald wieder ein Eisprung stattfand, beeinträchtigte die frühere Einnahme der Pille die Chancen auf Schwangerschaft nicht.

In einer weiteren deutschen Studie[12] ging es um Frauen, die versuchten, schwanger zu werden. Man fand heraus, dass diejenigen, die gerade erst die Pille abgesetzt hatten, zwar in den ersten drei Monaten danach weniger häufig schwanger wurden, nicht jedoch innerhalb eines Jahres. Dabei wurde auch die Dauer der Pilleneinnahme berücksichtigt, ohne dass Auswirkungen festgestellt werden konnten. Auch bei Frauen wie mir, die die Pille seit ihrer Teenagerzeit genommen hatten, normalisierte sich alles im Lauf eines Jahres.

Es war also völlig unnötig, sich nach drei Monaten und einem Tag bereits Sorgen zu machen. Wenn es nach neun Monaten noch nicht normal lief, konnte ich ja immer noch anfangen, gestresst zu sein.

Auch wenn insgesamt weniger Frauen Spiralen benutzen, sind die Anwendungszahlen in den letzten Jahren gestiegen. Wie bei der Pille dauert es auch danach ein wenig, bis die Fruchtbarkeit wieder in Gang kommt. In einem relativ aktuellen Überblicksartikel wird gezeigt, dass Frauen kurz nach Entfernung der Spirale (im Durchschnitt) einen Monat länger brauchen, um schwanger zu werden, als nach Einnahme oraler Kontrazeptiva. Doch auch dann sind 80 bis 90 Prozent der Betroffenen (je nach Studie) nach einem Jahr schwanger.[13]

Also wartete ich ab und siehe da, nach einigen Monaten lief alles schon ein bisschen normaler, genau wie die Daten es prognostiziert hatten. Doch nach wie vor musste ich herausfinden, wann mein Eisprung stattfand. An Tag 14, 16 oder 12? Auch nach sechs Monaten war mein Zyklus noch nicht ganz regelmäßig, weswegen ich nicht einfach von Tag 14 ausgehen konnte. Für mich war das natürlich wieder eine gute Gelegenheit zum Datensammeln – ich konnte einfach nicht widerstehen!

Es gibt drei gängige Methoden zur Feststellung des Eisprungs: die Temperaturmethode, die Untersuchung des Zervixschleims und Urinteststreifen. Während die ersten beiden Methoden schon lange angewandt werden, ist die dritte relativ neu.

Die **Temperaturmethode** (Ermittlung der Basaltemperatur) basiert auf der nicht uninteressanten Tatsache, dass die Körpertemperatur in der zweiten Zyklushälfte, also nach dem Eisprung, ansteigt. Somit lässt sich der Eisprung durch tägliche Temperaturmessung feststellen. Die Technik selbst ist unkompliziert: Sie messen jeden Morgen vor dem Aufstehen Ihre Temperatur mit einem genauen Digitalthermometer (da körperliche Aktivität die Körpertemperatur beeinflusst, sollte man möglichst direkt nach dem Aufwachen messen, bevor man irgendetwas anderes tut). In der ersten Zyklushälfte ist sie niedrig, etwa 36,66 Grad Celsius. Am Tag nach dem Eisprung steigt sie an, üblicherweise mindestens um 0,5 Grad, manchmal auch mehr. Dies ist das Zeichen, dass der Eisprung stattgefunden hat. Bis zum Ende des Zyklus bleibt die Körpertemperatur erhöht und sinkt mit Beginn der Blutung, manchmal auch am Tag davor. Ist man schwanger, bleibt die Temperatur erhöht.

Es gibt ein paar sehr gute Argumente für die Temperaturmethode. In dem Monat, in dem Sie sie anwenden, finden Sie mit großer Sicherheit heraus, ob Sie tatsächlich einen Eisprung hatten. Wenn Ihr Monatszyklus regelmäßig ist, hilft Ihnen das bei der Planung des *nächsten* Zyklus. Sie können so bestimmen, wann im Allgemeinen Ihr Eisprung stattfindet. Außerdem erfahren Sie dadurch, ob Sie schwanger sind. Erhöhte Temperatur an mehr als vierzehn Tagen ist ein sehr gutes Indiz.

Perfekt ist die Methode allerdings nicht. Der größte Haken besteht darin, dass Sie von Ihrem Eisprung erst *hinterher* erfahren. Auch wenn das Temperaturmessen Anhaltspunkte für den kommenden Zyklus liefert, hilft es nicht im gegenwärtigen. Darüber hinaus ist die Temperaturmethode auch nicht ganz so einfach, wie sie scheint. Damit sie wirklich funktioniert, sollte man die Temperatur täglich zur gleichen Zeit messen, idealerweise als Erstes morgens nach vier bis fünf durchgeschlafenen Stunden. Die Ergebnisse können durch Jetlag, Fieber oder Schlafstörungen verfälscht werden.

Mir gefiel die Methode sehr, vielleicht auch nur, weil sie mir den Eindruck vermittelte, täglich proaktiv zu handeln (und weil sie Daten produzierte, die ich zu hübschen Grafiken verarbeiten konnte). Der Nachteil: Ich war nicht sonderlich gut darin.

Hier kommt meine Temperaturtabelle aus dem Monat, als ich mit Penelope schwanger wurde. Einerseits deutete ich die Tatsache, dass meine Temperatur irgendwann anstieg und erhöht blieb, zumindest als (vagen) Hinweis, dass ich schwanger war. Andererseits sorgten diverse Jetlags und wenig Schlaf dafür, dass die Kurve kaum zu interpretieren war.

Anfangs dachte ich, mein Eisprung hätte am 9. Juli stattgefunden, weil meine Temperatur am 10. Juli anstieg. Dann stellte ich fest, dass es an der Zeitverschiebung nach der Rückkehr aus Europa lag. Die dauerhafte Temperaturerhöhung fand erst statt, nachdem ich aus Ghana zurückgekehrt war. Dass mein Eisprung bereits vor dieser Reise stattgefunden haben musste, konnte ich im Nachhinein nur daraus schließen, dass Jesse nicht dabei war.

Ob die Methode für Durchschnittsfrauen praktikabel ist, lässt sich aber auch ein bisschen wissenschaftlicher untersuchen. In einer Studie aus den späten 1990er-Jahren[14] bewerteten die Forschenden bei einer Gruppe Frauen, die *nicht* schwanger werden

Basaltemperatur Juni/Juli 2010

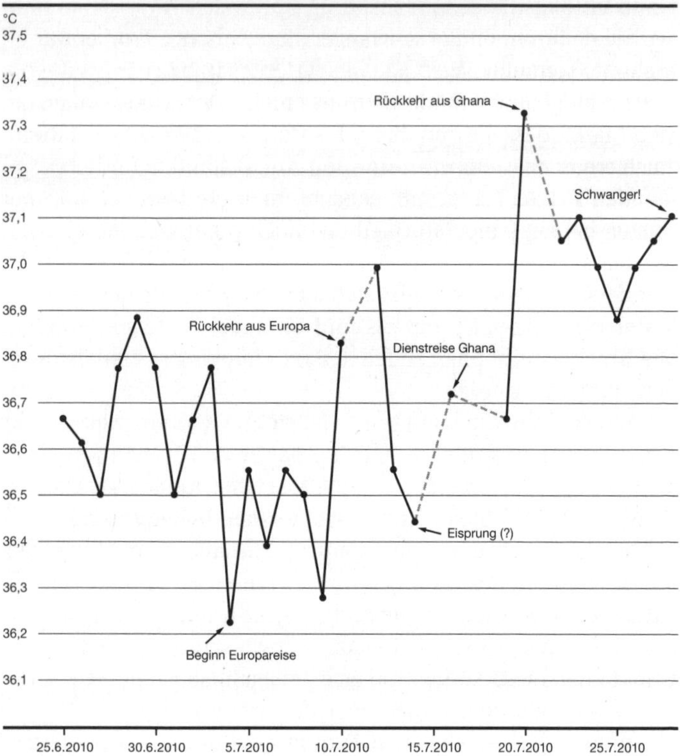

wollten, wie gut unterschiedliche Methoden zur Bestimmung des Eisprungs waren. Dabei wurde der tatsächliche Termin des Eisprungs mittels Ultraschall ermittelt. Die Forschenden kannten also die Fakten. Sie stellten fest, dass die Frauen ihren Eisprung durch die sorgfältig angewandte Temperaturmethode in 30 Prozent der Fälle richtig bestimmten, weitere 30 Prozent kamen auf den Tag vor dem tatsächlichen Eisprung. Aber auch dieser Zeitpunkt ist ja für eine Empfängnis günstig.

Fassen wir also zusammen: Wenn Sie an dem Tag Sex haben, den die Temperaturmethode vorgibt, erwischen Sie in 60 Prozent der Fälle einen der zwei fruchtbarsten Tage Ihres Zyklus.

Zervixschleim: Wenn Sie es mit den natürlichen Methoden ernst meinen, sollten Sie parallel zur Temperaturmessung auch Ihren Zervixschleim untersuchen. Das gestaltet sich ein wenig schwieriger als die Temperaturmessung, außerdem finden einige Frauen (sprich: ich) diese Methode auch ein bisschen igitt. So soll es gehen: Kurz vor dem Eisprung produziert der Körper einen Schleim, der für die Fortbewegung der Spermien ideal ist, und diesen Schleim kann man im Gebärmutterhals tasten. Dazu schiebt man einen Finger in die Vagina und bewegt ihn rund um den Muttermund. So bleibt etwas Schleim hängen, den man begutachten kann. Kurz vor dem Eisprung ist er sehr dehnbar, fast wie Eiweiß. Die Tage, an denen der Schleim sich so anfühlt, sind ideal für eine Empfängnis. Am Tag des Eisprungs ist er am dehnbarsten.

Die Methode hat einige Vorteile. Der Zervixschleim kann Ihnen signalisieren, dass Sie es genau jetzt versuchen sollten. Mittels Körpertemperatur würden Sie es vielleicht erst herausbekommen, wenn der ideale Zeitpunkt zwei Tage verstrichen ist. Man kann den Zervixschleim zu jeder Tageszeit untersuchen. Die Methode funktioniert auch, wenn man schlecht geschlafen oder Fieber hat oder Ähnliches. Viele Frauen kombinieren dies mit der Temperaturmethode. Wenn beide Indizien zusammentreffen (man also den »guten« Schleim produziert und einen oder zwei Tage später die Temperatur ansteigt), bekommt man ein recht genaues Bild vom eigenen Zyklus.

Das Ganze hat aber auch seine Nachteile. Vor allem könnte es Ihnen unangenehm sein, in Ihrer Vagina herumzufingern. Ein zweiter Nachteil ist, dass Sperma dem guten Schleim sehr ähnlich sein kann, sodass es wichtig ist, nach dem Sex eine Weile (möglichst etwa einen Tag) zu warten, bis man den Schleim begutachtet. Und auch wenn man keinen Sex hatte, ist es möglicherweise nicht ganz leicht, die »Schleimqualität« zu beurteilen. Die meisten Frauen müssen ein paar Monate üben, bis sie es raushaben.

Wenn man es richtig macht, ist die Begutachtung des Zervixschleims ähnlich verlässlich wie das Messen der Körpertemperatur. In der bereits genannten Studie zur Temperaturmethode sollten Frauen ihren Eisprung auch auf Basis des Zervixschleims bestimmen und sie lagen dabei in fast 50 Prozent der Fälle richtig. In einer vergleichbaren Studie mit ähnlichem Design, die sich aber nur auf den Zervixschleim konzentrierte,[15] konnte der Tag des Eisprungs mit dieser Methode in 34 Prozent der Fälle richtig bestimmt werden, in weiteren 25 Prozent der Fälle der Tag davor.

Urinteststreifen (Ovulationstests): Die natürlichen Methoden zur Bestimmung der fruchtbaren Tage praktiziert man schon seit Jahrzehnten. Meine Mutter erinnert sich, dass sie es mit der Temperaturmethode versuchte, als sie mit meinem jüngsten Bruder schwanger werden wollte (sie behauptet, dass sie darin auch nicht erfolgreicher war als ich). Beide Methoden sind billig (ein paar Euro für ein hochwertiges Digitalthermometer und vielleicht ein paar Blatt Karopapier) und relativ genau, vor allem, wenn man den Dreh erst mal raus hat.

Wenn Sie allerdings extrem scharf darauf sind, den Tag des Eisprungs ganz exakt zu bestimmen, sollten Sie vielleicht besser auf Hightech zurückgreifen: Urinteststreifen. Mit ihnen kann man hohe Level des Luteinisierungshormons (LH) feststellen, welches den Eisprung anzeigt. Die Anwendung ist einfach. Wenn Sie glauben, dass Sie sich dem Zeitpunkt nähern, pinkeln Sie jeden Morgen auf einen Teststreifen. Er zeigt eine Linie, die dunkler wird, je höher der LH-Spiegel ist (es gibt auch Tests mit Digitalanzeige) – am höchsten ist er am Tag vor dem Eisprung. Bei einem positiven Ergebnis sollte man folglich im Lauf der nächsten achtundvierzig Stunden Sex haben, um die Chance auf Empfängnis zu maximieren.

Der signifikanteste Vorteil dieser Tests ist ihre Exaktheit. Die Studie, die auch Temperaturmessung und Untersuchung des

Zervixschleims auswertet, belegt, dass die LH-Teststreifen die natürlichen Methoden um Längen schlagen: Damit wurde der Tag des Eisprungs zu 100 Prozent richtig bestimmt. Die Untersuchung zu einem Ovulationstest der Marke Clearblue zeigt, dass 23 Prozent der Frauen, denen man den Test zur Verfügung stellte, innerhalb der zwei Studienmonate schwanger wurden. Im Vergleich dazu: von denen, die den Stick nicht nutzten, waren es nur 15 Prozent.[16] Außerdem ist die Anwendung ausgesprochen einfach: Man uriniert auf den Teststreifen und das war's.

Ein Nachteil sind allerdings die Kosten. Die Ovulationstests kosten zwischen 10 und 20 Euro pro Monat, multipliziert mit der Zahl der Monate, die man sie benutzt.

Es gibt einige noch elaboriertere Methoden. Kurzzeitig habe ich beispielsweise mit einem sogenannten Zyklus-Tracker herumexperimentiert. Meiner sah aus wie eine hässliche Sportuhr. Wenn man ihn ein paar Stunden täglich trägt, ermittelt er über die Haut den Hormonspiegel. Er soll theoretisch mehr Hormone als der Urintest messen, sodass er nicht nur Auskunft darüber geben kann, wann der Eisprung stattfindet, sondern auch, wann man sich ihm nähert. Bei mir hat das jedenfalls nicht funktioniert. Offensichtlich schwitze ich zu viel oder zu wenig oder zur falschen Zeit.

Zusammenfassend lässt sich sagen, dass alle Frauen, die ich kenne, mindestens eine dieser Methoden angewandt haben. Meist fangen sie mit der Temperaturmethode an und landen bei den Urinteststreifen, wenn ein paar Monate lang kein Fortschritt erkennbar ist.

Ist das hilfreich? Die Fakten legen es nahe, für mich jedoch war vermutlich das Wichtigste, dass ich das Gefühl hatte, die Kontrolle zu haben. Viele behaupten (zu Recht), dass Schwangerschaft und Elternschaft auch darin bestehen, Kontrolle abzugeben. Dazu war ich noch nicht wirklich bereit.

Unterm Strich

- Das Timing ist entscheidend! Die Wahrscheinlichkeit einer Schwangerschaft ist hoch, wenn der Sex am Tag des Eisprungs oder am Tag davor stattfindet, danach sinkt sie rapide. Es ist möglich, durch Sex bis zu fünf Tage vor dem Eisprung schwanger zu werden, allerdings weniger wahrscheinlich. Nach dem Eisprung können Sie es bis zum nächsten Monatszyklus vergessen (natürlich können Sie weiter Sex haben – Sie wissen schon, einfach nur zum Spaß).
- Nach dem Absetzen der Pille kann es bis zu neun Monate dauern, bis sich der Zyklus normalisiert, aber es gibt keine Hinweise auf eine dauerhafte Beeinträchtigung der Fruchtbarkeit.
- Natürliche Methoden zur Ermittlung des Eisprungs (Temperaturmethode und Untersuchung des Zervixschleims) sind informativ, aber nicht hundertprozentig exakt.
- High-Tech-Methoden wie Urinteststreifen sind teuer, aber ganz exakt.

3. Zwei Wochen Ungewissheit

Wenn man versucht, schwanger zu werden, ist es ja so: Die erste Zyklushälfte verbringt man damit, den Zeitpunkt des Eisprungs zu bestimmen, sorgfältig Temperatur zu messen, vielleicht auch jeden Morgen auf einen Teststreifen zu pinkeln. Und die zweite Hälfte … wartet man. Nach dem Eisprung kann man ja nichts mehr tun, um schwanger zu werden, und man kann auch noch nicht herausfinden, ob man es bereits ist. Man hängt also in der Luft.

Und doch … *könnte* man ja schwanger sein. Viele meiner Bekannten befolgten die »Zwei-Wochen-Regel«: Sie verhielten sich in dieser Zeit, als ob sie schwanger wären, das heißt, kein Koffein, kein Alkohol, keine Wurst. Das lässt sich natürlich ein paar Monate durchhalten, aber zumindest eine meiner Freundinnen versuchte es, Jahre bevor es durch künstliche Befruchtung mit ihrem Sohn klappte, und sie hielt sich in der gesamten Zeit an die Zwei-Wochen-Regel.

Auch ich gab dem Druck nach und achtete innerhalb der zwei Wochen auf mein Verhalten, was mich ziemlich nervte. Meine beste Freundin und College-Mitbewohnerin Tricia veranstaltete in diesem Zeitraum in Las Vegas ihren Junggesellinnenabschied und ich trank während des gesamten Wochenendes zwei mickrige Gläser Wein. Eines kann ich Ihnen verraten: »Thunder from Down Under« und andere Männer-Stripshows sind ohne ein paar schöne, bunte Cocktails entschieden weniger spaßig. Klar, dass ich, kaum dass wir zurück waren, meine Tage bekam.

Nach diesem Wochenende fragte ich mich natürlich, ob meine Zurückhaltung wirklich nötig war. Was, wenn man gerade gar nicht versucht, schwanger zu werden, es versehentlich passiert und man ordentlich mitgetrunken hat? Muss man sich dann Sorgen machen?

Die kurze Antwort lautet: Selbst wenn man schwanger geworden ist, schadet das Verhalten in den folgenden zwei Wochen dem Baby nicht (unfassbar, dass ich das nicht vor Las Vegas recherchiert habe!). Einschränkend sei hinzugefügt, dass man die Chancen auf Empfängnis beeinträchtigt, wenn man es zu wild treibt.

Für die etwas längere Antwort muss man verstehen, wie ein Baby sich in der allerersten Zeit entwickelt. In der Phase zwischen der Befruchtung (um den Eisprung herum oder ein, zwei Tage später) und der nicht eintretenden Menstruationsblutung besteht das Ungeborene nur aus einer Ansammlung identischer Zellen. Aus jeder dieser Zellen kann jeder beliebige Körperteil des Kindes entstehen. Wenn Sie etwas tun, was eine dieser Zellen absterben lässt (zum Beispiel sich heftig betrinken oder problematische verschreibungspflichtige Medikamente nehmen), kann eine andere Zelle für die gleiche Aufgabe einspringen. Das spätere Baby wird dadurch nicht geschädigt. Sterben allerdings *zu viele* dieser Zellen, wird sich kein Embryo entwickeln und Sie werden kein Kind bekommen. Das ist das Alles-oder-Nichts-Prinzip.

Als mir das klar war, wurde ich in den Monaten nach dem Junggesellinnenabschied etwas unvorsichtiger. Und als sich dann herausstellte, dass ich tatsächlich schwanger war, machte ich mir auch keine Sorgen wegen des einen Abends in der Woche davor, an dem ich drei Gläser Wein getrunken hatte. Manche Freundinnen fanden das weniger beruhigend. Okay, wenn man wirklich alles tun will, um die Chancen auf Empfängnis zu erhöhen, dann hält man sich natürlich auch an diese Verhaltensregeln in den besagten zwei Wochen. Eine Freundin gestand mir, dass sie diese Zurückhaltung dadurch kompensierte, dass sie sich jeweils an dem Tag, an dem sie ihre Periode bekam, abends betrank. Jede, wie sie mag.

Nach Ablauf dieser zwei Wochen stellt sich natürlich die

Frage, wann man einen Test machen soll. Manche in Drogerien angebotenen Tests werben damit, schon fünf Tage vor der mutmaßlichen Periode Ergebnisse zu liefern. Wenn man nachrechnet, ist das auch nur eine gute Woche vor Ablauf der besagten zwei Wochen.

So war es nicht immer: Auch historische Schwangerschaftstests setzten wie die heutigen auf den Urin. Im alten Ägypten urinierten Frauen auf verschiedene Getreidekörner und beobachteten dann, wie schnell diese keimten. Schnelleres Wachstum bedeutete Schwangerschaft. Im Mittelalter wurde dann die Farbe des Urins begutachtet, um auf eine Schwangerschaft zu schließen. Diese Tests hatten interessanterweise eine gewisse Aussagekraft, aber vermutlich nicht genug, um wirklich nützlich zu sein.

In den 1920er-Jahren entdeckten die Ärzte das Hormon hCG (humanes Choriongonadotropin), das im Urin von Schwangeren ausgeschieden wird. Auf dieser Basis wurde ein Test entwickelt, der allerdings nicht sonderlich anwendungsfreundlich war: Der Urin wurde jungen Mäusen oder Kaninchen injiziert, deren Eierstöcke bei Vorhandensein des Hormons mit Follikelwachstum beziehungsweise Eisprung reagierten. Um das festzustellen, musste man die Tiere hinterher töten und sezieren. Erst in den 1960er-Jahren fanden Ärzte heraus, wie sich das Hormon ohne Tiere nachweisen ließ.

In den 1970er-Jahren wurden die ersten Schwangerschaftstests für Zuhause entwickelt. Sie sahen vor, dass man den Urin mit anderen Flüssigkeiten mischte, einige Tage stehen ließ und so weiter. Diese Tests waren nicht sehr verlässlich und den meisten Anwenderinnen zu kompliziert und unappetitlich. In dieser Anfangszeit stellten Frauen üblicherweise fest, dass sie schwanger waren, wenn ihre Periode ausblieb, und ließen das dann von ihrem Arzt bestätigen. Sie waren also, wenn sie endgültige Sicherheit hatten, bereits mindestens in der fünften Woche. In den 1980er-Jahren kamen dann bessere Tests für Zuhause auf den Markt (ich erinnere mich dunkel, dass meine Mutter einen benutzte, als sie mit meinem jüngsten Bruder schwanger war, der 1985 auf die Welt kam), doch auch die lieferten erst eine Woche oder zehn Tage nach Ausbleiben der Menstruation ein sicheres Ergebnis, auch damit wurde die Schwangerschaft erst in der fünften Woche festgestellt.

Die neuesten Tests sind da natürlich viel weiter: Sie weisen bereits viel geringere hCG-Konzentrationen nach und können eine Schwangerschaft deutlich schneller bestätigen als die früheren Tests. Sobald die Eizelle befruchtet ist, wird hCG produziert und je empfindlicher der Test ist, desto schneller nach der Einnistung zeigt er ein positives Ergebnis. Allerdings ist auch dabei ein fälschlicherweise negatives Ergebnis (dass der Test trotz vorhandener Schwangerschaft keine anzeigt) möglich, vor allem, wenn man den Test sehr früh durchführt. Selbst in den Werbetexten für die empfindlichsten Tests wird vorsichtshalber darauf hingewiesen, dass nur etwa die Hälfte der Schwangerschaften vier Tage vor Nichteintreten der Periode nachgewiesen werden können. Falsche Positivergebnisse dagegen sind sehr selten. Wenn Sie zwei Striche sehen, selbst wenn der zweite sehr blass ist, sind Sie schwanger. Bei einem normalen Verlauf ist der zweite Strich in den Tagen nach der Einnistung dunkler, da der hCG-Spiegel dann ansteigt.

Ein Nachteil: Diese sehr empfindlichen Schwangerschaftsfrühtests, die schon fünf Tage vor Ausbleiben der Blutung funktionieren, sind in der Regel viel teurer als die, die man nach Ausbleiben der Blutung macht. Ich persönlich habe locker hundert Dollar ausgegeben, bevor ein Test endlich positiv war.

Was Sie ebenfalls bedenken sollten: Vielleicht *wollen* Sie es gar nicht wissen. Aborte sind in diesem frühen Stadium ausgesprochen häufig. Je früher Frauen herausfinden können, dass sie schwanger sind, desto höher die Zahl derer, die kurze Zeit später erleben müssen, dass sie das Baby wieder verloren haben. Und diese Zahl könnte sogar beträchtlich steigen, denn Forschungsergebnisse weisen darauf hin, dass 50 Prozent oder mehr der Befruchtungen gar nicht in eine Schwangerschaft münden. Doch selbstverständlich werden selbst mit den empfindlichsten Tests nicht alle dieser Befruchtungen festgestellt.[17]

Eine Studie aus den 1980er-Jahren macht deutlich, wie viele Schwangerschaften in einem frühen Stadium enden. Darin wurden Frauen mit Kinderwunsch begleitet, deren Urin man täglich testete.[18] Es stellte sich heraus, dass fast ein Viertel (22 Prozent) der Schwangerschaften mit einem Abort endeten, bevor sie mit den damals gängigen Methoden hätten festgestellt werden können. Die Forschenden selbst hatten aber mit empfindlicheren Tests gearbeitet. Aufgrund der Tatsache, dass ein Abort in diesem frühen Stadium einer stärkeren Menstruationsblutung ähnelt, hatte keine der Frauen bemerkt, dass sie überhaupt schwanger gewesen war.

Die wissenschaftlichen Tests, die hier verwendet worden waren, sind mit den heute verkäuflichen empfindlichsten Frühschwangerschaftstests für Zuhause vergleichbar. Das bedeutet, viele der mit einem Abort endenden Schwangerschaften, die in den 1980er-Jahren gar nicht bemerkt wurden, würden heute vermutlich festgestellt (zumindest wäre es möglich). Wenn wir die Zahlen ernst nehmen und jede Frau inzwischen den empfindlichsten Test benutzen würde, müsste die Zahl der Frühaborte um 22 Prozent im Vergleich zu den 1980er-Jahren angestiegen sein – wohlgemerkt nur aufgrund besserer Tests, nicht aufgrund eines tatsächlichen Anstiegs der Aborte.

Außerdem sind diese Frühaborte alles andere als ein Vorbote künftiger Fruchtbarkeitsschwierigkeiten, sondern vielmehr ein Indiz für Fruchtbarkeit. In der genannten Studie wurden 95 Prozent der Frauen nach einem Frühabort schwanger. Das waren mehr als bei denen, die keinen Frühabort hatten.

Vor diesem Hintergrund lohnt es sich wirklich darüber nachzudenken, ob die teuren Frühschwangerschaftstests ihr Geld wert sind. Möglicherweise gehören Sie ja zu den Menschen, die immer genau wissen wollen, was los ist. Vielleicht sollten Sie aber auch einfach mal abwarten.

Unterm Strich

- Der Konsum problematischer Lebens- oder Genussmittel während der zwei Wochen nach dem vermuteten Eisprung kann zwar die Chance auf eine Empfängnis schmälern, nicht aber Ihr Ungeborenes schädigen, falls Sie in dieser Zeit bereits schwanger sind.
- Mit Frühtests können Sie eine Schwangerschaft bereits vier oder fünf Tage vor Ausbleiben der Periode feststellen. Doch in diesem Stadium kommen Aborte sehr häufig vor.

TEIL 2
Das erste Trimester

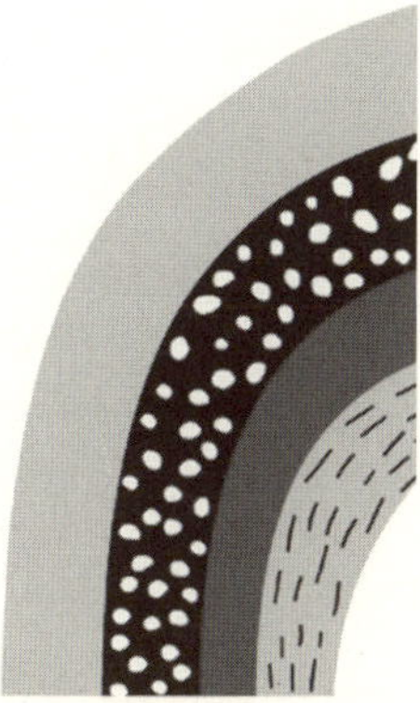

4. Schmecken lassen oder sein lassen? Alkohol, Kaffee, Zigaretten

Dass ich schwanger war, erfuhr ich am vierten Tag einer einwöchigen Sommer-Wirtschaftskonferenz. Wie immer war ich nicht sicher, ob sich nicht einfach meine Periode verspätet hatte (meine Temperaturtabelle fand ich nicht besonders aussagekräftig), doch als ich um 6.45 Uhr aufwachte und mich irgendwie komisch fühlte, wollte ich es wissen. Einen Frühtest hatte ich vorsichtshalber eingepackt und erstaunlicherweise zeigte er zwei Striche.

Ich weckte sofort Jesse. Er war glücklich, aber noch ziemlich verpennt, und fragte, warum ich nicht gewartet hatte, bis um sieben sowieso sein Wecker klingelte. Ob wir genau jetzt irgendwas tun müssten? Nein? Warum sollte er dann aufstehen? Er zog sich das Kissen über den Kopf und schlief wieder ein. (Ich habe daraus gelernt: Als ich vier Jahre später erfuhr, dass ich mit Finn schwanger war, schickte ich ihm eine Kalender-Einladung zum errechneten Geburtstermin auf sein Handy.)

Ich dagegen legte mich selbstverständlich nicht wieder schlafen. Ich schaltete meinen Computer ein und begann mit den Planungen. Ich suchte mir einen Geburtstermin-Rechner (1. oder 7. April, je nachdem, ob ich von meiner letzten Periode oder dem Tag der vermutlichen Empfängnis ausging) und begann das Internet nach Schwangerschafts-Infos zu durchsuchen. Irgendwann wollte ich runtergehen und mir eine Tasse Kaffee besorgen (Jesse hatte beschlossen auszuschlafen, nachdem ich ihn so unsanft geweckt hatte).

Und da fiel es mir natürlich ein: Durfte ich überhaupt Kaffee trinken? War Koffein nicht verboten? Bis dahin hatte ich große Mengen meiner mentalen Energie ins Schwangerwerden investiert und praktisch noch gar keine ins Schwangersein. (Daraus gelernt habe ich nichts: Das Problem tauchte nach Penelopes Geburt wieder auf. Auch da hatte ich nicht recherchiert, wie man überhaupt mit einem Baby umgeht, wenn es erst mal da ist.)

Doch das hier war dringend: Die Entscheidung pro oder contra Kaffee musste sofort getroffen werden. Ich spürte, dass die Koffein-Entzugskopfschmerzen schon im Anzug waren, und einen ganzen Tag voller Vorträge zu überstehen (insbesondere am vierten Konferenztag) erforderte eine äußerst regelmäßige Kaffeezufuhr.

Am Abend fand die Konferenzparty mit Cocktails und Meeresfrüchten statt. Normalerweise trank ich da ein Glas Wein, während ich mich mit anderen Wirtschaftswissenschaftlern um die zweite Portion Hummer stritt. Ging das? Der Wein war zwar nicht so dringend wie der Kaffee, aber wissen wollte ich es schon. Ich selbst rauche nicht, doch für Raucherinnen steht Tabak auf der Prioritätenliste vermutlich noch über dem Kaffee.

Es ist ganz einfach, im Internet Informationen über Koffein, Alkohol und Tabak während der Schwangerschaft zu finden. Es gibt die offiziellen Empfehlungen staatlicher Stellen, es gibt Empfehlungen bestimmter Fachärzte, außerdem Bücher und dann gibt es noch jede Menge Leute in Chatforen und Blogs. Kein Mangel an Meinungen, aber definitiv ein Mangel an Übereinstimmung.

In den Chatforen entstehen daraus immer sehr schnell lebhafte Diskussionen, in denen aber so gut wie nie Belege angeführt werden: »Ich habe jeden Tag ein Glas Wein getrunken und meinem Baby geht es prächtig.« »Die Freundin von einer Freundin von mir hat nur einmal mit einem Schluck Sekt angestoßen und hat jetzt ein zurückgebliebenes Kind.« »Die Tochter von der Nachbarin von der Schwester der Kollegin meiner Mutter hat jeden Tag ein Sixpack weggeschluckt und ihr Sohn ist ein Genie.« »In Frankreich verschreiben die Ärzte den Schwangeren sogar Wein.« Und so weiter und so weiter.

Dass sich die Leute im Internet streiten, versteht sich von selbst (wozu wären solche Foren sonst gut?). Viel überraschender fand ich, dass auch diverse offizielle Empfehlungen nicht übereinstimmten. Im Fall von Alkohol raten allerdings sämtliche Schwangerschaftsorganisationen in den USA zur Abstinenz, während vergleichbare Stellen in einigen anderen Ländern den gelegentlichen Konsum für unbedenklich erklären.

Beim Koffein widersprechen sich nicht nur unterschiedliche Länder, sondern auch Bücher und Gynäkologen innerhalb der USA. Meine Frauenärztin meinte, unter 200 Milligramm seien okay. Der Gynäkologe meiner Schwägerin nannte 300 mg und die Ärztin meiner besten Freundin verbot es ihr komplett. Bücher, die treffenderweise *Ohne Panik durch die Schwangerschaft* heißen, predigen den moderaten Konsum (bis zu 300 mg). Der Ratgeber *Mayo Clinic Guide to a Healthy Pregnancy* schließt Koffein kategorisch aus, empfiehlt den Umstieg auf entkoffeinierten Kaffee, weist aber darauf hin, dass einige Frauenärzte maßvolles Kaffeetrinken erlauben. Heidi Murkoffs Bibel *Schwangerschaft und Geburt (What to expect when you're expecting)* ist für die 200-mg-Regel, rät aber, auf die eigene Frauenärztin zu hören, falls die etwas anderes sagt. Außerdem wird empfohlen, sich beim Lieblingscafé zu erkundigen, da unterschiedliche Kaffeemarken sich im Koffeingehalt deutlich unterscheiden.

Selbst wenn es (wie beim Rauchen) eine eindeutige und einheitliche Empfehlung gegeben hätte, hätte mich brennend interessiert, welche Belege es dafür gibt. In diesem Fall jedoch wurde meine Neugier durch die unterschiedlichen Angaben noch mehr angestachelt. Was heißt 200 mg oder 300 mg? Was bedeutet gar kein Koffein? Derartige Empfehlungen müssen doch theoretisch auf irgendwelchem Datenmaterial beruhen. Ganz offensichtlich aber nicht auf denselben Daten oder denselben Interpretationen.

Ziemlich schnell fand ich heraus, dass das online verfügbare Material (selbst wenn es die offiziellen Verlautbarungen eines gynäkologischen Fachverbands waren) nicht ausreichte, um die

Wahrheit herauszufinden. Wieder einmal musste ich auf die Quellen solcher Empfehlungen, die Forschungsliteratur, zurückgreifen. Und dann verstand ich, warum die Empfehlungen so unterschiedlich und verwirrend ausfielen: Die Qualität der Studien zu diesem Thema variiert sehr stark. Viele Qualitätsunterschiede lassen sich auf genau die Probleme zurückführen, die ich aus meiner eigenen Forschung kenne.

Ökonomie ist ein ziemlich weites Feld (das betrifft mich ebenso wie die Leute, die die Politik der US-Notenbank bestimmen). In meinem speziellen Gebiet geht es darum herauszufinden, wie sich eine bestimmte Veränderung auf etwas anderes auswirkt. Kurz vor meiner ersten Schwangerschaft hatte ich noch einen Artikel geschrieben, der sich mit Fernsehen und Gender in Indien beschäftigte: Ich untersuchte darin, ob sich das Frauenbild von Menschen im ländlichen Indien verändert, wenn sie Zugang zu Kabelfernsehen bekommen.

Ziel der Studie war es, kausale Schlussfolgerungen zu ziehen, also am Ende Aussagen treffen zu können wie: »Wenn mehr Menschen fernsehen könnten, würde sich eine positivere Einstellung gegenüber Frauen entwickeln.« Eine gute Möglichkeit, dies zu überprüfen, besteht darin, willkürlich ausgewählten Personen einen Fernseher zu geben, sie eine Zeit lang zu beobachten und dann zu vergleichen, ob sich ihr Frauenbild stärker verändert hat als bei Personen ohne Fernseher. Diese Methode nennt sich *randomisierte Studie*. Dabei wird eine Gruppe von Versuchspersonen ausgewählt, von denen einige nach dem Zufallsprinzip einem bestimmten Verfahren unterzogen werden, der Rest einem anderen. Um beispielsweise die Wirksamkeit eines neuen Medikaments zu testen, nimmt man eine Gruppe von Erkrankten, behandelt eine zufällig ausgewählte Hälfte von ihnen mit dem neuen Medikament, die andere Hälfte – die Kontrollgruppe – bekommt nichts oder Zuckerpillen. (Man spricht hier auch von *randomisierten kontrollierten* Studien). Entscheidend dabei ist, dass die Behandelten *zufällig* ausgewählt werden und sich in *keinem wesentlichen* Aspekt von den Nicht-Behandelten unterscheiden. Wenn es den Behandelten dann besser geht, kann man daraus schließen, dass das Medikament wirkt.

Randomisierte Studien werden in der Ökonomie manchmal, sehr viel häufiger jedoch in der Medizin durchgeführt – eine bewährte Methode, die korrekt angewandt zu verlässlichen kausalen Schlüssen führen kann. Tatsächlich konnte ich bei bestimmten Aspekten der Schwangerschaft auf Zahlen aus derartigen Studien zurückgreifen, was mir die Entscheidungsfindung enorm erleichterte. Allerdings sind randomisierte Studien nicht immer möglich. In unserer Untersuchung zum Fernsehen war es schlicht nicht machbar, nach dem Zufallsprinzip Fernseher zu verteilen. Bei der Frage nach Koffein in der Schwangerschaft stellen sich hingegen ethische Probleme. Stellen Sie sich ein Experiment vor, bei dem einige Frauen dazu angehalten würden, neun Tassen Kaffee pro Tag zu trinken, und die anderen bekämen nicht mal einen einzigen Schluck. Keine ethisch verantwortungsbewusste Kommission würde eine derartige Studie genehmigen (und sollte es auch nicht tun). Außerdem ist schwer vorstellbar, dass man überhaupt Probandinnen fände (und zwar nicht nur, weil das wirklich enorm viel Kaffee ist).

Wenn randomisierte Studien nicht möglich sind, bleibt der Forschung nichts anderes übrig, als Zusammenhänge aus sogenannten Beobachtungsdaten zu erschließen: also beispielsweise Frauen, die während der Schwangerschaft Kaffee trinken, mit denen zu vergleichen, die keinen trinken, oder Familien mit Fernseher mit solchen ohne. Ganz klar, dass das problematisch sein kann. Am Beispiel mit dem Fernsehen lässt sich das gut verdeutlichen. Welche Familien im ländlichen Indien verfügen über Fernsehgeräte? Die Antwort lautet: reiche und solche mit höherem Bildungsgrad. Auf jeden Fall sind die Menschen mit Fernsehern tatsächlich liberaler gegenüber Frauen eingestellt als solche ohne. Aber liegt das am Fernsehen? Oder an der Bildung? Je gebildeter Menschen in Indien sind, desto positiver ist ihre Einstellung zu Geschlechtergerechtigkeit, das ist bekannt. Lässt sich also das Frauenbild im ländlichen Indien positiv beeinflussen, indem man den Menschen Zugang zum Fernsehen verschafft, oder lässt sich ihre Einstellung nur durch mehr Bildung verändern (ein sinnvoller, aber viel schwierigerer Ansatz)?

Vergleichbare Probleme tauchen auch bei der Schwangerschaftsforschung auf. Frauen, die in der Schwangerschaft Kaffee trinken, sind möglicherweise im Allgemeinen älter als die, die keinen trinken. Wenn ich Ihnen nun sagen würde, dass Fehlgeburten bei den Kaffeetrinkerinnen häufiger vorkommen – läge das am Kaffee? Oder am Alter? Lässt sich die Häufigkeit von Fehlgeburten dann reduzieren, indem wir den Frauen den Kaffee wegnehmen? Oder bräuchten wir ein Zaubermittel, um sie zu verjüngen?

Um derartige Probleme erfolgreich zu umgehen, muss man sehr genau überlegen, wie man die Studien anlegt, und man braucht gutes Datenmaterial. In unserer Studie zum Fernsehen gelang uns das, indem wir dieselben Personen und ihre Einstellungen verglichen, bevor und nachdem sie einen Fernseher hatten.

Vergleichbares könnte man sich zur Schwangerschaft vorstellen: Man untersucht dieselben Frauen und lässt sie in der einen Schwangerschaft Kaffee trinken und in der nächsten nicht. Aber eine derartige Studie ist mir nicht bekannt. Stattdessen bemüht man sich bei den meisten Untersuchungen zu diesem Thema, grundlegende Unterschiede bei den Betroffenen wie Alter oder Bildungsgrad durch statistische Analysen auszugleichen. Einigen dieser Studien gelang das sehr viel besser als anderen, konnte ich feststellen.

Dabei kam mir meine Ausbildung zugute. Es gibt buchstäblich Hunderte medizinischer Untersuchungen zum Zusammenhang von Koffein und Fehlgeburten (denn das ist die zentrale Befürchtung, wenn es um Kaffee während der Schwangerschaft geht). Auf den ersten Blick, der Beschreibung nach, scheinen sich alle Untersuchungen zu ähneln: Man vergleicht Kaffeetrinkerinnen mit Frauen, die keinen trinken. Wenn man sich allerdings näher damit beschäftigt und den ganzen Kleinkram unter die Lupe nimmt, dann sind einige wirklich gut und andere grottenschlecht. Am längsten dauerte es erst einmal, die Spreu vom Weizen zu trennen: Welche Studien sind hilfreich und welche kann man ignorieren, weil sie keinerlei brauchbare Informationen liefern?

Interessanterweise konnte ich auch feststellen, dass meine Ausbildung als Gesundheitsökonomin dabei sehr viel mehr brachte als ein Studium in Gesundheitswesen oder Medizin. Wirtschaftswissenschaftlerinnen haben nämlich so gut wie nie Zugang zu randomisierten Daten, weswegen wir fachspezifische statistische Methoden entwickelt haben, mit denen sich so viel wie möglich aus nicht-randomisierten Daten herauslesen lässt. In den höheren Semestern an der Uni verbrachte ich enorm viel Zeit damit herauszufinden, welche solcher Veröffentlichungen gut und welche weniger gut waren.

Um mich durch die Kaffee-Studien zu wühlen, brauchte ich länger als jenen ersten Morgen. Die offiziellen Empfehlungen waren extrem vorsichtig formuliert, was mir zeigte, dass ich damit auf jeden Fall auf der sicheren Seite war. Ich beschränkte mich auf zwei Tassen Kaffee pro Tag und ließ den Alkohol komplett weg. Das war ein zusätzlicher Anreiz, mit meinen Recherchen schnell voranzukommen. Schlussendlich kam ich zu dem Ergebnis, dass diese Empfehlungen nicht nur *sehr* vorsichtig, sondern *zu* vorsichtig waren. Nach meiner Überzeugung können die vorhandenen Daten einen moderaten Alkohol- und Koffeinkonsum stützen.

Beim Alkohol heißt das bis zu einem Glas täglich im zweiten und dritten Trimester bzw. einige wenige Gläser pro Woche im ersten. Genau genommen gelingt es den Studien selbst bei höheren Dosen nicht, negative Effekte auf das Ungeborene nachzuweisen. Mit einem Glas meine ich etwa 125 ml Wein, 30 ml Spirituosen oder 330 ml Bier – nicht einen riesigen Eimer Margarita!

Beim Kaffee ist die Lage etwas komplizierter. Aus dem Material schloss ich, dass drei oder vier Tassen à etwa 250 ml täglich in Ordnung sind (das ist mehr als die meisten Leute trinken, ich allerdings schaffe das locker). Vielleicht kommen Sie zu dem Schluss, dass es Ihnen mit weniger besser geht – oder mit etwas mehr. Ich möchte in diesem Kapitel das Für und Wider deutlich machen und zeigen, dass eine gewisse Menge Kaffee unbedenklich ist.

Alle Belege, die ich dafür heranziehe, sind öffentlich zugänglich – auch die Leute, die die Empfehlungen aussprechen, können sie jederzeit einsehen. Warum also unterscheiden sich meine Schlussfolgerungen von ihren? Dafür gibt es mindestens zwei Ursachen: Eine ist die Überinterpretation mangelhafter Studien. Viel entscheidender scheint mir jedoch die Sorge (und das wurde mir von den Ärztinnen und Ärzten immer wieder deutlich gemacht), dass die Schwangeren, wenn man ihnen ein Glas zugesteht, drei Gläser trinken (oder eine riesige Karaffe). Ein Glas stellt kein Problem dar, drei schon – also sagen wir denen lieber, sie sollen gar nichts trinken, die Regel ist leichter zu verstehen.

Ich begreife die Argumentation, aber ich finde die Implikation – dass nämlich Schwangere unfähig wären, Verantwortung für sich selbst zu übernehmen – nicht so prickelnd, um es vorsichtig auszudrücken. Als müsste man uns manipulieren, damit wir uns richtig verhalten. Werdenden Müttern wird danach, wenn es um wichtige Entscheidungen geht, kein bisschen mehr zugetraut als kleinen Kindern.

Vielleicht möchten Sie sich nach den Empfehlungen der staatlichen Stellen richten – das ist völlig in Ordnung. Vielleicht aber finden Sie auch meine Schlussfolgerung richtig, dass ein Glas Wein oder ein Espresso unbedenklich sind. In diesem Buch will ich Empfehlungen ja gerade vermeiden und stattdessen zeigen, dass Sie mit den richtigen Informationen die richtige Entscheidung selbst treffen können. In einer Hinsicht werde ich mir allerdings sofort selbst widersprechen und doch eine Empfehlung geben (die ich allerdings mit Beweisen unterfüttern werde): Rauchen Sie nicht! So lautet die offizielle Linie, die von sämtlichen Daten und Fakten gestützt wird. Das Rauchen gefährdet Sie und Ihr Baby.

Alkohol

Nach dem dritten Monat erzählte ich nach und nach meinem Umfeld von meiner Schwangerschaft. In dieser Zeit veranstaltete ich eine Party, und als ich einem neuen Gast ein Glas Wein holen wollte, antwortete der nur halb im Scherz: »Du solltest Wein nicht einmal in die Hand nehmen!« Wenn Schwangere Alkohol trinken, fühlt sich (insbesondere in den USA) jeder bemüßigt, ihnen Vorhaltungen zu machen. Diese Warnungen und Vorhaltungen basieren, grob gesprochen, durchaus auf Fakten. Das Fetale Alkoholsyndrom (FAS) umfasst eine Reihe geistiger und körperlicher Beeinträchtigungen des Kindes, die auf Alkoholkonsum in der Schwangerschaft zurückzuführen sind. Körperliche Symptome sind unter anderem niedriges Geburtsgewicht, kleiner Kopf und Gesichtsfehlbildungen (flache Wangenknochen und kleine Augen). Zu den breiter gefächerten kognitiven Symptomen gehören Entwicklungsverzögerungen, schwache Sozialkompetenz und Lernschwierigkeiten.

Es steht außer Frage, dass starker Alkoholkonsum während der Schwangerschaft für das Ungeborene sehr schädlich ist. Frauen, die angeben, in ihrer Schwangerschaft exzessiv Alkohol getrunken zu haben (mehr als fünf Gläser auf einmal), bekommen häufiger Kinder mit schweren kognitiven Schädigungen. Laut einer australischen Studie hatten die Kinder von Frauen mit einem solchen Trinkverhalten eine um 15 bis 20 Prozent höhere Wahrscheinlichkeit von Sprachentwicklungsverzögerungen als die Kinder von Müttern, die nicht tranken.[19] Das wird in anderen Studien immer wieder bestätigt.[20] Alkoholexzesse oder jedenfalls höherer Alkoholkonsum können im ersten Trimester zu körperlichen Fehlbildungen, in späteren Phasen dann zu kognitiven Problemen führen. Selbst gelegentliches Binge-Drinking, also exzessives Betrinken, kann derartige Schädigungen verursachen. Falls Sie dazu neigen: Hören Sie auf damit!

Das allerdings impliziert nicht automatisch, dass gelegentliches und moderates Trinken ein Problem darstellt. Ich fand in den von mir analysierten Daten keinerlei stichhaltige Beweise dafür, dass geringe Mengen Alkohol (etwa ein Glas Wein pro Tag) die kognitive Entwicklung des Ungeborenen beeinträchtigen. Angesichts der in den USA vorherrschenden Rhetorik zu dem Thema mag das überraschen. Da lohnt sich ein Blick nach Europa. Ein moderater Alkoholkonsum in der Schwangerschaft wird dort zumindest in einigen Länder etwas liberaler gesehen. Auch dort wird Schwangeren zwar von den staatlichen Stellen grundsätzlich vom Trinken abgeraten, aber in England beispielsweise gibt der National Health Service zusätzlich Mengen an, die nicht überschritten werden sollten. Insgesamt sind die Europäerinnen bei dem Thema aber trotz der eindringlichen Warnungen vor FAS relativ entspannt. Eine Studie unter europäischen Frauen zeigt, dass durchschnittlich 16 Prozent Alkohol in der Schwangerschaft konsumieren (wobei die Menge dabei nicht berücksichtigt wird). Besonders häufig trinken Schwangere aus Russland und Großbritannien, etwa ein Viertel waren es da. Deutsche liegen im Durchschnitt.[21] Zugleich gibt es keinerlei Hinweise, dass das FAS in Europa häufiger vorkommt – wenn überhaupt, dann seltener als in den USA.[22] Wenn ein paar Gläser Wein pro Woche den IQ senken würden, dann müssten daraus große Unterschiede zwischen den USA und Europa resultieren, was schlicht nicht der Fall ist.

Vielleicht spiegeln sich darin vielmehr die unterschiedlichen Trinkkulturen in den Vereinigen Staaten und anderswo. Wenn ich in Europa Konferenzen besuche oder Vorträge halte, ist ein Glas Wein zu Mittag ganz normal, natürlich nicht, um sich zu betrinken, sondern weil es gut zum Essen passt. Und da es dort üblicher ist, in Gesellschaft zu einer Mahlzeit moderate Mengen Alkohol zu konsumieren, hält man es wohl auch für völlig normal, einfach nur *ein* kleines Glas zu trinken. Es ist dann völlig überflüssig, ständig darauf herumzureiten, Frauen seien nicht in der Lage, nach einem Glas aufzuhören, so wie die Ärzte das bei mir taten.

Abgesehen davon glaube ich, dass gelegentlicher Alkoholgenuss in der Schwangerschaft auch in den USA verbreiteter ist, als viele glauben, auch wenn das nie laut gesagt wird. Zu Beginn meines zweiten Trimesters meinte meine Ärztin, dass ein paar Gläser Wein pro Woche in Ordnung gingen. Die meisten meiner Freundinnen bekamen Ähnliches zu hören: »Übertreiben Sie es nicht, aber wenn Sie ab und zu mal ein Glas Wein zum Essen trinken möchten, ist das okay.« Umfragen in den Vereinigten Staaten haben ergeben, dass etwa 40 Prozent der Ärztinnen und Ärzte ihren Patientinnen nicht grundsätzlich eine vollständige Abstinenz empfehlen.[23] Das ist offenbar ein geheimer Code. Natürlich ergibt sich aus einer offiziellen Empfehlung auf der einen Seite und einer »geheimen« auf der anderen das Problem, dass für letztere niemand mehr die Belege durchforstet. Also bleibt man ratlos zurück: Ist das nur meine Meinung, dass ein Glas Wein okay ist, oder gibt es tatsächlich Gründe, das zu denken?

Um zu verstehen, dass zwischen Binge-Drinking und moderatem Alkoholkonsum ein Unterschied besteht, ist es hilfreich, sich ein bisschen mit den biologischen Vorgängen zu beschäftigen. Viele Frauen denken anscheinend, dass das Glas Wein, das sie trinken, auf direktem Wege bei ihrem ungeborenen Kind landet. Zu Recht wird darauf hingewiesen, dass man seinem Säugling auch keinen Wein verabreichen würde, wieso dann dem Fötus? Überflüssig zu betonen, dass es nicht exakt so läuft.

Der Alkohol, den man trinkt, erreicht über den Stoffwechsel den Blutkreislauf. Die Leber verarbeitet ihn zuerst zu einem Stoff namens Acetaldehyd, dann zu Acetat. Acetaldehyd ist ein Zellgift und abhängig davon, wie schnell man trinkt, kann es im Blutkreislauf bleiben. Da das Baby über die Plazenta mit dem Blut der Mutter versorgt wird, bekommt es auch von dem noch im Blut befindlichen Acetaldehyd etwas ab. Auch das Ungeborene kann eine gewisse Menge Alkohol verarbeiten, aber – völlig klar – lange nicht so viel wie eine Erwachsene. Wenn zu viel Acetaldehyd bei ihm landet, gelangt es in sein Gewebe und kann seine Entwicklung beeinträchtigen. Trinken Sie langsam, baut Ihr Stoffwechsel schon große Teile des Alkohols ab, bevor er zu Ihrem Baby gelangt. Trinken Sie allerdings sehr schnell, kommt Ihre Leber nicht nach, und die toxischen Stoffe erreichen das Ungeborene. Das erklärt, warum Alkoholexzesse so gefährlich sind, aber auch, warum man von negativen Auswirkungen großer Mengen Alkohol nicht automatisch auf negative Auswirkungen von moderatem Konsum schließen kann.

Wenn man etwas über die Auswirkungen moderaten Konsums erfahren will, sollte man Frauen untersuchen, die moderat konsumieren. Dann kann man nicht auf Studien über Binge-Trinkerinnen zurückgreifen und Schlüsse ziehen wie: Na ja, wenn fünf Gläser hintereinander den IQ des Kindes um 10 Punkte senken, dann senkt ihn ein Glas um 2 Punkte. So funktioniert das einfach nicht.

Als mir das klar war, suchte ich in der Fachliteratur nach Studien, in der speziell die Auswirkungen von moderatem Alkoholkonsum untersucht wurden. Ich konzentrierte mich hauptsächlich auf Untersuchungen mit Frauen, die bis zu ein Glas Alkohol pro Tag zu sich nahmen. Ich hatte nicht das Bedürfnis, eine ganze Flasche auf einmal runterzustürzen oder einen zweiten Cocktail zu bestellen (das habe ich übrigens auch nicht, wenn ich *nicht* schwanger bin). Ich wollte einfach nur wissen, ob ich ein paar Mal die Woche nach einem langen Tag ein Glas Wein trinken kann.

Die meisten Untersuchungen, die ich fand, waren ähnlich strukturiert. Es gab natürlich keine randomisierten Studien, da die ethischen Hürden in solchen Fällen zu groß sind. Man verglich also Frauen, die unterschiedliche Mengen Alkohol konsumierten, und alle diese Studien hatten den gleichen Makel: Die trinkenden und nicht trinkenden Frauen waren schlicht zu unterschiedlich. Ich musste die Untersuchungen herausfiltern, bei denen dieser Makel am wenigsten ausgeprägt war.

Die größte Befürchtung beim Alkoholkonsum in der Schwangerschaft sind spätere Verhaltensstörungen der Kinder. Die beste Studie dazu wurde 2010 im *British Journal of Obstetrics and Gynecology* veröffentlicht.[24] Für die Qualität dieser Untersuchung sind mehrere Aspekte verantwortlich: Sie ist sehr umfangreich (3000 Frauen) und die Informationen über das mütterliche Trinkverhalten wurden *während* der Schwangerschaft gesammelt (in der 18. und 34. SSW). Man bekommt sehr viel verlässlichere Auskünfte, wenn man Menschen genau zu dem Zeitpunkt befragt, an dem sie ein bestimmtes Verhalten an den Tag legen, statt später, wenn sie sich daran erinnern müssen. Darüber hinaus wurden die Kinder dieser Frauen von der Geburt bis zum 14. Lebensjahr begleitet und ab dem 2. Lebensjahr auf Verhaltensstörungen untersucht.

Mir gefiel außerdem, dass die Studie in Australien durchgeführt wurde, wo die Empfehlungen zu Alkohol in der Schwangerschaft weniger streng sind als in den USA. Da es in den USA so verpönt ist, wird bei Daten aus den Vereinigten Staaten immer befürchtet, dass die Frauen, die während der Schwangerschaft weiter Alkohol konsumieren, auch in anderer Hinsicht verantwortungslos handeln. In Australien (und in europäischen Ländern), wo die Haltung dazu liberaler ist, ist es weniger wahrscheinlich, dass die Unterschiede im Trinkverhalten auch auf sonstige Verhaltensunterschiede hindeuten.

Die in der Studie untersuchten Frauen wurden in fünf Gruppen eingeteilt: kein Alkohol, gelegentlicher Konsum (bis zu ein Glas pro Woche), geringer Konsum (zwei bis sechs Gläser pro Woche), moderater Konsum (sieben bis zehn Gläser pro Woche) und starker Konsum (elf und mehr Gläser pro Woche). Die letzte Gruppe habe ich ignoriert, da sie weit über meinem Limit von einem Glas pro Tag lag.

Die Ergebnisse finden sich in der nächsten Grafik. Sie zeigt die Auswirkungen des Trinkverhaltens der Mütter in der 18. Schwangerschaftswoche auf ihre zweijährigen Kinder. Der Artikel beleuchtet auch den Zusammenhang zwischen Verhaltensstörungen bei älteren Kindern und dem Trinkverhalten in der 34. Schwangerschaftswoche, was keine große Rolle spielt, da sich die Befunde mehr oder weniger gleichen.

Ausgehend von dieser Tabelle und den komplexeren statistischen Analysen, die der Artikel enthält, lässt sich nicht nachweisen, dass höherer Alkoholkonsum zu einer größeren Häufigkeit von Verhaltensstörungen führt. Interessanterweise deuten die Daten in dem Artikel darauf hin, dass die Kinder von Frauen mit geringem Alkoholkonsum (zwei bis sechs Gläser pro Woche) signifikant seltener Verhaltensstörungen zeigten als die Kinder der abstinenten Frauen.

Die zweite große Sorge beim Alkohol ist ein niedrigerer IQ. Auch zu dieser Frage kommt meine Lieblingsstudie aus Australien. Sie hat ähnliche Vorteile wie die eben erwähnte: eine große Zahl von Probandinnen, die Daten zum Trinkverhalten wurden *während* der Schwangerschaft gesammelt und es war eine Langzeitstudie. Begonnen wurde sie in den frühen 1980er-Jahren. 7200 Frauen wurden zu ihrem Trinkverhalten während der Schwangerschaft befragt und rund 5000 ihrer Kinder im 14. Lebensjahr einem Leistungstest unterzogen.[25]

Trinkverhalten während der Schwangerschaft und Verhaltensstörungen bei Zweijährigen

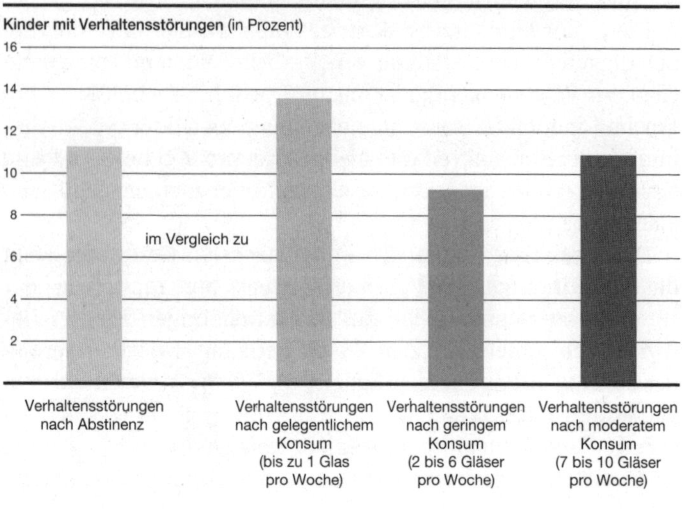

Das Trinkverhalten wurde nach dem ersten und nach dem letzten Trimester abgefragt und pro Tag erfasst: gar kein Alkohol, bis zu einem halben Glas pro Tag, ein halbes bis ein Glas, mehr als ein Glas.

Der IQ der Kinder wurde mit einem sogenannten Ravens Matrizentest (ein sprachfreier Multiple-Choice-Test) gemessen, der wie die meisten IQ-Tests gelesen werden kann: Je höher die Punktzahl, desto intelligenter; durchschnittlich intelligente Menschen erzielen etwa 100 Punkte. Die Ergebnisse (bereinigt hinsichtlich demografischer Merkmale und Gewicht der Mütter) sind der folgenden Grafik zu entnehmen.

Wie bei der Untersuchung zum Verhalten gibt es auch hier keine Belege, dass Kinder von Frauen mit geringem Alkoholkonsum schlechter abschneiden als die von abstinenten Frauen. Ihre Ergebnisse sind im Durchschnitt sogar besser (die Unterschiede sind allerdings statistisch nicht signifikant und können auch zufällige Abweichungen widerspiegeln). Die Forschungsgruppe schloss daraus, dass sich ein schlechteres Abschneiden nicht belegen ließ, selbst bei Kindern von Müttern, die täglich ein Glas und mehr tranken.

Das trifft nicht ausschließlich auf Australien zu (nur falls Sie auf die Idee kommen, australisches Bier sei für Ungeborene eben besonders bekömmlich). In einer sehr ähnlichen Studie in England wurden Mütter in einem frühen Schwangerschaftsstadium zu ihrem Trinkverhalten befragt, später unterzog man ihre achtjährigen Kinder einem Intelligenztest.[26] Das gleiche Ergebnis: kein Einfluss des Trinkverhaltens auf den IQ.

Ein wenig rätselhaft ist, dass viele dieser Studien sogar einen höheren IQ bei Kindern nachweisen, deren Mütter während der Schwangerschaft moderat getrunken haben. Das ist wahrscheinlich darauf zurückzuführen, dass Mütter, die wenig trinken, in der Regel gebildeter sind als abstinente Mütter – was wiederum zu dem Einwand führen könnte, dass der negative Einfluss des geringen Alkoholkonsums vielleicht durch die höhere Bildung kaschiert wird. Allerdings konnten zumindest in einigen Stu-

Ergebnisse des Ravens Matrizentests und mütterliches Trinkverhalten

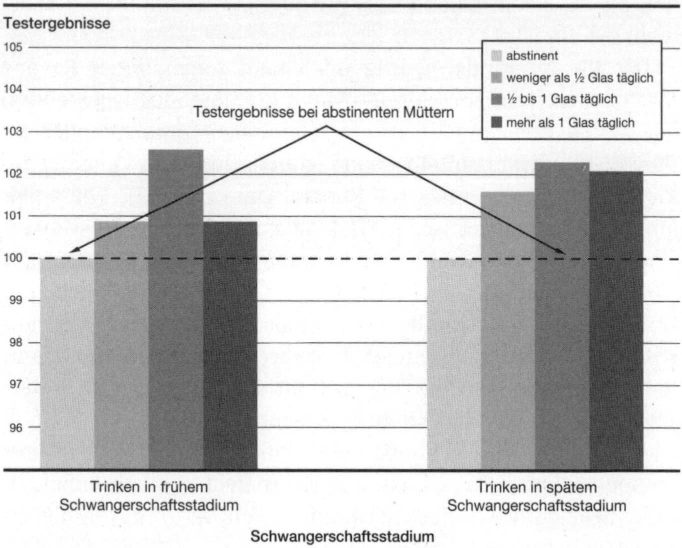

dien – wie in der von mir angeführten englischen – die Statistiken mithilfe der Informationen über das Trinkverhalten der Väter bereinigt werden. Auch dann ließ sich kein Zusammenhang nachweisen.

Da sich im Allgemeinen kein negativer Effekt belegen ließ, wollten einige Forschende wissen, ob es nicht doch bestimmte Frauen gab, bei denen sich gelegentlicher Alkoholkonsum negativ auswirkte. Denn wenn etwas nur auf wenige Individuen zutrifft, ist das in den Durchschnittswerten nicht darstellbar. Insbesondere bei einem Forschungsprojekt wurden zu dieser Frage genetische Unterschiede der Mütter herangezogen. Man wollte so herausfinden, ob sich eine spezielle genetische Disposition in Kombination mit gelegentlichem Alkoholkonsum negativ auf die Kinder auswirkte. Man stellte fest, dass bei einigen sehr seltenen Genvarianten auch geringer Alkoholkonsum den IQ der Kinder leicht beeinträchtigte.[27]

Dieser Artikel, der viel Aufmerksamkeit bekam, konnte mich aber nicht ganz von derartigen Auswirkungen überzeugen, obwohl es hier nur um eine kleine Gruppe ging. Ein Problem sind die Statistiken. Wie bereits andere angemerkt haben, besteht der Verdacht einer hohen Fehlerrate. Außerdem gibt es ein methodisches Problem: Die untersuchten Genvarianten werden auch mit riskantem Trinkverhalten (wie Binge-Drinking) außerhalb der Schwangerschaft in Verbindung gebracht, weswegen sich schwer sagen lässt, ob gelegentlicher Alkoholkonsum während der Schwangerschaft oder Alkoholexzesse zu einem anderen Zeitpunkt eine Rolle spielten. Schlussendlich überwiegt für mich die Beweiskraft der vielen Studien, die zeigen, dass gelegentlicher Alkoholkonsum keine negativen Auswirkungen hat.[28]

Natürlich lassen sich auch Studien auftreiben, die belegen, dass auch geringer Alkoholkonsum bedenklich ist – sie sind nur eben voller Fehler. Ein signifikantes Beispiel wurde 2001 in der Zeitschrift *Pediatrics* veröffentlicht.[29] Oberflächlich betrachtet ähnelt die Studie den hier von mir vorgestellten. Frauen wurden zu ihren Trinkgewohnheiten während der Schwangerschaft befragt und später wurde das Verhalten ihrer Kinder im Alter von sechs Jahren untersucht. Dabei konnten zumindest einige Belege dafür gefunden werden, dass sich auch geringerer Alkoholkonsum der Mütter auf das Verhalten der Kinder auswirkt. Die Autoren verglichen Mütter, die gar keinen Alkohol zu sich nahmen, mit solchen, die ein Glas oder weniger täglich tranken, und fanden bei den Kindern der letzteren häufiger aggressives Verhalten (wenn auch sonst keine Verhaltensauffälligkeiten). Daraus schlossen die Forschenden, dass selbst ein Glas täglich Verhaltensauffälligkeiten hervorrufen kann.

Wo liegt dann das Problem? Einer der großen Vorteile der Studien, die mir mehr zusagten, bestand darin, dass die Frauen sich zwar hinsichtlich ihres Trinkverhaltens unterschieden, aber kaum hinsichtlich anderer Aspekte. Diese anderen Unterschiede hätten ja sonst die Ursache für Verhaltensauffälligkeiten der Kinder sein können, nicht der Alkoholkonsum der Mütter. Und das ist nicht nur ein an den Haaren herbeigezogener theoretischer Einwand – sondern *das* Hauptproblem, wenn man kausale Schlüsse ziehen will. Und in dieser Hinsicht hat die letztgenannte Studie versagt. Von den darin untersuchten Frauen berichteten 18 Prozent der abstinenten und 45 Prozent der Frauen mit geringem Alkoholkonsum, während der Schwangerschaft Kokain konsumiert zu haben. Was würden Sie als Erstes denken? Sieh mal an, Kokain! Als Zweites würde Ihnen auffallen, dass diejenigen, die tranken, auch häufiger Kokain nahmen.

An diesem Punkt sollten Sie stutzen und überlegen: Vielleicht ist es das Kokain, das häufiger zu Verhaltensstörungen der Kinder führt, nicht die geringen Mengen Alkohol? Außerdem lebten die Kinder der Frauen mit dem geringen Alkoholkonsum seltener in Haushalten mit beiden Elternteilen. Hm … vielleicht spielt das Zusammenleben mit dem Vater keine so geringe Rolle für das Verhalten der Kinder? (In diversen anderen Kontexten wurde das bereits nachgewiesen.)

An der Stelle warf ich die Studie in den Mülleimer. Die hätte mir höchstens noch weiterhelfen können, falls ich mein abendliches Glas Wein unbedingt mit Kokain kombinieren wollte. Wer das nicht vorhat, zieht daraus keinen Nutzen.

Beim Thema Alkohol in der Schwangerschaft macht man sich vor allem Sorgen um verringerte Intelligenz und Verhaltensstörungen der Kinder. Aber Binge-Drinking wird auch mit Fehlgeburten im ersten Trimester und Frühgeburten in späteren Phasen in Verbindung gebracht. Wie sieht es damit bei geringem Alkoholkonsum aus? Ist das eine Gefahr?

Im Falle der Frühgeburten gibt es dafür keine Belege. Das ergibt sich aus Studien, die (unter anderem) in Dänemark und Italien durchgeführt wurden. In der italienischen Studie bekamen die Mütter, die bis zu ein Glas täglich tranken, sogar weniger häufig Frühchen als diejenigen, die abstinent blieben. Wie beim IQ lässt sich auch hier kein Zusammenhang zwischen

Frühgeburten und geringem Alkoholkonsum nachweisen – wenn überhaupt, scheint er das Risiko zu senken.[30]

Die Befunde hinsichtlich Fehlgeburten im ersten Trimester sind weniger eindeutig. Ein 2007 erschienener Überblicksartikel wertet mehrere Studien aus. Einige davon legen nahe, dass es keinen Zusammenhang zwischen geringem Alkoholkonsum (in diesem Fall bis zu ein Glas täglich) und Fehlgeburten gibt. Andere Untersuchungen deuten darauf hin, dass es eine Verbindung in speziellen Untergruppen gibt (beispielsweise bei Raucherinnen), was der Artikel jedoch als wenig verlässlich einstuft und daher schlussfolgert, dass es keine eindeutigen Beweise für (oder gegen) einen Zusammenhang zwischen geringem Alkoholkonsum und Fehlgeburten gibt.[31]

Gewissermaßen im Widerspruch dazu steht eine Anfang 2012 veröffentlichte Studie, in der das Verhalten von fast 100 000 Däninnen analysiert wurde. Darin wird selbst geringer Alkoholkonsum (zwei bis vier Gläser pro Woche) mit einem erhöhten Risiko für Fehlgeburten im ersten Trimester in Verbindung gebracht.[32] Die Effekte waren durchaus beträchtlich: ein doppelt so hohes Risiko für Frauen, die vier oder mehr Gläser wöchentlich tranken im Vergleich zu den Frauen, die keinen Alkohol konsumierten. Auch diese Studie war nicht perfekt – so fehlten einige wichtige Kontrollaspekte, nämlich ob die Frauen unter Übelkeit litten, was sowohl mit den Fehlgeburten als auch mit dem Trinkverhalten zusammenhängen kann. Eine kritische Stimme zu dieser Veröffentlichung weist darauf hin, dass dies für die Ergebnisse verantwortlich sein könnte.[33] In jedem Fall könnte das ein Argument dafür sein, den Alkoholkonsum im ersten Drittel stärker einzuschränken.

Während ich an diesem Buch arbeitete, habe ich mit sehr vielen Schwangeren über die Alkoholproblematik gesprochen (dabei war hilfreich, dass scheinbar jede Frau in meinem Bekanntenkreis spätestens ein Jahr nach mir schwanger wurde). So gut wie keine wollte wissen, ob es denn auch mehr als ein Glas täglich sein dürfte. Dennoch: Vor allem aus wissenschaftlicher Sicht interessierte mich brennend, wo die Grenze verlief: Wenn fünf Gläser schädlich waren und ein Glas nicht, wie sah es dann mit zwei oder drei Gläsern aus? Eine präzise Antwort darauf war nicht leicht zu finden. Erstens ist die Bandbreite groß: eineinhalb Gläser sind vermutlich weniger schlimm als viereinhalb Gläser. Außerdem spielt auch die Trinkgeschwindigkeit eine Rolle, sodass unklar ist, wie man überhaupt Vergleiche anstellen soll. Außerdem trinken die wenigsten Schwangeren so viel, weswegen das Datenmaterial ziemlich matschig ist (das ist keine wissenschaftliche Kategorie, trifft es aber sehr gut).

Zwei Studien in Australien zeigen wenige bis keine Unterschiede bei Verhaltensstörungen und Sprachentwicklungsverzögerungen der Kinder, wenn die Mütter etwas mehr getrunken hatten (mehr als ein Glas täglich, aber weniger als fünf Gläser).[34] Ermutigend für alle, die tatsächlich so viel trinken wollen. Andere einleuchtende Studien (aus Frankreich und Seattle) stellten eine verzögerte mentale und körperliche Entwicklung bei Kleinkindern fest, deren Mütter drei und mehr Gläser täglich getrunken hatten.[35]

Es gibt auch einige Hinweise (aus groß angelegten dänischen und italienischen Studien), dass solche höheren Alkoholmengen kurzfristig Wachstumsverzögerungen des Fötus und Frühwehen bewirken können.[36] Die Bandbreite an Trinkgewohnheiten und die gemischten Resultate in dieser Kategorie lassen kaum sinnvolle Schlüsse zu. Allerdings gibt es gerade bei höheren Alkoholmengen (etwa ab drei Gläsern täglich) durchaus Belege für erhöhte Risiken. Um auf Nummer sicher zu gehen, würde ich vorschlagen, solche Mengen zu meiden.

Meine Schlussfolgerung aus den vorliegenden Befunden lautet: Geringe Mengen Alkohol haben keine negativen Auswirkungen. Aus meiner Sicht gibt es tatsächlich keine glaubwürdigen Belege dafür, dass ein gelegentliches Glas im ersten Trimester und danach bis zu einem Glas täglich die Schwangerschaft oder später die Kinder beeinträchtigen. Natürlich hängt das auch vom Timing ab. Sieben Gläser pro Woche heißt nicht, sieben Wodka innerhalb einer

Stunde an einem Samstagabend. Das Datenmaterial und die Wissenschaft legen nahe, dass es darauf ankommt, wie schnell man trinkt und ob man etwas dazu isst. Trinken Sie wie eine erwachsene, verantwortungsvolle Frau, nicht wie ein Burschenschaftler!

Angesichts der vorwurfsvollen Rhetorik in Sachen Schwangerschaft und Alkohol in den USA fand ich die überzeugende Beweislage gerade hinsichtlich dieses Themas extrem überraschend. Viele Frauen scheinen unsicher, ob sie sich wenigstens zu Weihnachten oder an ihrem Geburtstag ein Glas erlauben können, von ein paar Gläsern pro Woche ganz zu schweigen. Dabei gibt es keinen Grund, der ein derart drakonisches Verbot auch nur annähernd rechtfertigen könnte. Ganz klar, dass werdende Mütter auf jeden Fall außerhalb der Gefahrenzone bleiben möchten, aber die Null-Promille-Regel erscheint mir offen gesagt absolut übertrieben.

Ich bin immer wieder auf diesen Satz gestoßen: »Es kann kein Schwellenwert definiert werden, bis zu dem Alkohol unbedenklich ist.« Das impliziert ja, dass es irgendeine Menge gibt, ab der es schädlich wird, und wir deshalb vorsichtshalber davon ausgehen, alles darunter sei auch schädlich – bis das Gegenteil bewiesen ist. Dagegen habe ich zwei Einwände.

Erstens, zu viel von allem kann schädlich sein. Eine Überdosis Paracetamol kann zu Leberversagen führen und eine Überdosis Vitamin A steht im Verdacht, das Ungeborene zu schädigen. Dennoch wird Schwangeren Paracetamol empfohlen und niemand würde ihnen Vitamin A komplett verbieten.

Zweitens kann die Aussage, dass die Unbedenklichkeit von gelegentlichem Alkoholkonsum noch nicht bewiesen ist, auf praktisch alles in der Schwangerschaft angewandt werden. Auf den Wirkstoff Paracetamol ebenso wie auf diverse Bestandteile von Vitaminpräparaten für Schwangere, auf Kaffee und sehr vieles mehr. Wenn wir als Beweis ausschließlich eine umfangreiche randomisierte Studie gelten lassen, dann hat sich Alkohol natürlich noch nicht als unbedenklich erwiesen. Doch damit legen wir einen völlig anderen Maßstab an als bei den meisten anderen Verhaltensregeln. In Wahrheit sind die Belege, die zu der Behauptung führen, dass geringer Alkoholkonsum nicht schädlich ist, keine anderen als die Belege, die uns folgern lassen, dass stärkerer Konsum schadet.

Ich trank im ersten Trimester hin und wieder ein Glas Wein (zum Beispiel bei der Cocktailparty auf der Wirtschafts-Konferenz). Vielleicht hätte ich sogar mehr getrunken, wenn ich nicht die vollen drei Monate gebraucht hätte, um die gesamte Fachliteratur durchzuackern. Danach waren es dann vielleicht drei, vier Mal die Woche ein halbes Glas. Selten hatte ich das Bedürfnis nach mehr. Ich mag einfach das Ritual, am Abend zum Essen einen Schluck zu trinken, und dafür reicht ein halbes Glas. Ich habe verinnerlicht, dass es entscheidend ist, nur kleine Mengen auf einmal zu trinken. Als ich einmal versehentlich einen halben Liter Bier bestellte (wer hätte gedacht, dass Weizenbier in so riesigen Gläsern serviert wird?), gab ich Jesse die Hälfte ab. Das war ganz bestimmt übervorsichtig, aber die Schwangerschaftspolizei passte auf.

Unterm Strich

Es gibt keine stichhaltigen Belege, dass geringer Alkoholkonsum während der Schwangerschaft dem Baby schadet. Das bedeutet:

- Bis zu einem Glas (etwa 125 ml Wein, 30 ml Spirituosen oder 330 ml Bier) täglich im zweiten und dritten Trimester.
- Ein bis zwei Gläser pro Woche im ersten Drittel.
- Die Trinkgeschwindigkeit spielt eine entscheidende Rolle: nicht mehrere Schnäpse hintereinander kippen!
- Stärkerer Alkoholkonsum hat negative Folgen, vor allem wenn es vier bis fünf Gläser auf einmal sind. Das sollten Sie vermeiden.

Kaffee

Ich liebe Kaffee. Nach Penelopes Geburt steigerte sich diese Liebe noch durch den Schlafentzug, aber schon bevor ich schwanger war, trank ich ein, zwei Tassen Kaffee zum Frühstück, machte am Vormittag eine Kaffeepause und manchmal gab es auch noch eine Tasse am Nachmittag. Zusammengerechnet trank ich je nach Tagesform also drei bis vier Tassen täglich. Das klingt vielleicht nach viel (Durchschnittsamerikaner konsumieren etwas weniger, etwa drei Tassen), ist aber nichts im Vergleich zu meinem Koffeinkonsum in der Highschool. Damals konnte ich problemlos noch zwei, drei Tassen nach neun Uhr abends wegtrinken, ohne dass sich das nennenswert auf meinen Schlaf ausgewirkt hätte. Inzwischen steige ich nach 16.45 Uhr auf entkoffeinierten Kaffee um – ein untrügliches Indiz, dass ich nicht mehr sechzehn bin.

Vor diesem Hintergrund war es für mich nahezu unvorstellbar, während der Schwangerschaft komplett auf Kaffee zu verzichten. Ich hätte natürlich fast alles getan, wenn es für Penelope wichtig gewesen wäre, doch ich hoffte natürlich schwer darauf, Belege zu meinen Gunsten zu finden.

Meine Frauenärztin sagte mir, Kaffee wäre in Ordnung, solange ich weniger als zwei Tassen (à ca. 240 ml, der Präzision halber) tränke. Das kriege ich hin, dachte ich, auch wenn es eine gewisse Einschränkung bedeutet. Doch dann erzählte mir eine Freundin, dass ihre Gynäkologin ihr den Kaffee komplett verboten hätte, was sich mit den Empfehlungen des bereits erwähnten Mayo-Clinic-Ratgebers deckte. War zur Abwechslung meine Ärztin etwa *nicht vorsichtig genug*?

Beim Koffein während der Schwangerschaft befürchtet man vor allem ein erhöhtes Fehlgeburtsrisiko. Koffein kann in die Plazenta gelangen und es ist unklar, wie der Fötus es verarbeitet. Darüber hinaus wird vermutet, dass Koffein die Entwicklung des Fötus beeinträchtigt, indem es die Blutzufuhr zur Plazenta behindert. In diesem Fall ist schon die Erklärung der biologischen Vorgänge nicht besonders zwingend. Denn die Spekulationen wurden bisher nicht bewiesen. Bewiesen wurde in einer kontrollierten Studie bisher nur, dass sehr hohe Dosen Koffein bei Mäusen und Ratten Fehlgeburten auslösen. Doch diese Dosen waren viel höher als die, die Menschen konsumieren. Um bei den Ratten Schwangerschaftsprobleme zu verursachen, brauchten die Forschenden etwa 250 mg Koffein pro Kilogramm Körpergewicht pro Tag. Wenn man das auf eine knapp 70 Kilogramm schwere Erwachsene umrechnet, müsste diese mehr als sechzig Tassen Kaffee täglich trinken.[37] Ich bezweifle, dass irgendwer überhaupt die Zeit dafür hat.

Um zu verstehen, was gängige Mengen Koffein bei Menschen verursachen, ist es hilfreicher, Studien mit Menschen heranzuziehen. Letztlich gestaltet es sich hier ähnlich schwierig, Schlussfolgerungen zu ziehen, wie beim Alkohol. Randomisierte Studien sind problematisch bis unmöglich und Frauen, die Kaffee trinken, sind anders als solche, die keinen trinken.

Studien zum Einfluss von Koffein auf Fehlgeburten enthalten ein Problem, das sie sogar noch fragwürdiger erscheinen lässt als die Untersuchungen zum Alkohol: Übelkeit. Sie ist bei den meisten Frauen eine unangenehme Begleiterscheinung in der frühen Schwangerschaft. Zugleich ist Schwangerschaftsübelkeit ein gutes Zeichen, denn Frauen, die darunter leiden, haben seltener Fehlgeburten. (Hinweis: Bitte keine Panik, falls Sie nicht unter Schwangerschaftsübelkeit leiden. Auch die überwiegende Mehrheit der Frauen, denen nicht übel wird, haben keine Fehlgeburten. Mehr zu den genauen Zahlen in Kapitel 7.) Warum ist das ein Problem? Überlegen Sie mal: Mein Morgenritual, wenn ich gerade nicht im ersten Schwangerschaftsdrittel bin, besteht aus Aufwachen, Runtergehen, Kaffeemaschine einschalten. Ich trinke oft schon vor dem Frühstück auf nüchternen Magen eine Tasse Kaffee. In der ersten Phase der Schwangerschaft jedoch fand ich diese Vorstellung ehrlich gesagt abstoßend. Ich ging runter und trank statt Kaffee ein Glas Mineralwasser mit Zitrone.

Manchmal brachte ich es über mich, am späten Nachmittag einen Kaffee zu trinken, aber nur an besonders guten Tagen. Ich habe mit anderen Frauen darüber gesprochen: Das scheint ziemlich typisch zu sein.

Schwangerschaftsübelkeit wird mit niedrigeren Fehlgeburtsraten in Zusammenhang gebracht. Zugleich führt sie dazu, dass die Betroffenen Kaffee meiden. Das heißt allerdings, dass die Frauen, die viel Kaffee trinken, vermutlich die sind, die *keine* Übelkeit verspüren. Dann scheint es nur so, als ob Koffein und Fehlgeburten zusammenhängen, obwohl sie es gar nicht tun. Es gibt also einen dritten Faktor für eine gesunde Schwangerschaft, der mit beidem in Verbindung steht.

Dieses Problem zieht sich durch sämtliche Studien, über die wir hier reden. Die Forschenden versuchen, das zu »bereinigen«, zum Beispiel indem sie die Frauen fragen, ob sie an Schwangerschaftsübelkeit gelitten haben, aber das ist schwierig, weil es darauf keine Ja-oder-Nein-Antwort gibt. Manchen Frauen ist ein bisschen übel, anderen sehr. Und je stärker die Übelkeit ist, desto positiver ist das Signal für die Schwangerschaft. Es ist wirklich nahezu unmöglich, das statistisch zu bereinigen.

Sollten wir also das Handtuch werfen und keine Schlüsse ziehen? Das ist glücklicherweise nicht nötig. Denn trotz des Problems mit der Übelkeit lässt sich sehr vielen Studien entnehmen, dass es keinen besonders engen Zusammenhang zwischen moderaten Mengen von Koffein und Fehlgeburten gibt.

Es ist also die Schwangerschaftsübelkeit, die uns dazu bringt, den Kaffeekonsum ganz zu verdammen. Wie beruhigend. Was größere Mengen Kaffee (mehr als vier Tassen täglich) anrichten können, findet man deutlich schwerer raus. Hier gibt es einen gewissen Zusammenhang zu Fehlgeburten, auch wenn wieder die Übelkeit das Ergebnis beeinflussen könnte. Da müssen Sie Ihre eigenen Schlüsse ziehen.

Bis zu vier Tassen täglich

Ich versuchte, zuerst Argumente für meine Menge von drei bis vier Tassen zu finden. Dabei wurde mir klar, dass ich vermutlich auch aus anderen Quellen kleine Dosen Koffein aufnehme, zum Beispiel aus Softdrinks und Schokolade. Allerdings ist der Koffeingehalt von allem, was nicht Kaffee ist, wirklich sehr niedrig.

!

Wie viel Koffein ist drin?[38]

- Filterkaffee (150 ml) 50–100 mg (je nach Stärke)
- Espresso (50 ml) 50–100 mg (je nach Stärke)
- Cappuccino und Latte macchiato beinhalten in der Regel einen Espresso und haben entsprechend den gleichen Koffeingehalt
- Schwarzer Tee (150 ml) etwa 20–60 mg (je nach Stärke)
- Grüner Tee (150 ml) etwa 30–50 mg (je nach Stärke)
- Coca-Cola (330 ml) etwa 35 mg
- Vollmilchschokolade (100 g) etwa 20 mg

Eine meiner Lieblingsstudien zu diesem Thema ist eine im Jahr 2010 veröffentlichte aus Maryland. Die Forschenden beobachteten eine Gruppe von Frauen von dem Moment an, als sie versuchten, schwanger zu werden. Dabei fragten sie täglich nach ihren Ernährungsgewohnheiten, inklusive Kaffeekonsum. Durch die tägliche Datenerfassung wurde das Problem der Vergesslichkeit umgangen, und weil die Forschenden mit der Empfängnis begannen, erfassten sie auch Frühaborte. Die Probandinnen blieben beim Kaffeekonsum im Normalbereich, etwa 75 Prozent tranken drei Tassen oder weniger täglich.

In dieser Studie zeigt sich keine Verbindung zwischen Koffein und Fehlgeburten. Es gibt allerdings einen Haken: Mit einer Testgruppe von nur 66 Frauen hat sie nur eine begrenzte Beweiskraft.[39]

Aber auch größere Studien kamen zu ähnlichen Ergebnissen, etwa eine mit 2400 Teilnehmerinnen, die 2008 in der Zeitschrift *Epidemiology* veröffentlicht wurde.[40] Die Testpersonen wurden entweder in die Untersuchung aufgenommen, als sie versuchten, schwanger zu werden, oder bei ihrer ersten Vorsorgeuntersuchung. Ihr Kaffeekonsum wurde in der 16. Schwangerschaftswoche abgefragt, Fehlgeburten bis zur 20. Woche erfasst. Die Ergebnisse können Sie der nächsten Grafik entnehmen. Bei den Frauen, die überhaupt keinen Kaffee tranken, betrug die Wahrscheinlichkeit einer Fehlgeburt etwa 10 Prozent. Frauen, die eine halbe bis zwei Tassen tranken, hatten ein leicht erhöhtes Risiko, aber der Unterschied war sehr gering und hatte keine statistische Signifikanz. Das bedeutet, dass es sich dabei sehr wahrscheinlich nur um zufällige Abweichungen innerhalb der Gruppe handelt, die nichts mit der Koffeinaufnahme zu tun haben. Frauen, die

Kaffeekonsum und Fehlgeburten

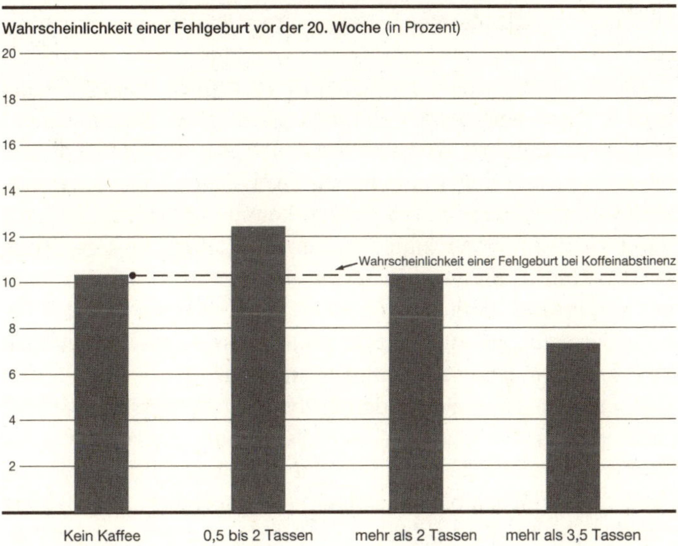

mehr Kaffee tranken (mehr als 2 Tassen und mehr als 3 ½ Tassen täglich), hatten, wenn überhaupt, ein niedrigeres Risiko für eine Fehlgeburt als diejenigen, die Kaffee nicht anrührten (auch hier war der Unterschied statistisch nicht signifikant).

Diese Studie konnte also keinen Zusammenhang zwischen höherem Kaffeekonsum und Fehlgeburten nachweisen. Die Resultate änderten sich auch nicht, als sie um bestimmte Unterschiede wie Rauchen, Alkohol, Gewicht und Alter bereinigt wurden. Und es ist nicht die einzige Studie, die zu diesem Ergebnis kommt. Eine dänische mit fast 100 000 Frauen konnte ebenfalls keine negativen Auswirkungen von bis zu drei Tassen Kaffee täglich feststellen.[41]

Es sind allerdings nicht alle Studien so ermutigend. Etwa gleichzeitig mit der eben erwähnten Untersuchung von 2008 wurde eine vergleichbare aus Kalifornien veröffentlicht. Die Forschenden rekrutierten die Frauen bereits in einem frühen Stadium ihrer Schwangerschaft, befragten sie zu ihrem Kaffeekonsum und erfassten Fehlgeburten bis zur 20. Woche. Trotz des ähnlichen Studiendesigns kamen sie zu etwas anderen Ergebnissen.[42]

In der Studie wurde zwischen drei Gruppen unterschieden: kein Koffein, weniger als 200 mg täglich (zwei Tassen Kaffee) und darüber. Zuerst lässt sich feststellen, dass zwischen denen, die keinen, und denen, die bis zu zwei Tassen täglich tranken, kein Unterschied gefunden werden konnte. Bei den Frauen, die mehr als zwei Tassen tranken, kam es häufiger zu einer Fehlgeburt. Und in diesem Fall waren die Unterschiede sehr deutlich: 25 Prozent Wahrscheinlichkeit für eine Fehlgeburt bei denen, die mehr als zwei Tassen konsumierten, im Vergleich zu 13 Prozent bei denen, die weniger tranken.

Für einige Frauen und den *American Congress of Obstetricians and Gynecologists* reicht diese Studie vielleicht für die Schlussfolgerung, dass Schwangere auf jeden Fall unter den zwei Tassen täglich bleiben sollten. Mir dagegen gaben mehrere Aspekte der Studie zu denken: Vielleicht handelte es sich hier doch wieder nur um das Problem mit der Schwangerschaftsübelkeit? Erstens konnten die Forschenden keinen Effekt des Koffeins bei den Frauen feststellen, die ihren Konsum reduzierten, *egal wie hoch die Menge dann schließlich während der Schwangerschaft war.* Genau genommen bedeutet das: Es ist egal, wie viel Kaffee man trinkt, Hauptsache, es ist weniger als zuvor. Und das wäre kaum anders zu erklären, als dass Frauen mit Schwangerschaftsübelkeit ihren Konsum reduzierten.

Da sich die Autoren dieses Problems bewusst waren, versuchten sie bei ihrer Analyse zum Teil, es durch eine Ja/Nein-Frage zur Übelkeit zu umgehen. Dabei gingen sie jedoch nicht weit genug. Wenn sie mich befragt hätten, hätte ich mit Ja geantwortet: Ich fühlte mich im ersten Drittel eine Zeit lang nicht ganz wohl und musste mich einmal übergeben. Aber so übel, dass ich Kaffee komplett gemieden hätte, war mir auch wieder nicht; ich habe ihn nur reduziert. Meine Freundin Jane würde ebenfalls mit Ja antworten: Sie musste sich mehr als sechs Wochen lang mehrmals täglich übergeben. Für sie war völlig undenkbar, auch nur einen Schluck Kaffee zu sich zu nehmen. Die Übelkeit ist unterschiedlich stark ausgeprägt, und um das in die Ergebnisse einzubeziehen, müsste man genauer wissen, wie stark die jeweiligen Probandinnen darunter litten. Die Antwort auf eine Ja/Nein-Frage liefert gewisse, aber nicht ausreichende Informationen. Die Forschenden können natürlich nicht bei den Schwangeren einziehen und mitschreiben, wie oft diese sich übergeben müssen. Gutes Datenmaterial ist schwer zu bekommen, womit ich weniger die einzelne Studie kritisieren, sondern vielmehr auf ein allgemeines Problem der gesamten Fragestellung hinweisen möchte. Ein Überblicksartikel folgert, dass es im Grund unmöglich ist, Koffein und Schwangerschaftsübelkeit voneinander zu trennen. Weiter heißt es da, wahrscheinlich seien sogar *sämtliche* Befunde zum Zusammenhang von Koffein und Fehlgeburten diesem Problem unterworfen.[43]

Bei meiner Beschäftigung mit dieser Untersuchung wurde ich in verschiedener anderer Hinsicht in meinem Verdacht bestätigt, dass die Übelkeit eine große Rolle spielt. Andere verbreitete Koffeinquellen wie Tee oder Cola konnten nämlich weniger eindeutig mit Fehlgeburten in Zusammenhang gebracht werden.[44] Auch wenn sie ebenfalls Koffein enthalten (allerdings weniger als Kaffee), sind sie normalerweise magenfreundlicher, sodass eine Verfälschung des Zusammenhangs mit der Übelkeit begrenzt ist. Wenn Kaffee wirklich unabhängig von Schwangerschaftsübelkeit ein Problem darstellen würde, hätte ich erwartet, dass Kaffee und Tee ähnliche Effekte zeigen würden.

Darüber hinaus fand ich eine sehr kluge Untersuchung, die einen ebenso deutlichen Zusammenhang zwischen entkoffeiniertem Kaffee und Fehlgeburten nachweisen konnte. Bei entkoffeiniertem Kaffee besteht die gleiche Übelkeits-Problematik, er enthält aber kein Koffein. Wenn es am Koffein lag, warum wirkte sich dann auch entkoffeinierter Kaffee aus? Diese Studie war noch kein endgültiger Beweis, aber durchaus aussagekräftig.[45]

Für mich persönlich hatten die Beweise gegen das Koffein nicht genug Gewicht, um meinen Kaffeekonsum stark einzuschränken. Meine drei bis vier Tassen täglich gingen in Ordnung. Vielleicht kommen Sie angesichts der Befunde zu dem Ergebnis, dass Sie unter zwei Tassen bleiben möchten. Es gibt keinen Grund für noch weniger Kaffee, solange Sie ihn gut vertragen.

Nach dem ersten Drittel sinkt die Angst vor Fehlgeburten, bestehen bleibt beim Koffein allerdings die Befürchtung zweier schwerwiegender Komplikationen, nämlich Verzögerungen beim Fötuswachstum und Frühgeburten. Ich hoffte inständig auf überzeugende Daten, denn je runder ich wurde, desto häufiger kamen Fragen, ob ich denn überhaupt Kaffee trinken dürfe, und zwar meist in der Cafeteria der Fakultät, während ich auf meinen Latte macchiato wartete. Wahrscheinlich bereuten die meisten bitter, überhaupt gefragt zu haben, weil ich sie dann mit einem ganzen Schwall an Informationen überschüttete. Ich war darauf tadellos vorbereitet, denn in dieser Hinsicht ist die Beweislage sehr viel besser. Das ist vor allem aus einem Grund so: Es gibt zumindest eine randomisierte kontrollierte Studie (ich vermute, dass so etwas bei einer verantwortungsbewussten Prüfungskommission zwar schwierig, aber nicht unmöglich durchzukriegen ist). Forschende in Dänemark rekrutierten dafür 1207 schwangere Kaffeetrinkerinnen (mindestens drei Tassen täglich) vor der zwanzigsten Schwangerschaftswoche. Es wurden das Geburtsgewicht ihrer Kinder sowie Frühgeburten erfasst.[46]

Und so funktionierte das Experiment: Man stellte den Frauen kostenlos Instantkaffee zur Verfügung. Die eine Hälfte erhielt koffeinhaltigen, die andere Hälfte entkoffeinierten Kaffee. Die Teilnehmerinnen wussten nicht, welchen sie bekamen (die Verpackungen sahen gleich aus), und wurden gebeten, statt ihrem gewohnten Kaffee den Studien-Instantkaffee zu trinken.

Was passierte? Die Frauen mit dem koffeinhaltigen Kaffee nahmen deutlich mehr Koffein zu sich (keine Überraschung), nämlich etwa 200 mg mehr als die Gruppe mit dem entkoffeinierten Kaffee. Ansonsten ähnelten sich die Teilnehmerinnen (hinsichtlich Alter, Rauchen usw.), sodass alle Unterschiede, die die Forschenden beobachteten, auf den unterschiedlichen Koffeinkonsum zurückgeführt werden konnten. Wären keine Unterschiede festzustellen, könnten sie daraus schließen, dass mehr Koffein keinen negativen Einfluss auf die ungeborenen Kinder hat. Und tatsächlich zeigte sich kein Effekt. Trotz der viel höheren Koffeinzufuhr bei der Hälfte der Teilnehmerinnen unterschieden sich ihre Babys nicht von denen der anderen Hälfte, wie sich der folgenden Tabelle entnehmen lässt:

	Kinder der Frauen, die entkoffeinierten Instantkaffee bekamen	Kinder der Frauen, die koffeinhaltigen Instantkaffee bekamen
Geburtsgewicht	3,51 kg	3,53 kg
Geburtsgröße	51,8 cm	52,1 cm
Schwangerschaftsdauer	279,3 Tage	280,2 Tage
Kopfumfang	35,05 cm	35,05 cm

Die Frauen, die Kaffee mit Koffein tranken, bekamen nach gleicher Schwangerschaftsdauer Babys mit gleichem Geburtsgewicht, gleicher Größe und gleichem Kopfumfang. Andere nichtrandomisierte Studien kamen zu ähnlichen Ergebnissen.[47]

Mehr als vier Tassen täglich (Respekt!)

Bei den Kaffeekonsumentinnen gehöre ich vielleicht zum oberen Bereich, aber nicht zur Spitzengruppe. Für manche Menschen sind offenbar sechs, sieben, acht Tassen Kaffee täglich nicht ungewöhnlich. Wenn man ein paar dieser Riesenbecher von Starbucks und Co trinkt, kommt man auf jeden Fall in die Nähe. Die Frage ist: Falls Sie zu dieser Gruppe von Menschen gehören, sollten Sie sich dann einschränken?

Zuerst muss darauf hingewiesen werden, dass Studien mit Frauen, die derart viel Kaffee konsumieren, noch stärker als andere der Problematik der Schwangerschaftsübelkeit unterworfen sind. Wenn einem übel ist, egal zu welcher Tageszeit, bringt man es vermutlich nicht auf acht Tassen Kaffee. Vielleicht liegt es daran – oder daran, dass zu viel Kaffee tatsächlich problematisch ist. Jedenfalls weisen die Studien hier relativ übereinstimmend einen Zusammenhang zwischen sehr hoher Koffeinzufuhr und Fehlgeburten nach. Eine dänische Untersuchung mit knapp 100 000 Probandinnen konzentriert sich auf späte Fehlgeburten nach der 16. Woche.[48] In dieser Phase kommen Fehlgeburten nur sehr selten vor, weswegen die Gesamtzahl in der Studie sehr niedrig ist. Dennoch wurden bei den Frauen mit acht und mehr Tassen Kaffee täglich häufiger Fehlgeburten nachgewiesen als bei denen, die überhaupt kein Koffein konsumierten. 1,9 Prozent der Frauen aus der Gruppe mit hoher Koffeinzufuhr erlitten eine Fehlgeburt, im Vergleich zu 1,2 Prozent derer mit niedriger Koffeinzufuhr.[49]

Im angesehenen *New England Journal of Medicine* fand ich eine Studie aus Schweden, in der ebenfalls Frauen mit so hohem Kaffeekonsum berücksichtigt wurden (ich beginne zu ahnen, dass meine nordeuropäischen Vorfahren mehr Kaffee tranken als die meisten anderen Menschen).[50] In diesem Fall untersuchte die Forschungsgruppe Frühaborte (zwischen der 6. und 12. Woche). Die Studie begann mit einer Gruppe von 550 Frauen, die in dieser Schwangerschaftsphase eine Fehlgeburt hatten, und rund 1000 vergleichbaren Schwangeren, die in diesem Zeitraum keine Fehlgeburt erlitten hatten. Dabei stellte man ein erhöhtes Abortrisiko bei sehr hoher Koffeinzufuhr fest. Im Vergleich zu den Frauen, die eine Tasse oder weniger Kaffee täglich tranken, war die Wahrscheinlichkeit, ihr Baby zu verlieren, bei den Frauen, die mehr als fünf Tassen tranken, doppelt so hoch.

Auch durch diese Untersuchung geistert wieder das Problem mit der Schwangerschaftsübelkeit, wenn auch in leicht veränderter Form. Die Frauen mit den Fehlgeburten wurden erst *danach* zu ihrem Kaffeekonsum in den letzten Wochen der Schwangerschaft befragt. Selbst wenn sie sich richtig erinnert haben, hat das einen Haken: Viele Fehlgeburten werden gar nicht bemerkt – der Embryo stirbt bereits ein bis zwei Wochen, bevor registriert wird, dass etwas nicht stimmt. Manchmal hört die Schwangerschaftsübelkeit nach dem Tod des Embryos auf – die Frauen fühlen sich in den ein bis zwei Wochen, bevor sie von ihrer Fehlgeburt erfahren, möglicherweise besser und trinken wieder mehr Kaffee. Anders ausgedrückt: Vielleicht löst nicht der Kaffee die Fehlgeburt aus, sondern die Fehlgeburt den höheren Kaffeekonsum.

Aus meiner Sicht kann eine vernünftige Schwangere angesichts der vorliegenden Daten ihren Kaffeekonsum einschränken, während eine andere ebenso vernünftige Schwangere zu dem Schluss kommt, dass die unterschiedlichen Befunde vermutlich auf Schwangerschaftsübelkeit zurückzuführen sind, und deshalb weitermacht wie bisher.

Unterm Strich

- In Maßen geht Kaffee völlig in Ordnung.
- Bis zu zwei Tassen (à ca. 150 ml) täglich werden von allen Untersuchungsergebnissen gestützt.
- Viele Befunde stützen sogar drei bis vier Tassen.
- Bei mehr als vier Tassen ist die Beweislage sehr durchwachsen. Einige Studien stellen einen Zusammenhang zu Fehlgeburten her; möglicherweise stecken dahinter aber auch die Effekte von Schwangerschaftsübelkeit.

Zigaretten

Die meisten Frauen nehmen Alkohol und Koffein zu sich, wenn sie nicht schwanger sind. Beide Substanzen gelten außerhalb der Schwangerschaft im Allgemeinen als unbedenklich – selbstverständlich immer in Maßen und Alkohol nicht beim Autofahren und Ähnlichem. Tabak dagegen ist eigentlich niemandem und zu keiner Zeit zu empfehlen.

Falls Sie Raucherin sind, hat Ihre Ärztin Ihnen vermutlich empfohlen, es aufzugeben. Doch das ist schwer. Die meisten Menschen, die rauchen, haben es bereits mehrfach versucht. Nun stellt sich die Frage, ob eine Schwangerschaft nicht ein weiteres gutes Argument fürs Aufhören bietet.

Darauf kann man eindeutig mit Ja antworten. Selbst in sehr moderatem Umfang schadet Rauchen dem Ungeborenen. Bei Raucherinnen ist das Risiko für Frühwehen und Probleme mit der Plazenta erhöht und ihre Kinder haben häufiger ein niedriges Geburtsgewicht. Außerdem ist das Risiko für plötzlichen Kindstod (auch SIDS, *sudden infant death syndrome*) bei Babys von Raucherinnen größer. Die gute Nachricht lautet: Wann auch immer Sie während der Schwangerschaft mit dem Rauchen aufhören, Sie reduzieren dadurch diese Risiken.

Warum das Rauchen eine so negative Rolle spielt, ist noch nicht im Detail erforscht, aber es gibt einige Hinweise. Von den vielen im Tabak enthaltenen Substanzen sind Nikotin und Kohlenmonoxid die entscheidenden. Beide schränken die Sauerstoffzufuhr für den Fötus ein und weniger Sauerstoff heißt weniger Wachstum. Da Nikotin die Blutgefäße verengt, kann die Plazenta geschädigt werden, was Ursache vieler Schwangerschaftskomplikationen ist. Diese Komplikationen lassen sich unmittelbar nachweisen. Dazu werfen wir einen Blick auf eine repräsentative Studie, die sämtliche Geburten in Missouri zwischen 1989 und 2005 analysiert (insgesamt mehr als eine Million Babys).[51] Man befragte die Frauen, ob sie während der Schwangerschaft geraucht hatten, und verglich die Raucherinnen mit den Nichtraucherinnen. Die folgende Tabelle schlüsselt die Wahrscheinlichkeit gängiger Schwangerschaftskomplikationen nach nicht rauchenden und rauchenden Frauen auf:

Rauchen und Schwangerschaftskomplikationen

	Nichtraucherinnen mit dieser Komplikation in Prozent	Raucherinnen mit dieser Komplikation in Prozent
Anämie (Blutarmut)	1,39 %	1,70 %
Eklampsie (»Schwangerschaftsvergiftung«)	0,10 %	0,09 %
vorzeitige Plazentaablösung	0,71 %	1,27 %
Placenta praevia	0,35 %	0,48 %
niedriges Geburtsgewicht	7,47 %	17,08 %
Frühgeburt	10,55 %	13,64 %
Totgeburt	0,44 %	0,61 %

Die hier erfassten Schwangerschaftskomplikationen sind sehr unterschiedlich, manche betreffen die Mutter, manche das Kind. Raucherinnen leiden häufiger an Blutarmut, haben häufiger Probleme mit der Plazenta und sind häufiger von Früh- oder Totgeburten betroffen. Besonders groß sind die Auswirkungen auf das Geburtsgewicht: Raucherinnen bekommen doppelt so oft ein sehr kleines Kind.

Bei Alkohol ist es ganz entscheidend, ob die werdende Mutter moderat oder viel trinkt. Geht dann vielleicht auch moderates Rauchen in Ordnung? Leider nicht. Die Studie in Missouri zeigt, dass schon ein bis neun Zigaretten genauso viele Zusatzkomplikationen verursachen wie mehr als eine Packung.

Spielt es eine Rolle, zu welchem Zeitpunkt in der Schwangerschaft man raucht? Eine 2008 veröffentlichte Studie aus den

Einfluss des Rauchens auf das Geburtsgewicht in Bezug auf den Zeitpunkt des Tabakkonsums: Daten aus den Niederlanden

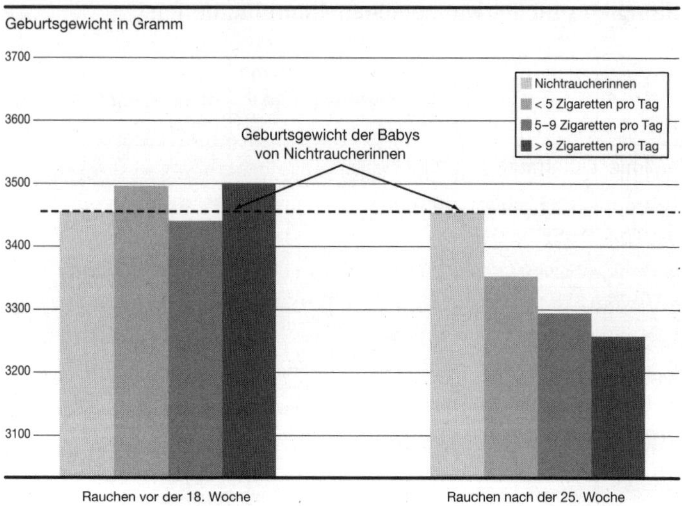

Niederlanden widmete sich dieser Frage und belegte, dass sich Rauchen in späteren Phasen der Schwangerschaft am stärksten auf das Geburtsgewicht auswirkte.[52] Obige Grafik zeigt das Geburtsgewicht von Kindern, deren Mütter vor der 18. und nach der 25. Woche rauchten.

Die Babys von Frauen, die nach der 25. Woche mehr als neun Zigaretten pro Tag rauchten, wogen etwa 200 Gramm weniger als die der Nichtraucherinnen – das sind 6 Prozent weniger Körpergewicht. Selbst wenn Sie also zu Beginn der Schwangerschaft noch rauchen sollten, zahlt es sich auf jeden Fall aus, wenn Sie währenddessen noch aufhören.

Die Risiken für das Baby enden auch nicht, wenn es den Mutterleib verlassen hat. Eine Studie aus Großbritannien zeigt, dass die Wahrscheinlichkeit des plötzlichen Kindstods (SIDS) bei Babys von Nichtraucherinnen und Raucherinnen unterschiedlich stark ausgeprägt ist.[53] Die Kinder der Frauen, die eine bis neun Zigaretten pro Tag rauchten, hatten ein viermal höheres SIDS-Risiko als die Kinder der Nichtraucherinnen. Bei Kindern, deren Mütter über zwanzig Zigaretten pro Tag rauchten, war es neunmal so hoch. Oder anders betrachtet: 86 Prozent der Fälle von plötzlichem Kindstod in England betrafen Kinder von Raucherinnen.

Es hat sich herausgestellt, dass nicht nur die mütterliche Qualmerei eine Rolle spielt. Selbst Passivrauchen der Mütter (wenn beispielsweise der Vater oder die Großeltern rauchen) führt zu den gleichen Negativeffekten. Ein Review von 2010 zeigt, dass Babys von Müttern, die während ihrer Schwangerschaft Tabakrauch ausgesetzt waren, etwa 57 Gramm weniger wogen als Babys von Müttern, die nicht passiv rauchten.[54] Die Frauen in dieser Studie waren dabei größeren Mengen Tabakrauch ausgesetzt (zum Beispiel durch Zusammenleben mit einem rauchenden Partner). Sporadischer Kontakt (etwa wenn die Schwangere einen Abend im Restaurant mit Rauchern verbringt oder auf der Straße an einem Raucher vorbeiläuft) ist unbedenklich.

Es sieht also so aus, als wäre Rauchen wirklich gefährlich. Aber wenn Sie bereits die vorhergehenden Abschnitte dieses Kapitels gelesen haben, werden Sie vermutlich fragen: Könnten nicht auch andere Unterschiede bei den untersuchten Frauen für diesen Zusammenhang verantwortlich sein? Oder gibt es vielleicht noch weitere Faktoren, die sowohl beim Rauchen als auch bei den Beeinträchtigungen des Kindes eine Rolle spielen?

Mit Ihrer Skepsis lägen Sie richtig. Nehmen wir etwa die erstgenannte Studie aus Missouri.[55] Die Raucherinnen dieser Studie unterschieden sich in diverser Hinsicht vom Durchschnitt: Sie waren jünger, hatten häufiger bereits Kinder, waren weniger gebildet und nahmen an weniger Schwangerschaftsvorsorgeuntersuchungen teil etc. Viele dieser Faktoren werden bekanntermaßen mit niedrigerem Geburtsgewicht und Frühgeburten in Verbindung gebracht. Wie immer wären Belege aus einer randomisierten Studie natürlich ideal – da hätte man allerdings die gleichen Probleme wie bei Alkohol und Kaffee: Wer würde Experimente genehmigen, bei denen man Schwangere zum Rauchen anhält? Allerdings stellte sich Folgendes heraus: Gerade *weil* alle davon überzeugt sind, dass Rauchen sehr schädlich, Aufhören aber sehr schwer ist, gibt es randomisierte Studien, die genau das Gegenteil tun: Frauen zum Aufhören bewegen.

Üblicherweise ziehen solche Studien eine Anzahl schwangerer Raucherinnen heran und versuchen eine zufällig ausgewählte Gruppe von ihnen durch eine bestimmte Methode dazu zu bringen, weniger zu rauchen. Wenn einige der Frauen aufhören, lassen sich die Auswirkungen des Rauchens erforschen, indem man deren Kinder mit denen der weiter rauchenden Kontrollgruppe vergleicht.

2008 fasste ein Überblicksartikel vierundsechzig derartige Studien zusammen, von denen sechzehn auch Daten zu den Babys erhoben.[56] Eines lässt sich auf jeden Fall daraus entnehmen: Es ist sehr schwer, aufzuhören. Nur fünf von den 16 Projekten brachten eine signifikante Zahl von Frauen dazu, das Rauchen aufzugeben. Doch in diesen wenigen Fällen gelang es, die Vorteile für die Babys aufzuzeigen: Die Frauen der Gruppe, die ermutigt wurde, das Rauchen aufzugeben, brachten im Durchschnitt etwa 57 Gramm schwerere Kinder zur Welt.

Das klingt vielleicht wenig, doch dazu muss man Folgendes wissen: Selbst die Entwöhnungsmethoden, die funktionierten, hatten einen sehr geringen Effekt. Im Durchschnitt rauchten etwa 90 Prozent der Frauen in der Kontrollgruppe weiter, im Vergleich zu 80 Prozent der Gruppe, die man beim Aufhören unterstützte. Der Einfluss des Rauchens muss beachtlich sein, wenn man solche Unterschiede beim Geburtsgewicht feststellen kann, obwohl sich die beiden Gruppen hinsichtlich der Zahl der Raucherinnen nur so wenig unterschieden. Zumindest für eine der ausgewerteten Studien wurden in einer Folgestudie die Ergebnisse umgerechnet, um den Effekt zu schätzen, den das völlige Aufgeben des Rauchens auf das Geburtsgewicht hat: Man kam auf knapp 400 Gramm!

Die Auswirkungen auf Frühgeburten sind noch auffälliger. Trotz der nur geringen Änderungen beim Tabakkonsum verzeichneten die Studien bei den Frauen, die zum Aufhören ermutigt wurden, ein um 28 Prozent niedrigeres Risiko für Frühgeburten.

In diesem Fall liegen die ärztlichen Empfehlungen einmal goldrichtig. Ob Sie während Ihrer Schwangerschaft rauchen oder auch während Sie versuchen, schwanger zu werden – beides ist ein weiterer guter Grund, es aufzugeben. Rauchen ist für Sie schädlich und besonders schädlich für Ihr Ungeborenes. Randomisierte Studien konnten nachweisen, dass das Aufhören viel bringt. Die gute Nachricht lautet: Dies gilt für jeden Zeitpunkt. Es gibt keine Hinweise darauf, dass das Rauchen vor der Schwangerschaft eine Rolle spielt, aber selbst währenddessen aufzuhören ist besser, als weiter zu rauchen.[57]

Noch eine letzte Bemerkung: Das Beste wäre, von heute auf morgen komplett aufzuhören, sobald Sie herausfinden, dass Sie schwanger sind, besser vorher. Doch was tun, wenn Ihnen das nicht gelingt, jedenfalls nicht ohne Unterstützung? Ist es dann sinnvoll, es mit einer Nikotinersatztherapie zu versuchen (Kaugummis, Pflaster etc.)?

Zu diesen Methoden gibt es zwar einige randomisierte kontrollierte Studien, doch die Beweislage ist nicht überzeugend. Das Hauptproblem dabei ist, dass es in den meisten dieser Untersuchungen nicht gelang, das Rauchen zu reduzieren: Offenbar hörten die Probandinnen trotz Nikotinersatztherapie nicht auf. Und so ließ sich schwer herausfinden, welchen Einfluss dies auf ihre Babys hatte.[58] In zumindest einer Studie konnte belegt werden, dass Frauen, denen man Nikotinkaugummis gab, weniger Zigaretten rauchten. Und man stellte fest, dass die Kinder dieser Frauen bei der Geburt durchschnittlich etwa 312 Gramm schwerer waren als die der Frauen, die keine Nikotinkaugummis bekamen. Das klingt vielversprechend, ist aber noch kein endgültiger Beweis. Am besten, Sie sprechen mit Ihrer Ärztin darüber. Die kann Ihnen genauer sagen, welche Vorteile das für Sie persönlich haben kann.[59]

Unterm Strich

Rauchen während der Schwangerschaft schadet Ihrem Kind.

5. Die Angst vor der Fehlgeburt

Bei der Beschäftigung mit Alkohol und insbesondere mit Koffein war es schwer, dem Thema Fehlgeburt aus dem Weg zu gehen. Ein höheres Fehlgeburtsrisiko ist die größte (und überbewertete) Befürchtung, wenn es um hohen Koffeinkonsum geht. Der Gedanke daran beschäftigte, ja ängstigte mich. Nach dem positiven Schwangerschaftstest machte ich mir zuerst Sorgen, das Ergebnis könnte sich bei meiner Ärztin als Fehlalarm herausstellen. Und als diese dann meine Schwangerschaft bestätigte, sorgte ich mich, ob sie auch normal verlaufen würde.

In der siebten Woche ging ich zum ersten Ultraschall (das war bereits der dritte Besuch bei meiner Ärztin). So frühe Untersuchungen können zu einer sehr genauen Datierung der Schwangerschaft genutzt werden. Da der Embryo in dieser ersten Phase sehr schnell wächst, kann man mit einem guten Ultraschall selbst zwischen sechs Wochen plus vier Tagen und sechs Wochen plus sechs Tagen einen Unterschied feststellen.

Wenn sich alles normal entwickelt, kann ein solcher Ultraschall eine wunderbare Erfahrung sein. Zu diesem Zeitpunkt können Sie mit ziemlicher Sicherheit schon etwas von Ihrem Baby sehen – einen richtigen Embryo oder zumindest die eingenistete Eizelle. Etwas später hören (oder wahrscheinlicher noch sehen) Sie bereits den Herzschlag. Dieser erste Ultraschall und später Penelopes Geburt haben mir klargemacht, dass nichts mehr so war wie zuvor.

Natürlich freute ich mich auf die Untersuchung, aber ich war auch nervös. Dass man überprüfen kann, ob alles normal verläuft, hat den Nachteil, dass die Ärzte zu diesem Zeitpunkt auch erkennen können, wenn es ein Problem gibt. Eileiterschwangerschaften werden üblicherweise bei dieser Gelegenheit diagnostiziert. Man sieht auch, wenn der Embryo sich nicht entwickelt, was auf eine Fehlgeburt hindeutet.

Sehen zu können, dass alles in Ordnung war, beruhigte mich kurz, aber wirklich nur kurz. Dann verstärkte sich meine Angst vor einer Fehlgeburt, weil ich ja etwas zu verlieren hatte. Ich konnte rein gar nichts tun, das wusste ich. Schätzungsweise 90 Prozent aller Fehlgeburten im ersten Trimester sind auf Chromosomendefekte zurückzuführen. Und meine bisherigen Recherchen hatten ergeben, dass man, abgesehen vom Nicht-Rauchen, nicht den geringsten Einfluss darauf hat. Und dennoch wollte ich die Risiken kennen – das heißt, ein paar konkrete Zahlen dazu herausfinden. Und damit war ich nicht allein. Eines Morgens kurz nach Penelopes Geburt bekam ich nach dem Aufwachen eine SMS meiner besten Freundin, die kürzlich erfahren hatte, dass sie schwanger war. »Nur damit ich ruhig schlafen kann, hast du vielleicht eine Tabelle mit den Fehlgeburtszahlen je Schwangerschaftswoche für eine gesunde 31-jährige! Danke! Trish«.

Aber so eine simple Tabelle, auf die ich Tricia hätte verweisen konnte, gab es nicht. Es war auch schwer, aus der allgemeinen Diskussion auf die tatsächliche Größe der Gefahr zu schließen. Alle wissen, dass im ersten Schwangerschaftsdrittel ein gewisses Fehlgeburtsrisiko besteht und dass es nach der 12. Woche sinkt. Doch wie hoch ist es genau? Und um wie viel niedriger ist es später?

Sehr oft warten Frauen bis zum Ende des ersten Drittels, bevor sie ihrem Umfeld von der Schwangerschaft erzählen, unter anderem auch deswegen, weil danach die größte Gefahr einer Fehlgeburt vorbei ist. Angesichts der Ernsthaftigkeit, mit der sich alle daran halten, könnte man meinen, es gäbe rund um die 12. oder 13. Woche eine ganz einschneidende Veränderung des Fehlgeburtsrisikos. Auch ich fiel kurzfristig darauf herein und versuchte zu berechnen, ob das erste Drittel nun nach der 12. oder nach der 13,33. Woche endet. Aber so präzise arbeitet die

Natur natürlich nicht. Das Risiko einer Fehlgeburt sinkt kontinuierlich mit Fortschreiten der Schwangerschaft, einen besonders starken Rückgang nach der 12. Woche gibt es nicht.

Die Zwölf-Wochen-Regel ist wohl vor allem eine soziale Konvention. Dazu kommt wahrscheinlich, dass man es bei den meisten Frauen ab diesem Zeitpunkt zumindest ein bisschen »sieht«. Ihre Ärztin hat Ihnen dazu vermutlich wenig zu sagen – wann Sie Ihren Kollegen und Kolleginnen von Ihrem Baby erzählen, ist nun wirklich keine medizinische Entscheidung. Also: Wenn auch der Ablauf der zwölf Wochen keinen echten Einschnitt darstellt, so geht doch die Wahrscheinlichkeit einer Fehlgeburt im Lauf der Schwangerschaft stetig zurück.

Bis etwa zur 5. Woche wird eine Schwangerschaft biochemisch, nicht klinisch festgestellt (nur zur Erinnerung: eine Schwangerschaft wird vom ersten Tag der letzten Periode berechnet, das heißt, dass die 5. Woche etwa eine Woche nach der überfälligen Periode ist). In dieser Zeit kann man die Schwangerschaft durch einen Test bestätigen, nicht aber auf einem Ultraschall sehen, und viele Schwangerschaften (bis zu 50 Prozent) enden da bereits wieder. Ich habe das kurz im Kapitel über die Empfängnis erläutert. Vor nicht allzu langer Zeit konnte man Schwangerschaften in diesem frühen Stadium mittels Test noch gar nicht feststellen.

Nach sechs Wochen, wenn Ärzte die Schwangerschaft auf einem Ultraschall sehen können (falls sie überhaupt nachsehen), handelt es sich um eine sogenannte »klinische Schwangerschaft«. Zu diesem Zeitpunkt findet bei den meisten Frauen auch die erste Voruntersuchung statt. Wenn sich dabei keine Auffälligkeiten ergeben, ist das Risiko einer Fehlgeburt niedrig bis moderat, und es sinkt in Folge weiter. Am leichtesten lassen sich Zahlen aus den Studien entnehmen, die Frauen untersuchten, die zu unterschiedlichen Zeitpunkten ihrer Schwangerschaft die erste Vorsorgeuntersuchung absolvierten. Dadurch lässt sich feststellen, wie häufig Frauen Fehlgeburten hatten, bei denen in der 6. Woche, in der 7. Woche und so weiter alles in

Fehlgeburten nach SSW der ersten Vorsorgeuntersuchung

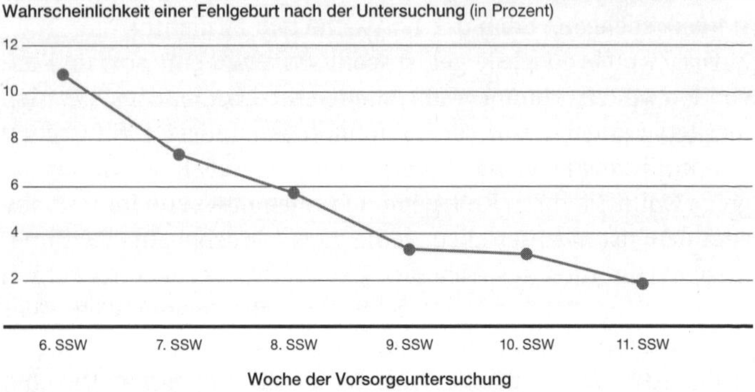

Ordnung war. So lässt sich das Risiko nach Schwangerschaftswoche aufschlüsseln.

Die Grafik oben ist meine Antwort auf Tricias Frage. Sie zeigt die Wahrscheinlichkeit einer Fehlgeburt je Schwangerschaftswoche, die ich aus drei vergleichbaren Studien errechnet habe.[60]

Wenn bei einer Untersuchung in der 6. Woche alles in Ordnung ist, wie hoch ist dann das Fehlgeburtsrisiko? Etwa bei 11 Prozent, behaupten die Zahlen. Wenn die Untersuchung in der 8. Woche keine Auffälligkeiten zeigt, ist das Risiko bereits auf etwa 6 Prozent gesunken und bis zur elften Woche auf weniger als 2 Prozent.

Diese Zahlen sind Durchschnittswerte – diverse Faktoren können das individuelle Fehlgeburtsrisiko erhöhen oder senken. Dazu gehören frühere Fehlgeburten: Wer bereits eine Fehlgeburt hatte, muss mit der etwas höheren Wahrscheinlichkeit einer weiteren rechnen. Eine Studie aus England zeigt, dass die Wahrscheinlichkeit einer Fehlgeburt im ersten Trimester für Frauen mit Erstschwangerschaft und solchen, die bereits eine erfolgreiche Schwangerschaft hinter sich hatten, bei 4 bis 5 Prozent lag. Dagegen waren es etwa 25 Prozent bei denjenigen, die bereits eine Fehlgeburt hinter sich hatten.[61] Das klingt erst einmal beunruhigend, aber man muss sich vor Augen halten, dass sich für die Mehrheit der Frauen mit einer Fehlgeburt – für die große Mehrheit – der Kinderwunsch später erfüllt.

Ein zweiter Faktor ist das Alter. Ältere Frauen haben etwas häufiger Fehlgeburten (vermutlich weil bei ihnen häufiger Chromosomendefekte vorkommen). Und dieser Faktor spielt eine große Rolle. Eine Studie weist ein Fehlgeburtsrisiko von 4,4 Prozent für Frauen unter zwanzig nach, 6,7 Prozent für die Zwanzig- bis Fünfunddreißigjährigen und fast 19 Prozent für Frauen über fünfunddreißig.[62] Damit verbunden sind Fehlgeburten auch bei durch In-Vitro-Fertilisation entstandenen Schwangerschaften wahrscheinlicher. Eine große Studie ergab ein Fehlgeburtsrisiko von 30 Prozent für IVF-Schwangerschaften im Vergleich zu 19 Prozent bei natürlicher Empfängnis.[63]

Zusätzlich zu diesen Risikofaktoren gibt es einige Symptome in der frühen Schwangerschaft, die mit Fehlgeburten in Zusammenhang gebracht werden. Vor allem Blutungen kommen im ersten Schwangerschaftsdrittel sehr häufig vor und sind meistens kein Grund zur Sorge. Dennoch weisen sie auf ein leicht erhöhtes Fehlgeburtsrisiko hin: In einer Studie hatten 13 Prozent der Frauen mit Blutungen eine Fehlgeburt, im Vergleich zu 4,2 Prozent der Frauen ohne.[64] Ein zweites Symptom ist das *Fehlen* von Schwangerschaftsübelkeit. Bei Frauen, denen *nicht* übel ist, ist eine Fehlgeburt wahrscheinlicher.

Wenn Sie sich nun fragen, ob Sie irgendetwas tun können (außer, dass Sie besser mit zwanzig als mit fünfunddreißig schwanger werden), lautet die Antwort: eher nicht. Da die meisten Aborte zu diesem Zeitpunkt durch Chromosomendefekte hervorgerufen werden, die zum Zeitpunkt der Empfängnis entstehen, haben Sie darauf keinerlei Einfluss.[65] Bei einigen wenigen Frauen kann ein niedriger Progesteronspiegel zu einer Fehlgeburt beitragen, dann hilft manchmal die zusätzliche Einnahme dieses Hormons. Welche Rolle das spielt und wie man richtig damit umgeht, ist in der Fachliteratur umstritten. Wenn

Sie bereits mehrere Fehlgeburten hatten, sollte Ihre Ärztin dies eventuell in Betracht ziehen.

Die Grafik, die ich meiner Freundin Tricia schickte, endet in der 11. Woche. (Erfreulicherweise war das Thema für sie nicht relevant. Sie gebar nach 38 Wochen und 6 Tagen einen gesunden Jungen.) Im zweiten Trimester sind Fehlgeburten seltener, können aber vorkommen. Die meisten Studien verorten das Risiko nach der 12. Woche bei 1 bis 2 Prozent.[66] Eine sehr umfangreiche Studie mit fast 300 000 Frauen wies nach der 15. Woche eine sehr niedrige Fehlgeburtsrate von 0,6 Prozent nach.[67] Etwas höher waren die Zahlen bei älteren Frauen, ebenso wie im ersten Trimester, aber immer noch vergleichsweise niedrig.

Erstaunlicherweise können Babys bereits ab der 22. oder 23. Woche außerhalb des Mutterleibs überleben (wenn das auch selten ist und oft mit schweren Behinderungen einhergeht). Da sind wir aber beim Thema Frühgeburt, das ich in einem späteren Kapitel behandeln werde.

Unterm Strich

- Etwa 10 bis 15 Prozent der Schwangerschaften, die in der 6. Woche keine Auffälligkeiten zeigen, enden in einer Fehlgeburt. Die Häufigkeit sinkt im Lauf des ersten Trimesters schnell auf etwa 1 bis 2 Prozent bis zur 11. oder 12. Woche.
- Bei älteren Müttern oder vorausgegangenen Fehlgeburten ist das Risiko höher.

6. Verbotene Früchte (bzw. Würste)

Sobald ich von der Konferenz zurück war, ging ich zu meiner Ärztin, um mir durch einen Bluttest bestätigen zu lassen, dass ich wirklich schwanger war (ja). Beim Verlassen der Praxis bekam ich eine Liste mit Dos and Don'ts ausgehändigt – sie enthielt natürlich die bereits diskutierten Grenzwerte und Verbote zu Alkohol, Koffein und Zigaretten, aber auch Hinweise zu Nahrungsmitteln. Ich konnte gar nicht fassen, was da alles verboten war: Hotdogs, rohe Austern, Wurst, Räucherlachs, nicht durchgebratene Steaks, Sushi und vieles mehr. Eine Zeit lang trug ich die Liste ständig bei mir, vor lauter Angst, ich könnte irgendwas vergessen.

Was mich wirklich nervte, war Thunfisch. Normalerweise würde ich mein Interesse an Thunfischsandwichs als durchschnittlich beschreiben. Doch kaum war ich schwanger, entwickelte ich einen schier unstillbaren Appetit darauf. Jeden Tag starrte ich in der Cafeteria sehnsüchtig auf die Sandwichs, bevor ich mich für etwas weniger Attraktives entschied. Der Empfehlung meiner Gynäkologin folgend, meinen Thunfischkonsum zu »beschränken«, erlaubte ich mir ein Thunfischsandwich pro Woche. Ich konnte es kaum erwarten, das Baby endlich zu bekommen, denn dann würde ich mich eine ganze Woche früh, mittags und abends damit vollstopfen. (Es versteht sich von selbst, dass ich im Augenblick von Penelopes Geburt das Interesse an Thunfisch verlor.)

Praktisch jede Mutter kann so eine Geschichte zu den Nahrungseinschränkungen in der Schwangerschaft erzählen. Jane redete ständig von italienischen Baguettes (wegen Salami- und Schinken-Verbot). Eine andere Freundin vermisste Sushi so sehr, dass sie jemanden beauftragte, ihr welche in die Klinik zu bringen, sobald ihre Tochter auf der Welt war. Aber wie bei mir war ihr Appetit darauf sofort nach der Geburt verflogen.

Während ich sehnsüchtig den Thunfischsalat betrachtete oder in meinen vegetarischen »Sushi« herumstocherte und die anderen ein leckeres Lachsröllchen verspeisten, stellte Jesse diese Verbote ständig infrage: »Was ist denn so schlimm daran?«, wollte er wissen, während er mit einem in Wasabi getunkten Stück rohem Fisch vor meinem Mund herumwedelte. »Du isst doch das Zeug sonst auch und es bekommt dir, warum jetzt nicht?« Vielleicht lag es nur an meinem Appetit, aber ich begann mich tatsächlich zu fragen, ob er nicht recht hatte. War es wirklich so viel wahrscheinlicher, mir eine Lebensmittelvergiftung einzufangen, nur weil ich schwanger war? Und wenn, war das wirklich so viel gefährlicher?

Außerdem überlegte ich, ob wirklich alle Verbote gleich ernst zu nehmen waren. Waren Austern schlimmer als Schwertfisch? Und waren sie aus demselben Grund tabu? Wie immer waren die ganzen Einschränkungen in sich nicht stimmig. Ich fragte meine Ärztin nach italienischem Schinken, der für mich eindeutig zu den Wurstwaren gehörte, und sie sah mich an, als sei ich verrückt. »Wieso sollte der denn ein Problem sein?« Offensichtlich war nicht alles, was man in ein Sandwich stecken konnte, gleich Wurst. Die Listen, die ich im Internet fand, verboten allerdings auch den Schinken. Ich finde, dass ich definitiv zu Recht verwirrt war.

Und wieder einmal wurde mir klar, dass ich etwas Stringenteres bräuchte, nachvollziehbare Rahmenvorgaben. Statt eine Liste mit guten und bösen Lebensmitteln mit mir herumzutragen, wollte ich verstehen, aus welchen Gründen manche Dinge verboten waren. Dann könnte ich auch beurteilen, welche davon wirklich schädlich oder nur irgendwie ein bisschen schädlich waren. Dann wäre ich in der Lage, das Schinken-Problem zu durchschauen. Wenn ich die Grundproblematik bei den Wurstwaren kannte, könnte ich selbst herausfinden, ob luftgetrockneter italienischer Schinken dazuzählte oder nicht.

Die meisten Essverbote in der Schwangerschaft dienen der Vermeidung kontaminierter Lebensmittel. Wenn Sie einen nicht ganz durchgegarten Burger verspeisen und der kommt aus einer Fabrik, in der auch Kolibakterien zuhause sind, werden Sie es am nächsten Tag ziemlich sicher bereuen. Wenn Sie ein rohes Ei in Ihr Caesar-Salatdressing rühren und das Huhn, das es gelegt hat, war mit Salmonellen belastet, dann kommen Sie ebenfalls mit diesen Bakterien in Kontakt und könnten krank werden. Ich höre hier auf, man sollte sich einfach nicht in Fragen der Lebensmittelsicherheit vertiefen, wenn man keine paranoide Keimphobie entwickeln möchte. Doch all diese Dinge gelten auch außerhalb einer Schwangerschaft. Kein Arzt hat Jesse je vor halb durchgegarten Burgern gewarnt, obwohl die Gefahr, davon krank zu werden, immer besteht.

Was Essen betrifft, war ich bereits vor der Schwangerschaft in einem normalen Ausmaß vorsichtig. Ich würde beispielsweise keine Sushi von der Tankstelle mitnehmen. Aber das Wissen, dass Lebensmittel auch krank machen können, half mir bei der Frage, warum ich in der Schwangerschaft besonders vorsichtig sein sollte, nicht weiter. Es mussten also zwei Dinge geklärt werden: Wenn ich mich genauso ernähre wie vorher, ist es denn in der Schwangerschaft wahrscheinlicher, dass ich krank werde? Und wenn ich krank werde, stellt dies ein Risiko für mein Baby dar?

Die Antwort war nicht für alle verbotenen Lebensmittel die gleiche, weil eben nicht alle Lebensmittelkeime gleich sind. Die Liste unten enthält alle während der Schwangerschaft verbotenen Lebensmittel (außer Thunfisch, der wegen möglicher Quecksilberbelastung verboten ist, worauf ich später eingehen werde), außerdem den Grund für das Verbot.

> **!**
>
> **In der Schwangerschaft verbotene Lebensmittel**
>
> - Rohe Eier (Salmonellen)
> - Roher Fisch (Salmonellen, Campylobacter)
> - Rohe Meeresfrüchte (Salmonellen, Campylobacter, Toxoplasmose)
> - Ungewaschenes Obst und Gemüse (Toxoplasmose, Kolibakterien)
> - Rohes/nicht durchgebratenes Fleisch und Geflügel (Salmonellen, Toxoplasmose, Campylobacter, Kolibakterien)
> - Räucherfisch (Listerien)
> - Nicht pasteurisierte Milch/Rohmilch (Listerien, Campylobacter)
> - Rohmilchkäse, Weichkäse (Listerien)
> - Wurstwaren (Listerien)

Fangen wir mit dem Offensichtlichen an: Einige der aufgelisteten Dinge sind nicht allzu schwer zu vermeiden. Rohes Geflügel beispielsweise wird höchst selten serviert und wenn, dann versehentlich. Rohe Eier kommen in bestimmten Salatdressings (zum Beispiel im Caesar Salad) und in Tiramisu vor, aber die wegzulassen, ist keine große Einschränkung. Genauso lässt sich ungewaschenes Obst und Gemüse umgehen, indem man es wäscht – was Sie hoffentlich sowieso immer tun.

Andere riskante Lebensmittel sind verbreiteter und verlockender: ein blutiges Steak, ein Sandwich mit geräucherter Putenbrust oder ein leckerer Rohmilch-Brie. Diese können fünf verschiedene Infektionen verursachen: Salmonellen, Kolibakterien, Campylobacter, Listerien und Toxoplasmose (letztere verursacht genau genommen ein Parasit, kein Bakterium). Tatsächlich sind drei dieser Infektionen während der Schwangerschaft nicht gefährlicher als zu jeder anderen Zeit.

Was **Salmonellen, Kolibakterien und Campylobacter** betrifft:

Verfahren Sie mit der üblichen Vorsicht. Salmonellen und Kolibakterien sind mit Abstand die häufigsten Verursacher von Lebensmittelvergiftungen. Campylobacter ist weniger verbreitet, verursacht aber ähnliche Beschwerden. Alle drei rufen die üblichen Magengrippe-Symptome hervor: Durchfall, Übelkeit und Erbrechen. Wenn Sie nicht extremes Glück hatten oder mit einem Magen aus Stahl gesegnet sind, hat eine dieser Infektionen Sie sowieso schon mal außer Gefecht gesetzt. Das ist äußerst unangenehm, sicher, aber während der Schwangerschaft weder wahrscheinlicher als sonst noch unmittelbar schädlich für den Fötus.

Abgesehen von etwas zusätzlicher Vorsicht (auch außerhalb der Schwangerschaft keine schlechte Idee) brauchen Sie also auf Lebensmittel, die wegen dieser Tierchen auf der Liste stehen, nicht völlig zu verzichten. Das heißt, der rohe Fisch und die rohen Eier können zumindest auf eine »Manchmal«-Liste verschoben werden (vorausgesetzt, Sie essen sie überhaupt gern). Rohe Eier mit bereits abgelaufener Mindesthaltbarkeit sollten wohl besser gemieden werden, aber *von allen Menschen*, nicht nur von Schwangeren!

Für mich war es toll, dass Jesse in Sachen Sushi recht gehabt hatte. Ich musste also nicht vorsichtiger als vor der Schwangerschaft sein und konnte in der Sushi-Bar in unserem Viertel essen, wie sonst auch. Das Sushi, das bei uns in der Arbeit in einer Kühlbox rumstand, ließ ich liegen – aber vor allem, weil ich die Vorstellung, mir zusätzlich zu meinem allgemeinen Unwohlsein auch noch eine Magengrippe einzufangen, schwer ertragen konnte.

Danach wurde ich ein bisschen gierig: Vielleicht gab es bei keinem dieser Bakterien einen Grund zur Sorge? Das wiederum stellte sich als Fehlannahme heraus. Vor Listerien und Toxoplasmose sollte man sich speziell in der Schwangerschaft sehr wohl fürchten.

Toxoplasmose: Gefährlich, aber leicht zu vermeiden. Wenn Sie davon im Zusammenhang mit der Schwangerschaft gehört haben, dann ging es vermutlich auch um Katzen. Toxoplasmose wird von dem Parasiten *Toxoplasma gondii* verursacht. Und damit man mit dem nicht in Kontakt kommt, wird Schwangeren vom Säubern des Katzenklos abgeraten. Es ist jedoch wahrscheinlicher, dass man sich diesen Parasiten von rohem Fleisch oder ungewaschenem Gemüse holt als von Katzenstreu (mehr über Katzen als Erregerquelle später). Bei Nichtschwangeren ist eine Toxoplasmose in der Regel kein Riesenproblem. Sie verursacht grippeartige Symptome, bei Schwangeren genauso wie bei allen anderen auch. Die große Gefahr dabei ist, dass viele Infizierte zuerst überhaupt keine Symptome bemerken. Sollten Symptome auftreten, können Sie sich behandeln lassen und das Risiko vermindern, den Parasiten an Ihr ungeborenes Kind weiterzugeben. Doch wenn Sie die Symptome nicht bemerken oder die Behandlung nicht anschlägt, kann sich der Fötus infizieren. In diesem Fall ist es möglich, dass sich eine sogenannte kongenitale Toxoplasmose entwickelt, das betrifft etwa eines von 1500 Ungeborenen. Die aktuelle *Studie zu Gesundheit in Deutschland* dagegen zeigt sogar, dass es – zumindest in Deutschland – deutlich mehr sein könnten.[68]

Die daraus entstehenden Komplikationen sind unter anderem kognitive Beeinträchtigungen, Erblinden und Epilepsie. Wie gravierend die Folgen sind, hängt vom Zeitpunkt der Infektion ab: Je früher in der Schwangerschaft die Mutter sich infiziert, desto schwerer können die Auswirkungen sein.

Einer Toxoplasmose aus dem Weg zu gehen ist nicht allzu schwierig. Man bekommt sie vor allem von nicht vollständig durchgegartem Fleisch und möglicherweise von luftgetrocknetem, geräuchertem oder gepökeltem Fleisch (wie Schinken), wobei letzteres seltener vorkommt.[69] Laut einer europäischen Studie könnten 10 Prozent aller Toxoplasmosefälle durch das gründliche Waschen von Obst und Gemüse verhindert werden. Um ein weiteres Drittel bis hin zu einer Hälfte könnte man reduzieren, indem man auf rohes oder kaum gegartes Fleisch verzichtet. Bei etwa einem Drittel der Fälle ist die Ursache unbekannt. Waschen Sie also Rohkost gründlich und meiden sie rohes oder halb gares Fleisch!

Dazu noch ein Hinweis: Es ist möglich, dass Sie bereits mit Toxoplasmose infiziert sind. Viele Menschen tragen diesen Parasiten in sich. Man schätzt 25 Prozent in den USA, 30 Prozent der Weltbevölkerung. Für Deutschland schwanken die Zahlen stark je nach Region zwischen 32 bis 70 Prozent. Die Unterschiede erklärt man sich mit verschiedenen Ernährungsgewohnheiten. Wo beispielsweise viel rohes Fleisch auf dem Speiseplan steht, da ist auch die Infektionsrate höher.[70]

Infiziert hat man sich dann irgendwann in der Vergangenheit – über eine Katze (Reinigung des Katzenklos), durch den Verzehr oder den Umgang mit rohem Fleisch oder beim Gärtnern (weil Tiere, wie Katzen, in der Erde Kot hinterlassen). Wenn Sie eine Infektion bereits hinter sich haben, *besteht für Ihr Baby keine Gefahr*. Eine Infektion in der Vergangenheit ist weder problematisch, noch können Sie sich erneut anstecken. Wenn Sie den Parasiten bereits haben, sind Sie auf der sicheren Seite. Lassen Sie sich testen, wenn Sie unsicher sind. In Deutschland bezahlt die Krankenkasse den Test bei einem begründeten Verdacht.

Ich persönlich habe eine Katze. Schon als Kind hatte ich eine, weswegen es durchaus möglich ist, dass ich bereits den Erreger trage. Aber ich habe mich nicht testen lassen und dann auf ein blutiges Steak verzichtet. Was mich häufig deprimierte. Jesses einziger Beitrag zur Nahrungsmittelzubereitung in unserem Haushalt besteht darin, den Grill zu benutzen, und er macht wirklich ganz exzellente Steaks. Ich mag sie *medium rare*. Während meiner Schwangerschaft verwandelte Jesse mein Fleisch in ein trockenes Stück Kohle, während er seines weiterhin so gut wie roh aß. Einmal schlug ich vor, dass er sein Steak aus Solidarität auch durchbraten solle – da hat er sehr gelacht.

Listerien: Schädlich und schwer zu meiden. Listerien in der Schwangerschaft sind wirklich sehr gefährlich. Eine Infektion damit beginnt in der Regel mit den üblichen Magengrippe-Symptomen, kann aber auch schlimmer werden und mit Schüttelfrost und Gliederschmerzen einhergehen. Eine Listeriose kann selbst bei gesunden Menschen zum Tod führen und Schwangere sind dafür sehr viel anfälliger: bis zu einem Drittel der Erkrankten sind schwangere Frauen. Glücklicherweise kommt das relativ selten vor: In den USA ist nur eine von 8000 Schwangerschaften jährlich betroffen.[71] In Deutschland schwanken die Zahlen, bewegen sich aber auch auf sehr niedrigem Niveau. Nach Angaben des Robert-Koch-Instituts wurden 2004 insgesamt 308 Infizierte gemeldet, 2014 waren 608. Etwa 10 Prozent dieser Fälle waren schwangerschaftassoziierte Listeriosen.

Die Auswirkungen einer Listeriose sind in der Tat erschreckend: Fehlgeburten, Frühgeburten und Totgeburten kommen sehr häufig vor, bei etwa 10 bis 50 Prozent der infizierten Schwangeren.[72] Wenn die Kinder überleben, drohen nach der Geburt schwere Komplikationen: Meningitis, neurologische Probleme und weitere von einer Frühgeburt herrührende Erkrankungen. Aktuellen Untersuchungen an Meerschweinchen zufolge könnte dies daran liegen, dass die Plazenta befallen wird und diese die werdende Mutter immer wieder neu infiziert; die Plazenta (mit dem Ungeborenen) auszustoßen könnte eine natürliche Abwehrreaktion des Körpers sein.[73]

Egal, was die Ursache ist, derart verheerende Konsequenzen sind eine furchtbare Vorstellung und darum ist die Angst vor Listerien definitiv begründet. Dennoch wollte ich mehr darüber wissen, um entscheiden zu können, wie ich mich zu den Lebensmitteln auf der Verbotsliste verhalten sollte. Schon klar, dass man sich lieber keinen Löffel voll Listerien in den Mund schiebt. Aber welche Rolle spielten die besagten Lebensmittel? Konnte ich der Gefahr komplett aus dem Weg gehen, indem ich mich an die Verbote hielt?

Spielen wir zwei unterschiedliche Szenarien durch:

Szenario 1: 95 Prozent der Listeriosen werden von einem einzigen Nahrungsmittel – nehmen wir an, von Möhren – verursacht und die restlichen 5 Prozent haben unbekannte Ursachen.

Wer Listerien aus dem Weg gehen möchte, liegt mit dem Weglassen der Möhren richtig. Man senkt dadurch das Risiko um 95 Prozent.

Szenario 2: Nur 5 Prozent aller Listeriosen werden von Möhren verursacht und die restlichen 95 Prozent von schwer zu identifizierenden anderen Nahrungsmitteln. Noch immer wären dann Möhren die häufigste Infektionsquelle, aber durch das Weglassen dieses Gemüses würde man nur 5 Prozent der Fälle vermeiden. Vielleicht würde man es dennoch tun, man hätte dann aber keinen so guten Grund: Es ist weniger wirkungsvoll als in Szenario 1, in dem Möhren für 95 Prozent der Listeriosen verantwortlich waren.

Um herauszufinden, mit welchem Szenario ich näher an der Realität lag – und welche Lebensmittel ich meiden sollte –, musste ich eruieren, welche Lebensmittel mit Listerien in Verbindung gebracht werden und welchen Anteil sie jeweils an den Erkrankungen hatten. Also ging ich zunächst von den letzten größeren Fällen aus. Doch das führte mich in eine erstaunliche Richtung.

Die letzten zwei größeren Ausbrüche in den USA noch vor meiner Schwangerschaft betrafen Sellerie (2010) und Cantaloupe-Melonen (2011). Die durch die Melonen verursachten Infektionen waren zahlreich, erfassten mehrere US-Bundesstaaten und waren für neunundzwanzig Todesfälle verantwortlich. Im Jahr 2008 waren Sprossen für einen größeren Ausbruch verantwortlich und als ich 2015 mit meinem Sohn schwanger war, war Speiseeis schuld. Die letzten auf Wurstwaren zurückzuführenden Fälle in den USA stammten aus dem Jahr 2005. Dagegen sorgten 2019 in Deutschland die mit Listerien kontaminierten Wurst- und Fleischprodukte einer hessischen Firma für einen Skandal, da sie nicht nur für zahlreiche Erkrankungen, sondern sogar für Todesfälle verantwortlich waren. Im Ganzen betrachtet schienen mir die Gefahren unberechenbar – wie hätte ich im Oktober 2010 wissen sollen, dass man von Sellerie besser die Finger lässt?

Es ist sehr schwierig, der eigentlichen Quelle einer Infektion auf die Spur zu kommen, das macht diese Bakterien so problematisch. Die *Centers of Disease Control and Prevention* (CDC), eine US-Gesundheitsbehörde, konnte zwischen 2000 und 2008 nur in 262 von 24 000 Fällen die Infektionsquelle bestimmen – was vor allem daran liegt, dass die Zeitspanne zwischen Infektion und Ausbruch der Krankheit ein bis zwei Monate betragen kann. Die Infektionsquelle zu finden, wenn Betroffene sich nur daran erinnern müssen, was sie gestern gegessen haben, ist relativ einfach. Alles aufzuzählen, was man in den letzten drei, vier Wochen konsumiert hat, dürfte dagegen den meisten schwerfallen.

Nichtsdestoweniger gibt es einige sehr schlüssige Listeriose-Fälle. Zwischen 1998 und 2008 konnten die CDC die Ursache für 29 Ausbrüche identifizieren: In 17 Prozent der Fälle lag es an *queso fresco*, einem mexikanischen Weichkäse, der häufig aus nicht pasteurisierter Milch hergestellt wird. Weitere 10 Prozent gingen auf das Konto von Putenbrust-Aufschnitt. Eine Hauptregel lässt sich aufstellen: Da Listerien bei Kühlschranktemperatur prächtig gedeihen, sollten Sie grundsätzlich alles meiden, was schon länger im Kühlschrank herumlag.

Letztlich müssen Sie die Entscheidung selbst treffen. Die Frage lautet nicht, ob Listerien gefährlich sind – das sind sie ohne Zweifel. Die Frage ist, wie Sie persönlich ihnen aus dem Weg gehen wollen. Es wäre schwierig bis unmöglich, sämtliche Lebensmittel zu meiden, die jemals eine Infektion ausgelöst haben: nicht nur Putenbrust-Aufschnitt, sondern auch Cantaloupe-Melonen, Sprossen, Sellerie, Salate, Grillhähnchen und vieles mehr. Und selbst wenn Sie all das links liegen ließen, könnten Sie nicht sicher sein, dass Listerien nicht als nächstes auf Äpfeln und Schweineschnitzeln auftauchen. Das kann man schlicht nicht vorhersehen.

Mir persönlich schien die Verbindung zu dem mexikanischen Käse sehr einleuchtend, also aß ich keinen (war ganz einfach, denn ich wusste nicht mal, wo ich den bekommen hätte). Auch

Putenbrust ließ ich mehr oder weniger sein, obwohl ich sonstige Wurstwaren aß – es schien mir irgendwie unfair, alle über einen Kamm zu scheren. Die Schlussfolgerung, die ich aus den mir vorliegenden Fakten zog, lautete: Durch das Weglassen von Schinkensandwichs hätte sich mein Risiko einer Listeriose von 1 von 8333 Fällen auf 1 von 8255 Fällen gesenkt. Würden Sie das wollen? Vielleicht ja, bestimmt könnte jemand dafür Argumente finden. Aber es wäre wirklich sehr, sehr wenig effektiv und mir persönlich war es das nicht wert. Schlussendlich strich ich meine persönliche Verbotsliste auf wenige Punkte zusammen.

!

Die Oster-Liste der verbotenen Nahrungsmittel

- rohes/nicht durchgegartes Fleisch und Geflügel (Toxoplasmose)
- ungewaschenes Obst und Gemüse (Toxoplasmose)
- Rohmilchkäse (Listerien)
- Putenbrust-Aufschnitt (Listerien)

Selbstverständlich könnte Ihre Entscheidung ein wenig anders aussehen – vielleicht würden Sie Cantaloupe-Melonen ergänzen.

Ein letzter Hinweis: Was sollten Sie im Fall einer Infektion tun? Die halbwegs gute Nachricht ist, eine frühe Behandlung von Listeriose und Toxoplasmose senkt das Risiko (eliminiert es jedoch nicht), dass die Erkrankung auf Ihr Baby übertragen wird. Wenn Sie sich krank fühlen, seien Sie vorsichtiger als üblich. Sie sollten nicht einfach eine Tablette schlucken und es aussitzen, sondern besser Ihre Ärztin fragen.

Unterm Strich

- Machen Sie sich nicht zu viele Gedanken über Sushi und rohe Eier: Die können zwar mit Bakterien kontaminiert sein, doch die sind während der Schwangerschaft nicht schlimmer als sonst.
- Eine Toxoplasmose-Infektion während der Schwangerschaft kann Ihr Kind schädigen. Das Risiko ist gering und lässt sich halbieren, indem Sie Ihr Obst und Gemüse gründlich waschen und kein rohes oder nur unzureichend gegartes Fleisch essen.
- Die gefährlichsten Bakterien aus Nahrungsmitteln sind Listerien. Leider sind die Infektionsquellen sehr vielfältig und unberechenbar: Melonen, Sellerie, Sprossen, bestimmte Wurst- oder Käsesorten. Daher ist es wünschenswert, aber sehr schwierig, allen Gefahren aus dem Weg zu gehen. Vor dem Hintergrund aktuellerer Ausbrüche wäre zu raten, Rohmilchkäse zu meiden und auch Aufschnitt und Fleischerzeugnisse, sofern sie nicht durchgegart oder konserviert sind. Erzeugnisse, die bei der Herstellung erhitzt werden, wie Koch- oder Brühwurst, sind dagegen unbedenklich.
- Informationen über aktuelle Ausbrüche erhalten Sie beim Robert-Koch-Institut oder beim Bundesamt für Verbrauchersicherheit und Lebensmittelsicherheit: https://www.rki.de/DE/Content/InfAZ/L/Listeriose/Listeriose_Ausbruch.html und: https://www.lebensmittelwarnung.de/bvl-lmw-de/liste/alle/deutschlandweit/10/0.
- Wenn Sie erkranken, suchen Sie auf jeden Fall Ihre Ärztin auf.

Als ich endlich aus der unappetitlichen Welt der Lebensmittelvergiftungen wieder auftauchte, war die für mich wichtigste Frage noch immer nicht beantwortet: Was war nun mit dem Thunfischsandwich? Thunfisch fällt bei den Verboten in eine andere Gruppe: Fische mit hoher Quecksilberbelastung. Dazu gehören auch andere große Fische, Schwertfisch oder Hai zum Beispiel.

Warum nur große Fische ein Problem darstellen? Aus zwei Gründen: Erstens ernähren sich große Fische von kleinen Fischen, und in der Nahrungskette reichert sich Quecksilber immer mehr an. Kleine Fische nehmen es nur durch das Meerwasser auf und enthalten daher deutlich weniger. Große Fische nehmen zusätzlich noch das Quecksilber aus den kleinen Fischen auf, die sie fressen. Je größer der Fisch, desto höher (im Durchschnitt) seine Quecksilberbelastung. Da große Fische länger leben, akkumulieren sie im Lauf ihres Lebens immer mehr Quecksilber. Haie können ganz schön alt werden und sind deshalb randvoll mit Quecksilber.

Die Hauptsorge in Bezug auf die Quecksilberbelastung ist die Gehirnentwicklung des Ungeborenen. Quecksilber ist hochgiftig und kann in höheren Dosen auch bei Kindern und Erwachsenen neurologische Schäden anrichten. Dem Fötus schadet es auch in sehr niedrigen Dosen. In einem aktuellen Artikel bewerten Forschende der Harvard University mehrere Studien zu den Auswirkungen von Quecksilber auf Ungeborene. Die meisten dieser Studien wurden in Ländern durchgeführt, in denen extrem viel Fisch gegessen wird, sodass die Durchschnittswerte höher lagen als in den USA oder Deutschland. Um die Ergebnisse auch für Gegenden mit einer geringeren Belastung verwerten zu können, mussten die Forschenden den Einfluss einer bestimmten Menge Quecksilber auf den IQ der Kinder schätzen.[74]

Die Quecksilberbelastung lässt sich entweder über eine Analyse der Haare der Mutter oder des Nabelschnurbluts feststellen. Der aus mehreren Studien errechnete Durchschnitt ergab, dass ein um 1 Mikrogramm pro Gramm höherer Quecksilberspiegel zu einer Senkung des IQs um 0,7 Punkte führte. Ein kaum spürbarer Effekt, zumindest was den durchschnittlichen Quecksilberspiegel in den USA und (laut Umweltbundesamt) Deutschland betrifft. Zwischen durchschnittlichen Amerikanerinnen oder Deutschen und den am höchsten quecksilberbelasteten Frauen ist der Unterschied so groß, dass er beim IQ der Kinder einen Abstand von 3,5 Punkten produzieren könnte. Oder anders betrachtet: Wenn Sie mit einer durchschnittlichen Quecksilberbelastung anfingen und es Ihnen gelänge, sie auf Null zu reduzieren, bekämen Sie dafür ein Kind mit einem um 1 Punkt höheren IQ.

Die Auswirkungen sind also gering, aber klar, jeder Punkt zählt. So gesehen ist die Schlussfolgerung einfach: Essen Sie keinen stark quecksilberbelasteten Fisch. Darum habe ich mich redlich bemüht. Bei Arbeitsessen versuchte ich immer heimlich, mithilfe des Handys die Quecksilberbelastung von Fischen zu eruieren. Das ist gar nicht so einfach, wie es scheint, denn die unterscheidet sich bei ein und derselben Sorte auch je nach Herkunft: Torpedobarsch aus dem Golf von Mexiko ist stark belastet, Torpedobarsch aus dem Atlantik dagegen nicht. Und die Kellner gucken einen schräg an, wenn man nach der Herkunft des Fischs fragt. Aber durchschnittliche Werte bekommt man in Deutschland zum Beispiel beim Bundesamt für Verbraucherschutz und Lebensmittelsicherheit.

Doch damit ist die Geschichte noch nicht zu Ende.

Fisch – genauer gesagt, Fischöl – enthält große Mengen Omega-3-Fettsäuren. Und die sind sehr gut für Ihr Baby, insbesondere für die Gehirnentwicklung, also genau das, wofür Quecksilber schädlich ist. Parallel zu der Studie über das Quecksilber gab es eine ähnliche zu Omega-3-Fettsäuren. Die gleiche Forschungsgruppe nutzte die Daten aus einer randomisierten kontrollierten Studie zu diversen Omega-3-Nahrungsergänzungsmitteln und folgerte, dass eine Erhöhung der Zufuhr um 1 Gramm täglich den IQ des Kindes um durchschnittlich 1,3 Punkte steigerte.[75]

Und wie viel ist 1 Gramm täglich? Eine Portion (100 g) Lachs enthält etwa 1,8 Gramm Omega-3-Fettsäuren, eine Portion Thunfisch etwa 0,8 Gramm. Das heißt, man braucht tatsächlich täglich eine Portion Fisch, also mehr als die meisten Leute essen und mehr als ich essen konnte, vor allem angesichts der diversen Fisch-Verbote. Man kann Omega-3-Fettsäuren auch in anderer Form zu sich nehmen, sie sind zum Beispiel in vielen Vitaminpräparaten für Schwangere enthalten. Aber Fisch ist eine gute Quelle. Diverse Studien belegen, dass Frauen mit einem hohen Omega-3-Konsum Kinder mit höherem IQ bekommen.[76] Trotz aller Vitaminpräparate und anderer Ergänzungsmittel korreliert also mehr Fisch mit intelligenteren Kindern.

Damit es noch ein bisschen komplizierter wird, sind in vielen Fällen genau die Fische mit jeder Menge guter Omega-3-Fettsäuren zugleich auch stark mit Quecksilber belastet, Schwertfisch zum Beispiel. Was tun?

Es zeigte sich, dass nicht bei allen Fischsorten der hohe

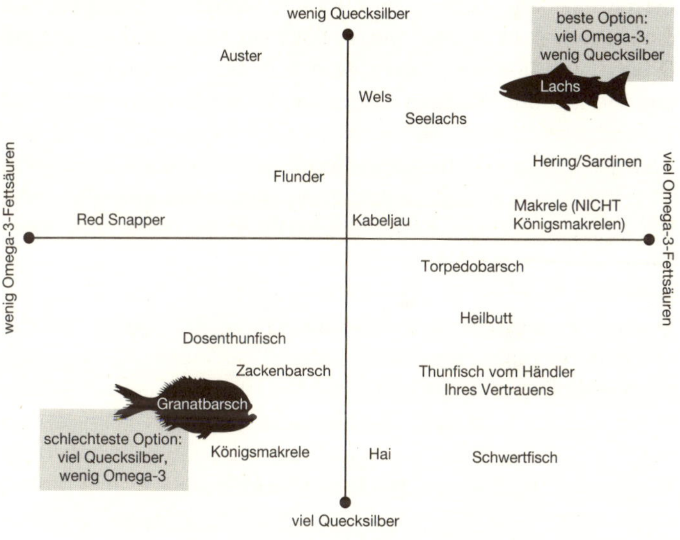

Quecksilber- mit dem hohen Omega-3-Gehalt zusammenfällt. Ich erstellte mir wieder eine Grafik, eine Art »Erlaubt-Matrix«, in der die diversen Omega-3-versus-Quecksilber-Fische eingeordnet sind.

Der Fisch im oberen rechten Quadranten ist am besten: Dort sind die Sorten, die viel Omega-3-Fettsäure enthalten, aber wenig Quecksilber, so zum Beispiel Hering, Sardinen und Lachs. Mehr davon zu essen, kann Ihnen nur gut tun. 100 Gramm Sardinen täglich liefern Ihnen viel Omega-3 und kaum Quecksilber.

Andere Sorten – die im linken unteren Quadranten – sind definitiv schlecht. Zum Beispiel der Granatbarsch (nicht allzu häufig angeboten, aber auch nicht völlig unbekannt) enthält relativ wenig Omega-3-Fettsäuren, dafür jede Menge Quecksilber. Leider gehört auch mein Favorit, nämlich Dosenthunfisch, zu diesem Bereich.

Und dann gibt es noch den mittleren Bereich. Die Fische rechts unten (Torpedobarsch, Schwertfisch, Thunfisch vom Fischhändler Ihres Vertrauens) sind schwierig, da sie zwar viel Quecksilber enthalten, aber auch viel Omega-3-Fettsäuren. Mit dem Quecksilber machen Sie Ihr Baby ein bisschen dümmer, mit Omega-3 ein bisschen klüger. Also sind diese Sorten nicht so gut wie Hering und Sardinen, aber besser als Zackenbarsch und Granatbarsch. Wenn Sie sich zwischen Dosenthunfisch und Thunfisch vom Händler Ihres Vertrauens entscheiden müssten, ist letzterer die bessere Wahl, denn auch wenn er etwas mehr mit Quecksilber belastet ist, enthält er zugleich viel mehr Omega-3-Fettsäuren.

In der Regel ist man ja nicht gezwungen, eine bestimmte Fischsorte zu essen. Deshalb sollte man sich am besten für eine aus dem oberen rechten Quadranten entscheiden. Das gilt nicht nur für die Schwangerschaft, sondern auch für die Zeit danach. Denn die guten Omega-3-Fettsäuren nimmt der Säugling später auch über das Stillen auf. Und wenn Sie bisher nicht unbedingt Hering und Sardinen gegessen haben, sollten Sie es mal probieren. Meine Großmutter stammt aus Schweden und zu Weihnachten gab es immer einen beliebten schwedischen Heringssalat: mit Hering, roter Bete, Apfel, Kartoffeln und Sauerrahm. Man muss sich dran gewöhnen, aber überlegen Sie mal, wie klug die schwedischen Babys sein müssen.

Unterm Strich

- Quecksilber schadet dem Ungeborenen, Omega-3-Fettsäuren nützen ihm. Seefisch enthält beides. Am besten essen Sie Sorten, die viel Omega-3-Fettsäuren und wenig Quecksilber enthalten.
- Auf keinen Fall sollten Sie wegen der Quecksilbergefahr Fisch generell meiden. Fisch ist großartig und Schwangere, die mehr Fisch essen, bekommen *trotz der höheren Quecksilberzufuhr* im Durchschnitt klügere Kinder. Treffen Sie eine kluge Wahl und lernen Sie Sardinen lieben.

7. Schwangerschaftsübelkeit und meine Schwiegermutter

Schon bevor ich schwanger wurde, pflegte mich meine Schwiegermutter Joyce mit ihren Geschichten über Schwangerschaftsübelkeit zu beglücken. So wie sie es darstellt, war sie, als sie Jesse erwartete, praktisch todgeweiht und nur ein Wundermittel namens Bendectin konnte sie retten, denn das sorgte dafür, dass sie im Alltag irgendwie funktionierte. Leider wurde dieses Medikament (das in Deutschland unter dem Namen Lenotan auf dem Markt war) irgendwann zwischen 1979 (als Jesse geboren wurde) und 1985 (als seine Schwester Emily auf die Welt kam) vom Markt genommen. Joyce war auch während der gesamten zweiten Schwangerschaft übel und es gab keine Abhilfe mehr. Natürlich hätte sie kein Mittel nehmen wollen, das wegen Risiken für das Ungeborene zurückgerufen worden war, aber neun Monate lang nichts essen zu können, war auch nicht hilfreich. Insgesamt nahm sie nur etwa acht Kilo zu, deutlich weniger als empfohlen. Im Nachhinein fragt sie sich natürlich noch immer, was so schlecht an jenem Bendectin war. Ihrem ersten Kind hatte es doch auch nicht geschadet.

So starke Schwangerschaftsübelkeit wie bei Joyce ist zwar nicht die Regel, aber auch nicht singulär. Ich hatte zumindest eine Freundin mit ähnlichen Erfahrungen und mehrere, die während des ganzen ersten Drittels daran litten. Die Übelkeit ist nicht die einzige Unannehmlichkeit, die eine Schwangerschaft mit sich bringt, aber eine besonders charakteristische. Sicher, viele Schwangere haben auch häufiger Kopfschmerzen (Koffeinentzug, vermute ich), aber die hatten diese Frauen vermutlich auch schon vorher mal und wissen, was sie dagegen tun können.

Die meisten von uns haben dagegen das Glück, sich nicht fünfmal täglich zu übergeben. Ich weiß, wie ich mit einer Magengrippe umzugehen habe, wenn ich mir eine eingefangen habe: Ich lege mich ins Bett und lasse mir von Jesse Ginger Ale bringen. Aber den ganzen Tag rumliegen ist keine Option für mehrere Wochen (und irgendwann hätte Jesse vermutlich auch keine Lust mehr, mich zu bedienen). Die Behandlung von Schwangerschaftsübelkeit ist ein ganz neuer Kosmos voller Medikamente und Hausmittelchen, denen man im normalen Alltag nicht begegnet.

Um es vorwegzunehmen: Joyces Lieblingsmedikament ist zwar nicht mehr erhältlich, aber es gibt andere wirksame Arzneimittel. Trotzdem sträuben sich die meisten Frauen, die ich kenne, gegen die Übelkeit Medikamente zu nehmen. Die Ärztinnen und Ärzte verstärken diese Bedenken häufig (wenn auch nicht immer). Der Arzt meiner Freundin Dwyer, die wirklich schrecklich litt, sagte ihr, sie könne schon ein Mittel nehmen – »wenn Sie meinen, dass es gar nicht anders geht«. Wahrscheinlich wollte er sie gar nicht beunruhigen, aber er tat es natürlich dennoch. Für sie hörte sich das an wie: »Sie gefährden damit zwar Ihr Baby, aber bitte, wenn Sie nur an sich denken, können Sie es natürlich machen.« Wer würde das dann tun?

Für viele Frauen scheint es in diesem Zusammenhang wichtig zu sein, wie sich ihr persönlicher Übelkeitslevel zum »Durchschnitt« verhält. Ich verstehe allerdings nicht ganz, warum: Wenn eine Schwangere eine durch und durch rationale Entscheidung treffen will, muss sie eigentlich nur wissen, wie *sie* mit der Übelkeit zurechtkommt, nicht, wie es anderen damit geht. Tatsächlich aber würden die meisten Frauen, die ich kenne, lieber mit einem durchschnittlichen Maß an Übelkeit leben und nur dann über Medikamente nachdenken, wenn sie wirklich »überdurchschnittlich« leiden.

Was ist normal? Fast 90 Prozent aller Frauen berichten über Anzeichen von Übelkeit und fast die Hälfte auch über Erbrechen.[77] Diese Symptome erreichen normalerweise in der achten

Erbrechen während der Schwangerschaft nach SSW

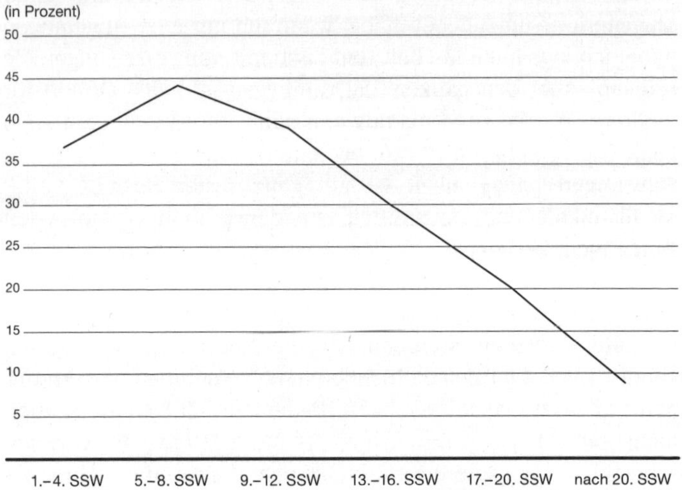

oder neunten Woche ihren Höhepunkt und lassen dann wieder nach. Die Grafik vermittelt einen Eindruck davon, wie vielen Frauen in welcher Schwangerschaftswoche übel ist.[78] Fast 50 Prozent aller Probandinnen berichteten von Erbrechen irgendwann zwischen der 5. und 8. Woche, bis zur 17. Woche waren es weniger als 15 bis 20 Prozent.

Bei den meisten Frauen verschwindet die Übelkeit also irgendwann, aber – wie die Grafik zeigt – nicht sofort mit Beginn des zweiten Schwangerschaftsdrittels. Wenn es Ihnen in den ersten Wochen sehr schlecht ging, erwarten Sie nicht, dass Sie sich ab der 13. oder 14. Woche großartig fühlen, oft wird es in dieser Phase aber allmählich besser.

Ein gewisses Maß an Übelkeit ist normal. Wenn Ihnen allerdings so schlecht ist, dass Sie nichts bei sich behalten und kaum Ihren normalen Alltag bestreiten können, fragen Sie sich sicher irgendwann, ob das auch noch normal ist. Für eine Antwort sollten wir ein bisschen mehr ins Detail gehen. Von den 2500 Teilnehmerinnen einer Studie musste sich die Durchschnittsschwangere in ihrer schlimmsten Phase mindestens einmal täglich übergeben und etwa 13 Prozent der Frauen mindestens dreimal.[79] Die Bezeichnung »morgendliche Übelkeit« ist übrigens völlig irreführend. In einer weiteren Studie, in der der genaue Zeitpunkt der Übelkeit im Tagesverlauf erfasst wurde, berichteten mehr als 80 Prozent der Frauen, dass ihnen den ganzen Tag lang übel war, nicht nur morgens.[80] Doch die eigentliche Zahl der Tage, an denen sie erbrechen mussten, war bei den Teilnehmerinnen dieser Studie gering: an durchschnittlich nur sechs schlechten Tagen der gesamten Schwangerschaft.

Und was heißt das nun zusammengefasst? Bei einer durchschnittlichen Schwangeren beginnt die Übelkeit etwa in der 6. Woche (zwei Wochen nach Ausbleiben der Periode) und klingt in der 13. oder 14. Woche (also in den ersten Wochen des zweiten Trimesters) wieder ab. Während dieses Zeitraums kann es, muss es aber nicht zu Erbrechen kommen. Wenn ja, konzentriert sich das in der Regel auf wenige Tage (die allerdings sehr heftig sein können). Es ist sehr ungewöhnlich, einen ganzen Monat lang täglich zu erbrechen. In den genannten Studien berichteten nur 5 Prozent der Frauen von so starker Übelkeit.[81]

Der Fachbegriff für sehr schwere Formen von Schwangerschaftsübelkeit ist *Hyperemesis gravidarum*. Sie definiert sich durch häufiges Erbrechen (durchschnittlich dreimal täglich) verbunden mit weiteren Komplikationen wie Dehydrierung, Gewichtsverlust und einem Mangel des Elektrolyts Kalium.[82] Eine derart schwere Ausprägung kann für Mutter und Kind sehr gefährlich sein und zu niedrigem Geburtsgewicht sowie Frühgeburten führen. Knapp 1 Prozent der Schwangeren müssen deshalb stationär behandelt werden (meist besteht das Hauptproblem in der Dehydrierung).[83] Das kann sich auch abgesehen von den konkreten Beschwerden ziemlich beängstigend anfühlen. Viele Betroffene fürchten, dass sie nicht genug essen können, um ihr Ungeborenes ausreichend mit Nährstoffen zu versorgen. Doch seien Sie beruhigt: Wenn Sie nach Abklingen der Schwangerschaftsübelkeit eine angemessene Gewichtszunahme erreichen, sind keine negativen Folgen für Ihr Baby zu befürchten.

Wenn Sie das nun gelesen haben und feststellen, dass der Level Ihrer Übelkeit über dem Durchschnitt liegt, verfluchen sich nicht gleich Ihren Körper. So unangenehm diese Beschwerden sind, sie sind Zeichen einer gesunden Schwangerschaft. Wie schon gesagt: Die Fehlgeburtsquoten sind bei Schwangeren, denen übel war, niedriger als bei den Nichtbetroffenen: Eine schon oben erwähnte Studie zeigt, dass das durchschnittliche Risiko für eine Fehlgeburt bei Frauen ohne Übelkeit im ersten Schwangerschaftsdrittel bei 30 Prozent lag, bei Frauen mit Übelkeit nur bei 8 Prozent.[84]

(Aber keine Sorge: Erstens hat die Mehrzahl der Frauen, denen nicht übel ist, auch keine Fehlgeburt, zweitens gehört zu Übelkeit nicht automatisch, dass man sich fünfmal täglich übergeben muss, und drittens treffen niedrige Fehlgeburtsquoten auch auf Frauen zu, denen gar nicht übel ist.)

Dieses Hintergrundwissen tat zumindest Jesse gut. Je übler mir morgens im ersten Drittel war, desto glücklicher war er. Das ist einfach umwerfend: aufwachen, sich miserabel fühlen und daneben ein Ehemann, der sagt, wie sehr er sich darüber freut.

Damit es Ihnen besser geht, müssen Sie sich mit dem Gedanken an eine Behandlung anfreunden. Denn selbst wenn die Schwangerschaftsübelkeit nicht so heftig ausfällt, dass Sie ins Krankenhaus müssen, kann sie mehr als nur unangenehm werden. Die Flüssigkeits- und Nahrungsaufnahme ist für eine gesunde Schwangerschaft wichtig, und wenn Sie nichts bei sich behalten können, kann das problematisch werden. Einfach nur Augen zu und durch ist weder für Sie noch für Ihr Baby ein Spaß.

In der Regel fängt man mit den ganz selbstverständlichen Dingen an: Essen Sie nur das, was Sie vertragen, und nicht zu viel auf einmal. Essen Sie ein paar Salzstangen, bevor Sie aufstehen, und so weiter. Dave, der Mann meiner Freundin Jane, war eine Zeit lang vor allem damit beschäftigt, Nahrungsmittel herbeizuschaffen, die sie halbwegs vertrug. Dosenravioli spielten dabei eine gewichtige Rolle.

Wenn das nicht hilft, sollten Sie die Sache ein bisschen entschlossener angehen. Die generelle Skepsis von Schwangeren gegenüber verschreibungspflichtigen Medikamenten führt dazu, dass sie bevorzugt zu irgendwelchen Naturheilmitteln greifen. Dazu gehören Ingwer und bestimmte Vitamine, die auch bei Übelkeit außerhalb der Schwangerschaft zum Einsatz kommen, außerdem Akupunktur und Akupressur. Beweise für die Wirksamkeit dieser Behandlungen sind allerdings sehr begrenzt und wenig ermutigend.

In einer kürzlich erschienenen Auswertung verschiedener randomisierter Studien konnten keine Hinweise dafür gefunden werden, dass Akupressur oder Akupunktur die Übelkeit beseitigen. Einige kleinere, aber fachlich wenig überzeugende Studien zeigten die Wirksamkeit von Ingwer (üblicherweise als Tee). Offensichtlich funktioniert Vitamin B6: In sehr hohen Dosen reduziert es Übelkeit, wie einige randomisierte Studien belegen. Vitamin B6 ist unbedenklich, es ist auch in den üblichen Schwangerschaftskombipräparaten enthalten, wenn auch in zu niedrigen Dosen, um etwas gegen die Übelkeit auszurichten. In den Untersuchungen wirkte es gegen leichte Übelkeit, nicht jedoch gegen Erbrechen.[85]

Wenn Ihnen Ginger Ale oder Ingwertee nicht mehr hilft, sollten Sie Medikamente in Erwägung ziehen. Medikamente gegen Schwangerschaftsübelkeit haben allerdings eine lange und problematische Geschichte. In den späten 1950er-Jahren bekamen viele Schwangere Thalidomid verschrieben. Seine Wirksamkeit gegen Schwangerschaftsübelkeit ist nicht einmal erwiesen, es kann jedoch den Fötus schädigen. Thalidomid verursachte bei geschätzt 10 000 Ungeborenen weltweit Fehlbildungen von Gliedmaßen und Organen, bevor es Anfang der 1960er-Jahre vom Markt genommen wurde.[86] In Deutschland war dieser Wirkstoff in dem Beruhigungsmittel Contergan enthalten, das zwischen 1957 und 1961 gegen Schwangerschaftsübelkeit empfohlen und aufgrund der verheerenden Folgen zum Gegenstand eines der größten Arzneimittelskandale in der Bundesrepublik wurde.

In den 1970er- und 1980er-Jahren verordnete man Frauen (darunter Jesses Mutter Joyce) häufig Bendectin. Joyce war mit ihrer positiven Erfahrung nicht allein. Randomisierte kontrollierte Studien mit dem Medikament belegten eine Reduzierung von Übelkeit und Erbrechen, eine Verbesserung des Wohlbefindens und weniger Fehlzeiten in der Arbeit (die Ergebnisse in Bezug auf Letzteres waren allerdings wenig signifikant). Am Ende zumindest einer Studie wollten 50 Prozent der Frauen das Medikament weiter einnehmen (im Vergleich zu 30 Prozent derer, die ein Placebo bekamen), was darauf schließen lässt, dass das Mittel zumindest wirksamer ist als eine Zuckerpille.[87]

1983 wurde Bendectin in den USA vom Markt genommen. Um das nachzuvollziehen, muss vorausgeschickt werden, dass einige Kinder mit Fehlbildungen zur Welt kommen, selbst wenn ihre Mütter während der Schwangerschaft keinerlei Medikamente nehmen und auch sonst alles richtig machen – es besteht einfach ein gewisses Grundrisiko. Bendectin wurde sehr vielen Frauen verschrieben, von denen einige Babys mit Fehlbildungen zur Welt brachten. Vielleicht war die Thalidomid-Geschichte der 1950er-Jahre Grund dafür, dass einige der betroffenen Frauen Anwälte fanden, die den Bendectin-Hersteller in den frühen 1980er-Jahren verklagten. Aus ihrer Sicht war das Medikament Ursache für die Fehlbildungen der Kinder. Das Pharmaunternehmen nahm angesichts von Millionen Dollar Anwaltskosten das Medikament vom Markt, auch wenn es den Prozess schließlich gewann. Diese Tatsache liefert im Nachhinein einen weiteren Hinweis auf die Wirksamkeit des Medikaments, denn als es nicht mehr erhältlich war, verdoppelte sich die Zahl der Krankenhauseinweisungen wegen Schwangerschaftsübelkeit.[88]

Die amerikanische Arzneimittelzulassungsbehörde FDA war selbstverständlich beunruhigt. Sie hatten das Medikament schließlich genehmigt – hatten sie einen Fehler gemacht? Nein, wie sich herausstellte. In Folge des Prozesses wurden in mehreren Überblicksartikeln die Studien zu Bendectin ausgewertet. Ein Review von 1994 begutachtet siebenundzwanzig Studien, in denen Frauen, die Bendectin einnahmen, mit Frauen verglichen wurden, die es nicht nahmen.[89] Dabei wurde festgestellt, dass die Frauen mit Bendectin-Einnahme im ersten Trimester – wenn überhaupt – *seltener* Kinder mit Fehlbildungen zur Welt brachten. Statistisch war zwischen beiden Gruppen kein Unterschied nachzuweisen.

Angesichts dieser ausgesprochen beruhigenden Forschungsergebnisse behielt das Arzneimittel in den USA seine FDA-Zulassung. Dennoch brachte es die Firma aus Furcht vor weiteren Prozessen nie wieder auf den Markt. Lächerlich, wenn man bedenkt, dass Bendectin im Wesentlichen aus den beiden Wirkstoffen Vitamin B6 und dem Antihistaminikum Doxylamin besteht, die erstens (übrigens auch in Deutschland) frei verkäuflich sind und zweitens als unbedenklich für Schwangere gelten. Da das Kombipräparat fehlt, stellen Ärztinnen und Frauen sich beides eben selbst zusammen.

Wenn all das nicht hilft, gibt es eine Reihe stärkerer Medikamente gegen Übelkeit. In Deutschland sind verschiedene verschreibungspflichtige Mittel gegen Schwangerschaftsübelkeit auf dem Markt, die die oben erwähnten Wirkstoffe Doxylamin und Pyridoxin (Vitamin B6-Präparat) kombinieren. Beraten Sie sich dazu mit Ihrer Ärztin und fragen Sie auch in der Apotheke nach. Sollten Sie darüber hinaus Zweifel haben, dann informieren Sie sich beim Pharmakovigilanz- und Beratungszentrum für Embryonaltoxikologie in Berlin. Dort können Sie sich individuell beraten lassen oder auf der Internetseite www.embryotox.de nachsehen, welche Erfahrungen mit den einzelnen Medikamenten bestehen.

Ich kenne viele Frauen, denen es im ersten Trimester wirklich sehr schlecht ging, und nur eine von ihnen nahm dagegen ein verschreibungspflichtiges Medikament. Mein Verdacht, dass Ärztinnen und Ärzte sich weigern, etwas zu verschreiben, hat einige befreundete Gynäkologinnen sehr belustigt. Dr. Emily L. Seet, die das medizinische Fachlektorat für dieses Buch übernommen hat, war von meiner Vermutung höchst überrascht: »Ich habe ganz sicher keine Probleme damit, etwas gegen die Übelkeit zu verschreiben. Besser, man unternimmt rechtzeitig etwas, bevor die Frauen richtig krank werden.« Und nachdem ich mit vielen Frauen und Ärztinnen darüber gesprochen hatte, dämmerte mir: Das Problem sind vermutlich wir selber.

Einmal unterhielt ich mich während eines Flugs mit einer Frau, die eine Tochter in Penelopes Alter hat. Sie erzählte mir, dass sie sich im ersten Schwangerschaftsdrittel zwölf Wochen lang zehn bis fünfzehn Mal täglich übergeben musste. Ich wollte wissen, warum sie keine Medikamente genommen hatte. Aber sie hatte ihren Arzt nie danach gefragt und generell Bedenken, während der Schwangerschaft Medikamente zu nehmen.

Schon möglich, dass Ihre Ärztin Ihnen nicht so gerne etwas verschreiben möchte und vorschlägt, Sie sollten es erst einmal mit kleineren Mahlzeiten versuchen. Aber inzwischen bin ich überzeugt, dass in der Mehrzahl der Fälle die Frauen selbst nicht nachfragen und stattdessen still vor sich hin leiden. Doch das ist häufig keine gute Idee, denn starke Dehydrierung und Gewichtsverlust während der Schwangerschaft können zu Komplikationen führen. Warum sollte man das riskieren, wenn es gute und sichere Behandlungsmöglichkeiten gibt?

Unterm Strich

- Übelkeit ist in einem gewissen Rahmen normal und Indiz für eine gesunde Schwangerschaft.
- Nicht mehr normal ist allerdings tägliches Erbrechen über Wochen.
- Abhilfe schaffen in manchen Fällen kleine Mahlzeiten, Ingwer oder Vitamin B6.
- Wenn es Ihnen schlecht geht, scheuen Sie sich nicht, Ihre Ärztin nach Medikamenten zu fragen, aber nehmen Sie nichts ohne Rücksprache mit ihr ein.

8. Pränataldiagnostik

Im ersten Schwangerschaftsdrittel gilt es, eine wichtige medizinische Entscheidung zu treffen, sie betrifft die Pränataldiagnostik. Darauf war ich vorbereitet. Bevor ich schwanger wurde, hatte ich zu Gentests geforscht und mich über Monate in die entsprechende Fachliteratur eingearbeitet. Auch wenn es bei meinem Forschungsprojekt nicht speziell um *pränatale* Tests ging, konnte ich gar nicht anders, als auch dazu einige Artikel zu lesen (natürlich nur aus beruflichen Gründen).

Von dem Moment an, da Jesse und ich wussten, dass ich schwanger war, begannen wir darüber zu diskutieren, was in dieser Hinsicht das Richtige für uns war. Als wir am Wochenende nach der Konferenz mit meiner Familie Urlaub machten, verbrachte ich einen Großteil der Zeit am Computer, um mich zu informieren.

Bei keinem anderen Thema in der Schwangerschaft ist ein strukturierter Entscheidungsrahmen so wichtig wie bei dieser Entscheidung – denn es geht darum, die Vor- und Nachteile der Alternativen korrekt abzuwägen. Und natürlich sind genau für so etwas die Wirtschaftswissenschaften prädestiniert. Ausschlaggebend hierbei sind die Vor- und Nachteile *für Sie persönlich*. Ich behaupte, dass man keine zwei Menschen findet, die über Pränataldiagnostik genau gleich denken, und aus diesem Grund erscheint mir hier eine »Standardempfehlung« auch besonders unsinnig – noch unsinniger als in anderen Dingen.

Aber fangen wir mit etwas Hintergrundwissen an.

Das Ziel aller in der Pränataldiagnostik angewandten Methoden ist gleich: Es gilt festzustellen, ob Chromosomenstörungen (auch Chromosomenaberrationen, Chromosomenanomalien) vorliegen. Die menschliche DNA hat dreiundzwanzig Chromosomenpaare. Die meisten Chromosomenstörungen beruhen darauf, dass von einem Chromosom drei statt zwei Kopien vorhanden sind. In den meisten dieser Fälle wird der Embryo nicht überleben, es kommt zu einem Frühabort, oft merkt die Betroffene nicht einmal, dass sie überhaupt schwanger war.

In einigen Fällen jedoch ist ein Überleben des Kindes möglich oder sogar wahrscheinlich, am häufigsten im Fall des Downsyndroms, verursacht vom dreifach vorhandenen Chromosom 21 (daher auch die Bezeichnung Trisomie 21). Kinder mit Downsyndrom haben unter anderem charakteristische Gesichtszüge und sind in ihren geistigen Fähigkeiten eingeschränkt. Zwei weitere Chromosomenstörungen sind das Edwards-Syndrom (dreifaches Chromosom 18, daher Trisomie 18) und das Pätau-Syndrom (dreifaches Chromosom 13, daher Trisomie 13). Beide sind gravierender als das Downsyndrom, die betroffenen Kinder überleben selten das erste Lebensjahr.

Das Risiko für das Downsyndrom steigt mit dem Alter der Mutter, wie man der folgenden Tabelle entnehmen kann. Ich habe dazu noch ein paar Vergleichswerte zu Dingen angegeben, die Ihnen vermutlich vertrauter sind:[90]

Häufigkeit des Downsyndroms nach Alter der Mutter

Alter	Häufigkeit
20–24	1:1488
25–29	1:1118
30–34	1:746
35	1:374
36	1:289
37	1:224

38	1:173
39	1:136
40	1:106
41	1:82
42	1:63
43	1:49
44	1:38
45	1:30

Dazu ein paar Vergleichswerte:

Wahrscheinlichkeit eines Autounfalls im nächsten Jahr: 1:50

Steuerprüfung im nächsten Jahr: 1:200
Verletzung durch Feuerwerkskörper: 1:19 000
Sechser im Lotto: 1:15 537 573[91]

Bei Penelopes Geburt war ich 31, da lag mein Risiko bei 1 zu 700. Das bedeutet, dass von 700 Schwangeren in meinem Alter im Durchschnitt eine ein Kind mit Downsyndrom zur Welt bringen wird. Als mein Sohn Finn geboren wurde, war ich fünfunddreißig, da lag mein Risiko bereits bei 1 zu 374.

Vor dem Aufkommen der Pränataldiagnostik erfuhren Frauen erst bei der Geburt ihres Kindes, ob es von einer Chromosomenstörung betroffen war. Als meine Mutter mit mir und meinen Brüdern schwanger war, wurde manchen Frauen im zweiten Schwangerschaftsdrittel eine Amniozentese (Fruchtwasserpunktion) angeboten. Dieser Test gibt präzise Auskunft über das Vorliegen des Downsyndroms oder einer anderen Chromosomenstörung, birgt aber ein geringes Fehlgeburtsrisiko. Aufgrund des Zusammenhangs mit dem Alter der Mutter wurde er in der Regel nur Frauen über fünfunddreißig angeboten.

Die Amniozentese gibt es immer noch, parallel zu einem anderen Verfahren, der Chorionzottenbiopsie (Plazentapunktion, Mutterkuchenpunktion), die zu einem früheren Zeitpunkt durchgeführt wird, aber ebenfalls ein gewisses Fehlgeburtsrisiko mit sich bringt. Zusätzlich wurden in den letzten zwanzig Jahren enorme Fortschritte im Bereich der nicht-invasiven Pränataldiagnostik erzielt. Als ich mit Penelope schwanger war, wurden dazu Ultraschalluntersuchung und Bluttest je nach Alter der Mutter kombiniert. Noch später, als ich Finn bekam, reichte bereits nur der Bluttest, um die DNA des Kindes zu untersuchen.

Mit den nicht-invasiven Methoden geht kein Fehlgeburtsrisiko einher, das ist ihr Vorteil. Ihr Nachteil besteht darin, dass das Ergebnis keine absolute Sicherheit liefert. Egal wie es ausfällt, es bleibt eine (wenn auch sehr kleine) Wahrscheinlichkeit, dass das Baby von einer Chromosomenstörung betroffen ist, die dann erst bei der Geburt festgestellt wird.

Ich legte Jesse drei Optionen dar:

Option 1: Nichts tun, alle Testverfahren ablehnen. Das Grundrisiko einer Chromosomenstörung ist durch mein Alter festgelegt und ob unser Baby betroffen wäre, würden wir erst bei der Geburt erfahren.

Option 2: Mit den nicht-invasiven Verfahren anfangen. Dadurch würden wir erfahren, ob aufgrund der Ergebnisse mit einem niedrigeren oder höheren als dem Grundrisiko zu rechnen war. Je nachdem könnten wir dann noch entscheiden, ob wir zusätzlich invasive Verfahren wünschten.

Option 3: Von vornherein ein invasives Verfahren (die Amniozentese oder Chorionzottenbiopsie) wählen. Wir gingen damit ein gewisses Risiko ein, wüssten danach aber ganz sicher, ob unser Kind über einen normalen Chromosomensatz verfügt.

Option 1 schied für uns aus. Angesichts der Thematik dieses Buchs überrascht es Sie vermutlich nicht, dass mein Mann und ich lieber zu viele als zu wenige Informationen bekommen. Weil Option 2 (die nicht-invasiven Tests) mit keinerlei Risiken für das Ungeborene einhergehen, stand für uns fest, dass wir zumindest diese in Anspruch nehmen würden. Natürlich gibt es dazu auch andere Meinungen. Ich kenne mehrere Frauen, die die Schwangerschaft in jedem Fall fortgesetzt hätten und vermeiden wollten, dass ein eventuell negatives Testergebnis sie unnötig in Sorge versetzte. Eine wohlüberlegte Meinung, wenn auch nicht die unsere.

Wir hatten uns zwischen Option 2 und 3 zu entscheiden. Ich erklärte Jesse also, wie die Tests funktionierten und dass wir mit den nicht-invasiven Methoden zumindest mehr Informationen, aber keine endgültige Gewissheit bekämen. Die gab es nur mit den invasiven Methoden, dazu aber ein gewisses Fehlgeburtsrisiko.

»Danke, das finde ich hilfreich«, schrieb mir Jesse (wir tauschten uns per E-Mail aus – was bei komplizierten Analysen sehr angenehm sein kann). »Aber das reicht mir noch nicht. Wenn der nicht-invasive Test gut ausfällt, wie hoch ist dann das Restrisiko? Und wie riskant sind denn Amniozentese oder Chorionzottenbiopsie (und wie beeinflusst das unsere Entscheidung)?«

Er hatte natürlich recht (das kommt selten, aber gelegentlich doch vor). Für unsere Entscheidung brauchten wir diese Zahlen. Allein reichten sie immer noch nicht aus, denn wir mussten auch bewerten, wie wir zu einer Fehlgeburt oder einem Kind mit Behinderung standen. Aber ohne die Zahlen konnten wir darüber nicht diskutieren.

Ich machte mich also an die Arbeit. Bei der Vorsorgeuntersuchung in der 10. Woche fragte ich meine Ärztin. Sie hatte mir das nicht-invasive Verfahren empfohlen, weswegen ich ihr eine vereinfachte Form meiner Frage stellte: »Wenn der Test negativ ausfällt, wie ist dann das Restrisiko?« (Zum Verständnis: Bei medizinischen Tests lauten erfreuliche Ergebnisse in der Regel »negativ«, da *kein* Hinweis auf eine Erkrankung vorliegt.)

»Sehr niedrig«, sagte sie mir.

»Wie niedrig?«, wollte ich wissen. »1 zu 1000? 1 zu 10 000? Oder 1 zu 30 000?«

»Ja«, antwortete sie. »So was in der Richtung.«

Ich gebe ja zu, dass ich mit Zahlen ein bisschen pedantischer bin als andere Leute, aber das schien mir dann doch extrem vage.

Die Tests wurden nicht von meiner Gynäkologin, sondern in einer Praxis durchgeführt, in der auch eine genetische Beraterin tätig war. Ich ging davon aus, dass diese meine Fragen präziser beantworten würde. Leider Fehlanzeige. Nach einem negativen Testergebnis lautete die Schlussfolgerung, dass ich das Risiko einer Zwanzigjährigen hatte. Das klingt gut, aber was heißt das? Eine Zwanzigjährige, die sich nicht testen lässt? Begleitet wurde die Auskunft von einem schlichten Balkendiagramm, das mir zeigte, dass mein tatsächliches Alter von einunddreißig sehr viel höher war als mein »genetisches Alter« von zwanzig. Es versteht sich von selbst, dass damit für mich gar nichts geklärt war.

Meine Ärztin war auch nicht besser informiert, als es um das Fehlgeburtsrisiko der invasiven Untersuchungsmethoden ging. Ich bekam eine konkrete Zahl (1 von 200 Amniozentesen führen zu einer Fehlgeburt), doch dann stellte sich heraus, dass dies genau die Risikorate war, die man 1985 schon meiner Mutter mitgeteilt hatte. Ich konnte mir kaum vorstellen, dass die Technik seither keine Fortschritte gemacht hatte.

Um auf all diese Fragen eine zufriedenstellende Antwort zu bekommen, musste ich wohl oder übel wieder selbst ans Werk gehen. Ich versuchte zuerst einmal herauszufinden, wie die nicht-invasiven Verfahren funktionierten, und dann, wie hoch die Risiken der invasiven Verfahren waren.

Das war übrigens einer der wenigen Aspekte der Schwangerschaft, für die ich doppelt recherchieren musste, zuerst bei Penelope, dann bei Finn. Unser grundlegender Entscheidungsprozess hatte sich in der Zwischenzeit gar nicht geändert, wohl aber die medizinischen Methoden. Als ich Finn erwartete, hatte sich die Präzision der nicht-invasiven Verfahren durch einen neuen Bluttest extrem verbessert. Jesse und ich diskutierten sie erneut (diesmal statt per E-Mail mit einer Familienplaner-App) und stellten wieder fest, dass wir Zahlen brauchten. Noch immer gab es nicht die eine »richtige« Antwort, aber ohne Zahlen gab es gar keine.

Nicht-invasive Pränataldiagnostik

Das Prinzip dieser Methoden ist einfach: Man sucht im Blut der Mutter nach bestimmten Charakteristika des Embryos oder speziellen Markern, die bei Downsyndrom oder anderen Chromosomenstörungen häufiger vorkommen. Mit diesen Informationen kann man den Eltern genauer sagen, wie groß die Wahrscheinlichkeit ist, dass ihr Kind davon betroffen ist.

Das Prinzip lässt sich leichter an einem Beispiel erklären, das mit Schwangerschaft nichts zu tun hat. Nehmen wir den viel weniger emotionsgeladenen Vorgang des Obstkaufs. Im Supermarkt stehen Sie vor einem Haufen Cantaloupe-Melonen und wollen auf jeden Fall eine reife erwischen. Um *absolut sicher* zu gehen, müssten Sie das Exemplar Ihrer Wahl aufschneiden und kosten. Das ist vor dem Kauf natürlich nicht möglich. Stattdessen werden Sie vermutlich versuchen, den Reifezustand anhand des Aussehens zu beurteilen. Wie ist die Farbe, wie der Geruch? Die meisten Menschen kennen dafür alle möglichen Tricks. Mir hat mal jemand erzählt, man könne es daran merken, ob die Melone besonders schwer ist. Egal, was Sie nun tun – es beruht auf der gleichen Methodik. Zum Beispiel die Farbe: In der Regel sind Melonen mit grünerer Schale weniger reif. Wenn Sie also ein Exemplar ohne Grün finden, gehen Sie davon aus, dass es vermutlich reif ist. Eine Statistikerin würde es so formulieren: Sie versuchen anhand eines Zeichens (in dem Fall, ob die Schale mehr oder weniger grün ist) einen *Rückschluss* auf die Realität (ob die Melone reif ist oder nicht) zu ziehen.

Anhand dieser Methode wählen Sie eine Melone, die Ihrer Ansicht nach mit großer Wahrscheinlichkeit reif ist, und kaufen sie. Es bleibt aber ein Restrisiko, egal welche Tricks Sie drauf haben. Es besteht noch immer eine (wenn auch kleine) Möglichkeit, dass die Melone doch nicht reif ist, wenn Sie sie zu Hause anschneiden. Einige der Melonen sehen nur reif aus, sind es aber nicht. Umgekehrt bleiben ein paar Melonen im Supermarkt liegen, weil sie noch grün sind oder nicht besonders stark duften – in Wahrheit aber sind sie reif. Da passieren also zwei verschiedene »Fehler«. Im ersten Fall denken Sie, alles sei in Ordnung, obwohl es ein Problem gibt. Im zweiten Fall denken Sie, es gebe ein Problem, obwohl alles in Ordnung ist.

Dieses Beispiel mag Ihnen weit hergeholt vorkommen – und was die emotionale Aufladung und Relevanz angeht, stimmt das auch. Doch rein statistisch lässt es sich durchaus mit den Verfahren des sogenannten Ersttrimester-Screenings vergleichen. Die Ärzte wollen feststellen, ob ein Baby gesund ist (die reife Melone aus unserem Beispiel). Sie kennen einige Faktoren, die häufiger auf gesunde Babys und Schwangerschaften zutreffen (in unserem Beispiel: kein Grün mehr auf der Melonenschale). Wenn sie solche Faktoren feststellen, ist die Wahrscheinlichkeit größer, dass das Baby gesund ist.

Grundsätzlich trifft diese Beschreibung auf sämtliche nichtinvasive Verfahren zu. Die genaue Methodik (und Treffsicherheit) unterscheidet sich allerdings bei dem zurzeit modernsten zellfreien DNA-Test und den älteren Ultraschallverfahren und Bluttests.

Nicht-invasive Untersuchung auf Chromosomenstörung (NIPT)

Diesen Pränataltest, auch »zellfreien DNA-Test« genannt, gibt es seit 2012. Man weiß aber bereits seit Jahrzehnten, dass im Blutkreislauf der Mutter während der Schwangerschaft auch DNA ihres ungeborenen Kindes zirkuliert. Man versucht also, diese zu isolieren (das heißt, sie von jener der Mutter zu unterscheiden), damit man bei Untersuchung der DNA des Kindes ganz ohne invasive Verfahren auskommt. Die Genauigkeit der invasiven Methoden (Amniozentese und Chorionzottenbiopsie) beruht eben darauf, dass dabei tatsächlich Zellen des Fötus gewonnen und getestet werden, um seine DNA zu bestimmen. Genau das will man auch mit nicht-invasiven Verfahren erreichen. Man hätte dann die Vorteile beider Verfahren vereint.

Fortschritte in dieser Hinsicht wurden vor allem dadurch gebremst, dass die Konzentration der fetalen DNA im mütterlichen Blut extrem gering ist. Das machte es schwierig bis unmöglich, genug Blut zu entnehmen, um ausreichend Material für die Untersuchung zu gewinnen.

In den späten 1990er-Jahren fanden Forschende heraus, dass zellfreie fetale DNA sich in sehr viel höherer Konzentration mit der zellfreien mütterlichen DNA vermischt. Wenn man aus dem Plasma der Mutter zellfreie DNA isoliert, stammen 10 bis 20 Prozent daraus vom Fötus.[92] Diese höhere Konzentration ermöglicht es, die pränatalen Bluttests zu verbessern.

Wenn es prinzipiell möglich wäre, die fetale und mütterliche DNA zu trennen, könnte man mit dieser Prozedur die fetale DNA genau bestimmen. Momentan ist die Technik noch nicht so weit, auch wenn sie beständig voranschreitet. Stattdessen konzentriert sich die Analyse darauf, die Bestandteile der zellfreien DNA zu identifizieren, die in der mütterlichen nicht vorhanden sein können.

Am einfachsten lässt sich das anhand des Geschlechts des

Kindes erklären. Frauen haben zwei X-Chromosomen, Männer ein X- und ein Y-Chromosom. Untersucht man die zellfreie DNA der Mutter und findet jede Menge Y-Chromosomen, kann man sicher sein, dass sie nicht von ihr, sondern vom Baby stammen. Sehr wahrscheinlich wird dann ein kleiner Junge zur Welt kommen. Umgekehrt ist die Wahrscheinlichkeit sehr hoch, dass es sich um ein Mädchen handelt, wenn man keine Y-Chromosomen findet.

Vergleichbar lässt sich dieses Verfahren auch auf Chromosomenstörungen anwenden. Ein Fötus mit Downsyndrom hat drei statt zwei Chromosomen 21, von allen anderen Chromosomen nur zwei. Wenn die Mutter keine Chromosomenstörungen aufweist, hat sie von sämtlichen Chromosomen nur zwei, inklusive des Chromosoms 21. Sollte man in einer Mischung aus mütterlicher und fetaler DNA überdurchschnittlich viele Chromosomen 21 finden, deutet das darauf hin, dass das Baby das Downsyndrom hat.

Der Einfachheit halber sucht man gezielt nach derartigen Ungleichgewichten, und wenn sich Auffälligkeiten zeigen, weist das Testergebnis auf eine mögliche Chromosomenstörung hin. Ein *positives* Ergebnis bedeutet dann, dass es Hinweise auf ein Problem gibt und weitere Untersuchungen angeraten sind, ein *negatives*, dass die Chromosomenzahl ausgeglichen scheint und keine weiteren Untersuchungen empfohlen werden.

Wie bei meinem Melonenbeispiel gibt es auch bei dieser Blutuntersuchung keine absolute Gewissheit darüber, ob das Kind das Downsyndrom hat oder nicht. Manchmal ist das Ungleichgewicht bei den Chromosomen nicht auffällig genug für ein positives Testergebnis, obwohl das Kind in Wahrheit eine Chromosomenstörung aufweist. Dann spricht man von einem *falsch-negativen* Ergebnis. Umgekehrt gibt es manchmal scheinbar ein Chromosomenungleichgewicht, obwohl das Baby völlig gesund ist. Dann handelt es sich um ein *falsch-positives* Ergebnis.

Nachdem ich das zugrunde liegende Prinzip erst einmal verstanden hatte, dachte ich nochmals über das Verfahren nach.

Wenn wir uns für das nicht-invasive Verfahren entschieden, würde ich nach dem Test eine Empfehlung von meiner Ärztin bekommen. Bei einem negativen (also »guten«) Testergebnis würde sie mir zu keiner weiteren Untersuchung raten. Bei einem positiven (»schlechten«) Ergebnis würde sie zu einer Amniozentese oder Chorionzottenbiopsie raten. Die entscheidende Frage für mich war nun, wie verlässlich diese Informationen waren.

Damit schälte sich heraus, was genau ich in Erfahrung bringen musste. Erstens musste ich wissen, wie sicher diese Tests eine Chromosomenstörung nachweisen. Wenn mein Risiko oberhalb des sogenannten Cut-offs lag (das heißt, besser als der Grenzwert war, ab dem man ein Testergebnis als positiv einstufte) und man mir »Alles in Ordnung, keine weitere Untersuchung nötig« signalisierte, würde mich das wirklich beruhigen? Wie viele Chromosomenstörungen wurden bei diesen Tests nicht erkannt? Zweitens musste ich wissen, wie häufig falsch-positive Ergebnisse vorkamen, also die Fälle, in denen Frauen wegen Auffälligkeiten zu weiteren Untersuchungen geraten wird, obwohl das Baby in Wahrheit gesund war. Wenn das häufig vorkam, so meine Überlegung, würde ich lieber gleich eine der beiden invasiven Methoden wählen. Warum sollte ich dann zuerst die Angst vor einem schlechten Ergebnis beim Bluttest durchstehen, um danach nochmals Wochen auf den endgültigen Befund zu warten?

Die Antwort auf meine erste Frage lautet: Mit dem nicht-invasiven Verfahren werden 99 Prozent aller Trisomien entdeckt. Die größte dazu verfügbare Studie wurde in China durchgeführt und 2015 publiziert.[93] Dafür wurde bei 147 000 Frauen der Test durchgeführt. Von 726 Fällen des Downsyndroms identifizierte der Test 720 Fälle, das sind etwa 99,1 Prozent. Auf ähnliche Zahlen kommt eine frühere Studie, die sich auf Risikoschwangerschaften beschränkte[94], wobei die große Studie eigentlich hilfreicher ist, weil sie eine ähnliche Entdeckungsrate bei Teilnehmerinnen mit niedrigem Risiko aufweist.

Die große Studie beantwortete zugleich meine zweite Frage nach den falsch-positiven Ergebnissen. 781 Frauen wurde hinsichtlich Downsyndrom ein positives Testergebnis mitgeteilt, davon wurden 720 durch die spätere Diagnose bestätigt. Das heißt, 61 Frauen erhielten ein falsch-positives Ergebnis. Bei dieser enorm großen Teilnehmerinnenzahl kommt man entsprechend auf eine Quote von 0,05 Prozent. Das heißt, 5 von 10 000 Frauen wird mitgeteilt, ihr Baby habe eine Chromosomenstörung, obwohl in Wahrheit alles in Ordnung ist.

Damit hatte ich relevante Zahlen, aber Jesses Frage war noch nicht endgültig beantwortet. Er wollte letztendlich das Restrisiko wissen: Wenn das Testergebnis negativ war, wie wahrscheinlich war dann noch eine Chromosomenstörung? Dazu muss man diese Zahlen mit dem Grundrisiko nach Alter der Mutter verknüpfen. Die folgende Tabelle gibt diese Berechnungen wieder. Die erste Spalte enthält die Häufigkeit bei negativem Testergebnis, die zweite bei positivem Testergebnis.

Alter	Häufigkeit des Downsyndroms bei negativem Ergebnis	Häufigkeit des Downsyndroms bei positivem Ergebnis
20–24	1:179830	1:1,8
25–29	1:135085	1:1,6
30–34	1:90097	1:1,4
35	1:45109	1:1,2
36	1:34830	1:1,15
37	1:26969	1:1,12
38	1:20801	1:1,09
39	1:16327	1:1,07
40	1:12699	1:1,06
41	1:9796	1:1,04
42	1:7498	1:1,03

43	1:5805	1:1,03
44	1:4475	1:1,02
45	1:3508	1:1,01

Bemerkenswert an dieser Tabelle scheint mir zweierlei: Erstens ist die Erkennungsrate dieses Tests exzellent. Bei negativem Testergebnis ist das Restrisiko zwar nicht gleich null, aber doch sehr niedrig. Zweitens – und das darf man keinesfalls außer Acht lassen – zeigen die falsch-positiven Ergebnisse, dass selbst bei positivem Testergebnis die tatsächliche Wahrscheinlichkeit für das Downsyndrom in keiner Altersgruppe den 100 Prozent nahekommt. In der niedrigsten Gruppe, bei Frauen Anfang zwanzig, liegt die Wahrscheinlichkeit selbst bei positivem Testergebnis etwa bei 50 Prozent. Bei älteren Frauen ist mit einem positiven Testergebnis eine sehr hohe Wahrscheinlichkeit (fast 98 Prozent) des Downsyndroms verbunden.

Diese Tabelle half mir zumindest teilweise, als ich mit Finn schwanger war. Bei seiner Geburt war ich fünfunddreißig. Bei einem negativen Bluttest lag die Wahrscheinlichkeit für eine Chromosomenstörung nur bei etwa 1 zu 45 000. Bei einem positiven Ergebnis, selbst wenn es nicht ganz sicher war, bereits bei 80 Prozent.

Ultraschall + Bluttest (Ersttrimester-Screening)

Der oben beschriebene NIPT wird immer häufiger durchgeführt, allerdings werden in den USA die Kosten nicht immer von der Krankenversicherung übernommen. Meine zahlte ihn nur, weil ich, als ich mit Finn schwanger war, fünfunddreißig war, was als Risikoschwangerschaft galt. In Deutschland wurde dieser Test Eltern seit 2012 als individuelle Gesundheitsleistung (iGeL) angeboten, die Krankenkasse bezahlte ihn also nicht. Im September 2019 beschloss der Gemeinsame Bundesausschuss (das höchste Beschlussgremium der gemeinsamen Selbstverwaltung im deutschen Gesundheitswesen), dass gesetzliche Krankenkassen die Kosten für den Test voraussichtlich ab Ende 2020 übernehmen – allerdings nicht flächendeckend für alle Frauen, sondern »in begründeten Einzelfällen und nach ärztlicher Beratung«.[95]

Wenn Sie keinen NIPT durchführen lassen können (oder wollen), wird Ihnen vermutlich die ältere Methode angeboten, nämlich eine Kombination aus Ultraschall und ein Bluttest zur Feststellung des Hormonspiegels.

Die wichtigste Maßnahme dabei stellt die Nackenfaltenmessung (Nackentransparenzmessung, NT-Messung) per Ultraschall dar. Bei Babys mit Downsyndrom ist die Nackenfalte häufig verdickt, weil sie mehr Flüssigkeit enthält. Außerdem wird das Blut der Mutter auf zwei Hormone getestet (PAPP-A = Pregnancy Associated Plasma Protein A und hCG = humanes Choriongonadotropin), da sich der Spiegel dieser Hormone bei Vorliegen eines Downsyndroms vom Normalfall unterscheidet. Aus dem Vergleich der individuellen Werte mit denen von Embryonen mit und ohne Downsyndrom können Schlüsse auf die Gesundheit des Babys gezogen werden.

Das Ergebnis dieser Untersuchung ist wie beim NIPT entweder positiv oder negativ. Im ersten Fall wird zu weiteren Tests geraten, im zweiten Fall nicht. Der große Unterschied zwischen dem Ersttrimester-Screening und dem moderneren NIPT ist die Genauigkeit. Mit der beschriebenen Kombination aus Ultraschall und Blutuntersuchung werden etwa 90 Prozent aller Fälle von Downsyndrom entdeckt, im Vergleich zu 99 Prozent bei dem neueren Verfahren.[96] Auch die falsch-positiven Ergebnisse liegen höher, bei etwa 6,3 Prozent (im Vergleich zu 0,05 Prozent beim NIPT). Das heißt, bei dem älteren Verfahren wird 6 von 100 untersuchten Frauen zuerst ein »positives« Ergebnis mitgeteilt, bevor sie nach weiteren Untersuchungen erfahren, dass ihr Kind gesund ist. Bei dem neueren Test sind es nur 5 von 10 000 Frauen. Insgesamt schneidet das ältere Verfahren also schlechter ab.

Die Effektivität dieses Verfahrens variiert außerdem je nach Alter der Mutter. Bei jüngeren Frauen ist die Entdeckungsrate deutlich niedriger (sie liegt bei Frauen Ende zwanzig nur bei 85 Prozent), zudem sind die falsch-positiven Ergebnisse bei älteren Frauen extrem hoch (fast 50 Prozent bei Frauen Anfang vierzig).

Wenn Sie sich für die ältere Methode entschieden haben, werden Ihnen womöglich weitere Untersuchungen im zweiten Trimester, etwa zwischen der 15. bis 18. Woche angeboten. In diesem Stadium nimmt man Ihnen dann wieder Blut ab, das auf vier weitere Hormone getestet wird (der sogenannte Quadruple-Test): AFP (Alpha-Fetoprotein), hCG (humanes Choriongonadotropin), freies Estriol und Inhibin A. Es wird nach derselben Logik wie im ersten Drittel ausgewertet. Beide Ergebnisse können kombiniert werden, um die Fälle von Downsyndrom zu einem höheren Prozentsatz (bis zu 97 Prozent) zu entdecken.[97]

Andere Krankheiten

Die Pränataldiagnostik konzentriert sich vor allem auf das Downsyndrom, vermutlich weil es sich um die häufigste Chromosomenstörung handelt. Mit den Untersuchungen können jedoch auch Trisomie 13 und 18 (das Pätau- und das Edwards-Syndrom) entdeckt werden. Diese sind sehr viel seltener (Trisomie 18 kommt bei einer von 5000, Trisomie 13 bei einer von 10 000 Lebendgeburten vor) und die Babys sterben in der Regel innerhalb ihres ersten Lebensjahrs. Das Risiko hängt ebenfalls vom Alter der Mutter ab. Bei den unter Fünfundzwanzigjähren liegt es bei beiden Krankheiten bei 1 zu 5500 und steigt bei den Fünfundvierzigjährigen bis auf 1 zu 162.

Die Tests laufen so wie oben beschrieben, nur mit noch besserer Entdeckungsrate als beim Downsyndrom. Falsch-positive Ergebnisse sind sehr selten. Die zellfreien Verfahren funktionieren fast perfekt, aber auch die älteren sind sehr effektiv. In einem Artikel von 2002 berichteten zwei britische Forschende, dass mit der Kombination aus Ultraschall und Blutuntersuchung 95 Prozent der Fälle entdeckt werden, mit 0,3 Prozent falsch-positiven Ergebnissen.[98] Weil das Grundrisiko generell so niedrig und das Testverfahren so verlässlich ist, ist die Wahrscheinlichkeit für diese Erkrankungen nach einem guten Testergebnis sehr, sehr gering.

Unterm Strich, Teil 1

- Der NIPT (nicht-invasiver Pränataltest, zellfreier DNA-Test) ist sehr genau und kann etwa 99 Prozent der Downsyndrom-Fälle nachweisen.
- Falsch-positive Ergebnisse kommen vor, wenn auch sehr selten.
- Falls dieses Testverfahren nicht zur Anwendung kommt, werden auch durch Ultraschall plus Bluttest (Ersttrimester-Screening) 90 Prozent der Downsyndrom-Fälle entdeckt. Falsch-positive Ergebnisse kommen allerdings häufiger vor.

Invasive Pränataldiagnostik: Chorionzottenbiopsie und Amniozentese

Ich habe mich in beiden Schwangerschaften extrem lange mit den nicht-invasiven Tests beschäftigt und damit Jesses Fragen dennoch erst zur Hälfte beantwortet. Die andere Option (für die ich mich zusätzlich oder anstelle der nicht-invasiven Tests entscheiden konnte) waren invasive Verfahren, entweder die Chorionzottenbiopsie (Mutterkuchenpunktion) oder die Amniozentese (Fruchtwasserpunktion). Beide würden meiner Ärztin (oder genauer, einem Labor) ermöglichen, die fetale DNA zu analysieren und Jesse und mir Gewissheit zu geben, ob unser Kind über einen normalen Chromosomensatz verfügte. Bei beiden wird eine Nadel in die Gebärmutter eingeführt, weswegen damit ein geringes Fehlgeburtsrisiko verbunden ist. Wie gering, wusste ich noch immer nicht. Und ich wusste auch nicht, was die beiden Verfahren unterscheidet.

In beiden Fällen wird der Gebärmutter mittels einer Nadel eine Probe fetaler Zellen entnommen. Es gibt aber auch zwei Unterschiede: nämlich woher die Zellen stammen und in welchem Schwangerschaftsstadium die Untersuchung durchgeführt wird.

In der Gebärmutter ist das Baby von der mit Flüssigkeit (Fruchtwasser) gefüllten Fruchtblase umgeben und die Flüssigkeit enthält jede Menge fetale Zellen. Für die Amniozentese wird durch die Bauchdecke eine lange und (sehr) dünne Nadel in die Gebärmutter und die Fruchtblase eingeführt (das geschieht unter lokaler Betäubung) und etwas Fruchtwasser entnommen. Dann werden die fetalen Zellen von den mütterlichen Zellen separiert, um die DNA des Babys analysieren zu können. Diese Untersuchung wird üblicherweise in der 16. bis 20. Schwangerschaftswoche durchgeführt (eine frühere Durchführung scheint die Bildung von Klumpfüßen zu begünstigen, weswegen man das vermeidet).[99]

Die Amniozentese wird bereits seit Jahrzehnten durchgeführt. Die Chorionzottenbiopsie ist neuer: Sie wurde in den frühen 1980er-Jahren entwickelt und wird seither immer häufiger praktiziert. Dabei wird ebenfalls eine Nadel eingeführt – entweder durch die Bauchdecke (transabdominal) oder durch Vagina und Gebärmutterhals (transzervikal) – und Zellen aus der Plazenta entnommen. Wieder werden die mütterlichen und fetalen Zellen separiert und die DNA des Kindes analysiert. Die Chorionzottenbiopsie findet viel früher statt, vor Ende des ersten Schwangerschaftsdrittels zwischen der 10. und 12. Woche.

Bei beiden Verfahren sind die Risiken für die Schwangere selbst verschwindend gering; die Regeneration dauert in der Regel nur ein oder zwei Tage. Die Zellen können mittels eines »Schnellverfahrens« (dem FISH-Test, Fluoreszenz-in-situ-Hybridisierung) auf Trisomie 13, 18 und das Downsyndrom sowie auf das Geschlecht des Babys hin untersucht werden. Die Ergebnisse erhält man bereits wenige Tage später. Eine gründlichere und genauere Analyse dauert ein bis zwei Wochen, danach ist der gesamte Chromosomensatz des Kindes entschlüsselt. Das ist einerseits irgendwie cool (die erste DNA-Sequenz Ihres Kindes!), enthält aber im Vergleich zu dem, was bereits nach ein paar Tagen feststeht, kaum zusätzliche Informationen, weil überzählige Chromosomen außer bei Chromosom 13, 18 und 21 extrem selten vorkommen.

Beide Verfahren sind sehr genau und geben äußerst verlässlich Auskunft darüber, ob das Ungeborene gesund ist. Falsch-negative oder falsch-positive Ergebnisse kommen so gut wie nie vor.

Diese Verlässlichkeit ist somit ihr großer Vorteil. Ihr Nachteil ist die Möglichkeit, durch die Untersuchung eine Fehlgeburt auszulösen. Grundsätzlich stellt es natürlich eine gewisse Gefahr dar, eine Nadel in die Gebärmutter zu bohren. Häufig wird diese Gefahr von Ärztinnen und Ärzten oder Schwangerschaftsratgebern als relativ groß dargestellt. Bei der Chorionzottenbiopsie wird das Risiko allgemein mit 1 zu 100 angegeben, bei der Amniozentese mit 1 zu 200. Zu meiner Überraschung stieß ich bei meinen Recherchen auf deutlich niedrigere Quoten, und zwar so niedrig, dass es schwer ist, überhaupt eine Zahl zu nennen, aber ich würde 1 zu 800 schätzen.

Nun denken Sie vielleicht: Woher sollen denn die höheren Zahlen stammen, wenn nicht aus Daten? Und warum denken immer noch alle, dass die Amniozentese weniger riskant ist, wenn das offensichtlich gar nicht stimmt?

Die Antwort auf die erste Frage lautet: die schlechte Qualität alter Daten. Die Angabe von 1 zu 200 beruht auf einer Studie aus den 1970er-Jahren mit 1000 Frauen, die eine Amniozentese vornehmen ließen, und 1000 Frauen einer Kontrollgruppe.[100] In der Amniozentese-Gruppe hatten 3,5 Prozent eine Fehlgeburt, in der Kontrollgruppe 3,2 Prozent. *Dieser Unterschied war statistisch nicht relevant und verschwand bei der Bereinigung hinsichtlich des Alters der Mütter komplett.* Einfacher ausgedrückt bedeutet dies, dass die Studie keinerlei erhöhtes Risiko einer Fehlgeburt durch die Amniozentese nachweisen konnte. Dennoch war die Zahl 1 zu 200 in die Welt gesetzt. Sie wurde gestützt durch eine in verschiedener Hinsicht bessere Studie aus den 1980er-Jahren, die das Risiko ähnlich hoch veranschlagte. Doch auch aus ihr lassen sich schwer Schlüsse ziehen, vor allem weil sie schlicht sehr alt ist.[101]

Alte Studien sind nicht grundsätzlich unbrauchbar, manche Dinge ändern sich innerhalb von dreißig Jahren nicht. Andere aber schon und das trifft auf die Technik bei der Amniozentese zu. Die größten Verbesserungen wurden dadurch erreicht, dass man bei dem Verfahren Ultraschall einsetzte.

Die entscheidende Gefahr bei beiden invasiven Verfahren ist die Verletzung des Ungeborenen mit der Nadel; damit verbunden ist auch das Risiko, die Plazenta zu verletzen, was ebenfalls zu Komplikationen führen kann. Früher wurde daher *vorher* ein Ultraschall gemacht und daraus der beste Weg für die Nadel abgeschätzt. Wenn das Baby sich in der Zwischenzeit bewegt hatte, konnte man auch falsch liegen. Heute wird der ganze Vorgang mit Ultraschall überwacht. Damit ist die Gefahr, das Baby oder die Plazenta zu verletzen, so gut wie gebannt. Dazu kommen enorme Verbesserungen bei der Qualität des Ultraschalls in den letzten Jahrzehnten. Ein besseres Bild erleichtert der Ärztin die Untersuchung und minimiert die Risiken.

Glücklicherweise gibt es zur Amniozentese einige neuere Studien, die – wenig überraschend – belegen, dass die Risiken sehr viel geringer sind. Eine dieser Studien ist die sogenannte

FASTER-Studie.[102] Ursprünglich sollten darin die verschiedenen nicht-invasiven Verfahren evaluiert werden, doch einige der Teilnehmerinnen entschieden sich im Anschluss auch noch für ein invasives Verfahren. Die Forschenden verglichen deren Fehlgeburtsquoten mit denen der anderen Teilnehmerinnen, die keine Amniozentese durchführen ließen. Das Risiko einer Fehlgeburt vor der 24. Woche lag bei der Kontrollgruppe (ohne Amniozentese) bei 0,94 Prozent und bei der Gruppe mit Amniozentese bei 1,0 Prozent – eine sehr geringe Differenz (aus der sich ein Risiko von 1 zu 1600 für die Untersuchung ableiten ließe) und nicht signifikant, sodass sich daraus kein erhöhtes Risiko für das Ungeborene ableiten lässt.

Zwei andere neuere Studien mit ähnlichem Design verglichen Frauen, die eine Amniozentese durchführen ließen, mit ähnlichen Frauen ohne diese Untersuchung und kamen zum gleichen Ergebnis. Keine Studie konnte markante Unterschiede in den Gruppen mit und ohne Amniozentese nachweisen. Also noch einmal: Die Behauptung, das Fehlgeburtsrisiko wird durch die Untersuchung *nicht* erhöht, lässt sich nicht widerlegen. Wenn wir die Tragweite dieser Schätzungen ernst nehmen, sollten wir von einem Risiko von 1 zu 800 ausgehen.[103]

Bei der Chorionzottenbiopsie ist die Sachlage etwas komplizierter. Das Verfahren gibt es noch nicht so lange und die Durchführung ist etwas schwieriger. Da die Lernkurve eine entscheidende Rolle spielt, sind die Risiken mit zunehmender Verbreitung immer weiter gesunken. Das lässt sich unmittelbar einer sehr interessanten Studie entnehmen, die beide invasive Verfahren in einem Krankenhaus in Kalifornien über einen Zeitraum von zwanzig Jahren (1983 bis 2003) miteinander vergleicht.[104] Sie zeigt auch, welche Fortschritte die Chorionzottenbiopsie gemacht hat. Zu Beginn des Studienzeitraums, Mitte der 1980er-Jahre, wurde dabei ein zwanzigmal höheres Risiko als bei der Amniozentese veranschlagt. Dagegen war es von 1998 bis 2003 auf den gleichen Level gesunken (bereinigt um das Alter der Mutter und den Zeitpunkt der Untersuchung).

Die aktuelle Ausgabe eines der gängigsten universitären Gynäkologielehrbücher enthält eine Auswertung verschiedener Artikel, die die beiden Verfahren vergleichen, und kommt zu dem Schluss, dass die Risiken gleich hoch sind.[105] Das hieße, dass das Fehlgeburtsrisiko der Chorionzottenbiopsie ebenfalls bei 1 zu 800 läge; das entspräche der einen oben erwähnten, gut konzipierten Studie, die die Chorionzottenbiopsie mit dem Unterlassen einer invasiven Untersuchung vergleicht und keinen statistisch signifikanten Unterschied bei Fehlgeburten feststellen konnte (das spätere Fehlgeburtsrisiko war sogar in der Gruppe mit Chorionzottenbiopsie niedriger).[106]

Als ich mit Penelope schwanger war, hätte ich die Chorionzottenbiopsie der Amniozentese vorgezogen. Letztendlich entschieden wir uns dann aber gegen ein invasives Testverfahren (mehr dazu später). Bei Finn vermutete ich, dass die Chorionzottenbiopsie mit der Zeit immer häufiger eingesetzt würde. Wie sich herausstellte, traf das nicht zu. Ich hatte nicht einkalkuliert, welch große Rolle die optimierten nicht-invasiven Verfahren inzwischen spielten.

Der Hauptnutzen der Chorionzottenbiopsie ist ein frühes und genaues Ergebnis. Das auf Ultraschall beruhende nicht-invasive Verfahren ist für ältere Frauen, die häufig falsch-positive Ergebnisse bekommen, wenig hilfreich – bei diesen dominierte lange die Chorionzottenbiopsie. Nun da Chromosomenstörungen mittels NIPT mit großer Verlässlichkeit auch bei älteren Frauen entdeckt werden können, steigen sehr viele Schwangere um, die Zahl der Chorionzottenbiopsien geht dramatisch zurück. Als ich Finn erwartete, fragte ich die genetische Beraterin, wie verbreitet das Verfahren noch war. Sie antwortete, dass sie vor dem NIPT fast täglich eine Chorionzottenbiopsie durchgeführt hätten, inzwischen nur noch ein bis zwei pro Monat.

Die Daten, die ich zur Chorionzottenbiopsie gefunden habe, wiesen eindeutig darauf hin, dass die Risiken mit der Häufigkeit der Durchführung gesunken sind, was umgekehrt bedeutet, dass sie wahrscheinlich wieder (zumindest etwas) ansteigen, wenn das Verfahren nicht mehr so gängig ist. Das heißt nicht, dass eine Quote von 1 zu 100 zutrifft (für diese Zahl gab es nie eine Grundlage), aber es brachte mich zumindest zum Nachdenken.

Wichtig ist der Hinweis, dass die Amniozentese, auch wenn sie inzwischen weniger häufig für genetische Analysen genutzt wird, nach wie vor für andere Untersuchungen während der Schwangerschaft zum Einsatz kommt (zum Beispiel nach der 30. Woche zur Überprüfung der Lungenfunktion, wenn eine Frühgeburt droht). Da das Verfahren sehr viel unkomplizierter ist, ist nicht mit einer Veränderung der Risiken zu rechnen.

Unterm Strich, Teil 2

- Das Fehlgeburtsrisiko bei Amniozentese und Chorionzottenbiopsie ist niedrig.
- Eine vernünftige Schätzung der durch Amniozentese verursachten Fehlgeburten liegt bei 1 zu 800 (die meisten Studien sind allerdings zu klein, um eine Widerlegung der Behauptung, es gebe überhaupt kein erhöhtes Risiko, zu erlauben).
- Die meisten Daten legen nahe, dass sich die Risiken von Chorionzottenbiopsie und Amniozentese nicht unterscheiden, doch weil erstere inzwischen seltener geworden ist, sollten Sie sich eine Praxis suchen, in der dieses Verfahren nach wie vor häufig durchgeführt wird.

Zeit für eine Entscheidung

Nachdem wir sämtliche Informationen beisammen hatten, machten Jesse und ich uns daran, eine Entscheidung zu treffen – zweimal, zuerst bei Penelope, dann bei Finn.

Zwischen den beiden Geburten hatte ich die magische Grenze von fünfunddreißig Jahren überschritten und war im »fortgeschrittenen Mutterschaftsalter«, was interessanterweise bedeutete, dass sich auch das empfohlene Vorgehen änderte.

Früher hingen Empfehlungen für genetische Tests allein mit dem Alter zusammen. Frauen über fünfunddreißig wurden invasive Testverfahren angeboten, den jüngeren nicht. Im weitesten Sinn hat das mit bestimmten Wahrscheinlichkeiten zu tun. Bei einer Fünfunddreißigjährigen liegt das Risiko von Chromosomenstörungen bei 1 zu 200. Zugleich ging man früher bei einer Amniozentese von einem Fehlgeburtsrisiko von 1 zu 200 aus. Irgendwer hat dann wohl entschieden, dass man in dieser Frage die Wahrscheinlichkeiten abzuwägen habe. Über fünfunddreißig sei das Risiko einer Chromosomenstörung höher als das einer Fehlgeburt, daher besser testen. Unter fünfunddreißig ist das Fehlgeburtsrisiko höher, also besser nicht testen.

Entscheidungstechnisch – ach was, auch rein logisch – ist das Wahnsinn! Erstens schon einmal, weil die Risiken falsch berechnet wurden. Die mit den invasiven Verfahren verbundenen Fehlgeburtsrisiken liegen heute deutlich unter 1 zu 200. Und mit den nicht-invasiven Verfahren lässt sich heute viel mehr über das Risiko einer Chromosomenstörung sagen als allein aufgrund des Alters. Damit stimmt keine Seite dieser »Gleichung«.

Doch bei genauerer Überlegung steckt dahinter ein anderes grundlegendes Problem. Denn diese Empfehlung impliziert, dass jeder Mensch der Ansicht sei, ein Kind mit Chromosomenstörung sei genau gleich schlimm wie eine Fehlgeburt. Mit dieser Logik müsste es also reichen, die Wahrscheinlichkeiten abzuwägen. Das kann aber nicht stimmen, nicht für den Durchschnitt aller Menschen, und schon gar nicht für jedes einzelne Individuum. Es ist sogar extrem wahrscheinlich, dass viele Frauen und ihre Familien lieber ein Kind mit Downsyndrom hätten, als ein gesundes Kind zu verlieren. Andere Frauen wiederum sehen sich vielleicht keinesfalls in der Lage, ein Kind mit Behinderung aufzuziehen – für diese wäre das schlimmer als eine Fehlgeburt.

Einfach davon auszugehen, dass alle gleich darüber denken, erscheint mir sehr unrealistisch. Verglichen mit den in der Ökonomie üblichen Entscheidungsmechanismen, wie ich sie geschildert habe, hieße das, in diesem Fall die *persönliche* Bewertung der Vor- und Nachteile komplett außer Acht zu lassen. Das ist schlicht Blödsinn.

Berufsverbände und gynäkologische Lehrbücher entfernen sich daher zunehmend von den Empfehlungen für die über Fünfunddreißigjährigen und schlagen vor, allen Frauen die Wahl zu lassen. In den Praxen scheint das aber noch nicht angekommen zu sein. So ergab zumindest eine aktuelle Umfrage, dass noch immer 92 Prozent der Ärztinnen und Ärzte allen Frauen ab fünfunddreißig routinemäßig einen invasiven Test anbieten und nur 15 Prozent auch den jüngeren.[107] Auch in Deutschland ist das Standard. Wenn man die Wahl hat, hängt die richtige Entscheidung von einem selbst ab.

Angenommen, Sie sind einunddreißig und lassen einen NIPT machen. Bei einem negativen Ergebnis liegt das Risiko, dass Ihr Kind an einer Chromosomenstörung leidet, bei 1 zu 100 000. Das Fehlgeburtsrisiko bei einer Amniozentese oder Chorionzottenbiopsie liegt bei 1 zu 800. Sie selbst müssen nun entscheiden, ob ein Kind mit Downsyndrom für Sie 125 Mal schlimmer wäre als eine Fehlgeburt (das kommt heraus, wenn man 100 000 durch 800 teilt). Wenn ja, dann lassen Sie einen invasiven Test machen – in dieser Schwangerschaftsphase wahrscheinlich eine Chorionzottenbiopsie. Wenn nein, dann belassen Sie es bei der Blutuntersuchung. Klar, diese Frage ist nicht leicht zu beantworten, aber Sie können ihr nun einmal nicht aus dem Weg gehen.

Jesse und ich haben mit dieser Überlegung sehr viel Zeit verbracht (zum Teil auch im persönlichen Gespräch, nicht nur per E-Mail). Bei Penelope beschloss ich schließlich, dass mir das Ersttrimester-Screening mit Ultraschall ausreichte. Das Ergebnis stimmte optimistisch. Wir beließen es dabei und bekamen ein gesundes Kind. Letztlich bin ich gar nicht sicher, ob das im Sinne guter Entscheidungsfindung das Richtige war. Irgendwann später in der Schwangerschaft bekam ich dann Panik und überlegte, ob wir nicht doch verlässlichere Untersuchungen hätten machen lassen sollen.

Als ich mit Finn schwanger wurde, war ich überzeugt, dass die Chorionzottenbiopsie das Richtige war – bei dieser Schwangerschaft wollte ich es genau wissen. In der Sprache der Entscheidungstheorie würde man es so ausdrücken: Im Vergleich zu Penelope hatten sich unsere Prioritäten geändert. Das Fehlgeburtsrisiko schien uns, da wir ja schon ein Kind hatten, nicht mehr so entscheidend. Die Schwierigkeiten, die ein behindertes Kind mit sich brachte, wogen jetzt mehr.

Die genetische Beraterin überzeugte mich dann davon, dass die Risiken einer Chorionzottenbiopsie, da sie inzwischen sehr viel seltener durchgeführt wurde, möglicherweise gestiegen waren. Außerdem stimmte der NIPT überdurchschnittlich optimistisch, mein Risiko lag nur bei etwa 1 zu 35 000. Ihrer Ansicht nach reichte das aus. Jesse und ich dachten dann lange und ausgiebig nach und beschlossen, dass *uns* das angesichts unserer Prioritäten noch nicht ausreichte – eine durchaus ungewöhnliche Entscheidung, das möchte ich betonen.

Ich ließ also zusätzlich im zweiten Trimester eine Amniozentese machen. Aus unserer Sicht waren die damit verbundenen Risiken klein und bei einem frühen Zeitpunkt in der Schwangerschaft hätten wir bei einem Ergebnis, das sich vom NIPT unterschied, immer noch die Möglichkeit, diverse Optionen durchzuspielen. Für uns beide war das die richtige Entscheidung, auch wenn unsere genetische Beraterin (genau wie meine Mutter) das für sehr eigenwillig hielt. Aber so ist das eben mit Prioritäten: Jeder Mensch hat andere.

9. Gartenarbeit und andere Gefahren

»Ich muss dir was sagen. Mir ist gestern was bei dir aufgefallen. Aber du darfst nicht sauer werden.«

Jesse und ich machten uns gerade bettfertig. Ich war etwa im vierten Monat. Jesse wirkte, als wäre ihm nicht ganz wohl in seiner Haut. Ganz sicher hing es mit meinem Aussehen zusammen. Sollte ich nun doch zu Umstandskleidung wechseln, statt einfach meine normalen Hosen offen zu lassen? War mein Gesicht schon aufgedunsen? Alles noch viel schlimmer, wie sich herausstellte.

»Du hast ein graues Haar.«

Ich folgte meinem ersten Impuls und riss es aus. Dann geriet ich in Panik: Und wenn dieses Haar Freunde hatte? Sofort griff ich nach dem Telefon und wollte meinen Friseur anrufen. Jesse wies mich vorsichtig darauf hin, dass es a) zehn Uhr abends war und man sich b) in der Schwangerschaft die Haare nicht färben sollte. Angesichts einer derartigen Notlage galt diese Regel doch sicher nicht, wandte ich ein. Ich war dann doch zu faul, einen Friseurtermin zu vereinbaren (beobachtete aber akribisch, ob ein weiteres graues Haar auftauchte). Mir war klar, dass es ein nächstes Mal geben würde und es dann vermutlich mehr sein würden.

Das Haarfärbeverbot in der Schwangerschaft ist nur eine von vielen Einschränkungen, die dem gesunden Menschenverstand nicht so recht einleuchten. Kein Haarefärben, kein Whirlpool, keine Gartenarbeit? Man kann sich gar nicht alles merken und in einigen Fällen erfuhr ich auch erst hinterher, dass ich mir bei irgendeiner Sache hätte Sorgen machen müssen. Als Penelope etwa sieben Monate alt war, äußerte ein chinesischer Kollege sein Erstaunen (und Erschrecken) darüber, dass ich während der Schwangerschaft keine spezielle Weste getragen hatte, um das Ungeborene vor der Computerstrahlung zu schützen. Offensichtlich ist das in China gang und gäbe – und ich hatte nie davon gehört.

Ich spottete über die Anti-Strahlen-Weste: Schließlich gab es dafür keinerlei schlüssige Begründung, außerdem war sie nur aus Segeltuch. Aber was war mit den ganzen anderen Verboten, die meine Ärztin ausgesprochen hatte? Vielleicht waren das nur die amerikanischen Varianten der Anti-Strahlen-Weste?

Katzenstreu und Gartenarbeit

Ich habe eine extrem missmutige Katze namens Captain Mittens. Sie terrorisiert unsere Putzfrau und faucht die Nanny an, aber natürlich ist sie Penelopes Lieblingsfamilienmitglied, weswegen wir nun bis in alle Ewigkeit an sie gekettet sind (wenn das nicht schon vorher so war). Der Captain, wie wir die Katze nennen, ist allein meine Schuld. Ich habe sie mit in die Ehe gebracht und kümmere mich um sie – Reinigung des Katzenklos inklusive. Als ich schwanger wurde, bekam ich zig Mails (von meiner Mutter, meiner Freundin Nancy und vielen anderen) mit eindringlichen Warnungen: »Mach bloß das Katzenklo nicht sauber!« Manche hatten sogar mehrere Ausrufezeichen.

Meine Ärztin war in dieser Hinsicht sehr gelassen. Sie meinte, wenn ich keine Lust mehr auf den Job hätte, könnte ich ihn mit dem Hinweis auf die Gefährlichkeit ja meinem Mann aufs Auge drücken, aber sie habe eigentlich keine Bedenken. Ich hatte dann tatsächlich kurz versucht, Jesse dazu zu nötigen, aber das funktionierte nicht so richtig. Er würde ja alles für das Baby tun, aber – wie er nicht müde wurde zu betonen – der Captain sei schließlich nicht seine Katze. Er wollte ganz genau wissen, warum das Katzenklo für mich ein Problem darstellte.

Die Gefahr, die in der Katzenstreu lauert, heißt Toxoplasmose. Nicht wundern, wenn Ihnen die bekannt vorkommt. Sie tauchte weiter oben schon mal im Zusammenhang mit den verbotenen Lebensmitteln auf, da die verbreitetste Infektionsquelle dafür rohes Fleisch ist. Noch mal kurz zur Erinnerung: Wenn Sie sich vor Ihrer Schwangerschaft schon mit Toxoplasmose infiziert haben, gibt es keinen Grund zur Sorge, aber wenn Ihnen das in der Schwangerschaft passiert, kann das für Ihr Baby sehr gefährlich werden, weil Toxoplasmose den IQ senken sowie Sehschwächen und sogar den Tod des Ungeborenen verursachen kann.

Auch wenn rohes Fleisch die Hauptquelle ist, kann man sich auch an Katzenkot anstecken – vorausgesetzt, Ihre Katze hat rohes Fleisch gefressen.

Trotz der Aufregung rund um die Katzenstreu ist eine Ansteckung auf diesem Weg nur unter besonderen Umständen möglich. Katzen infizieren sich über die Nahrung mit dem Parasiten. Bei ihrer ersten Ansteckung scheiden sie mehrere Wochen lang die Eier des Parasiten über ihren Kot aus; so kann man sich anstecken. Doch nach dieser ersten Ansteckung sind die Tiere in der Regel immun dagegen und infizieren sich nicht wieder. Das heißt, das Risiko besteht nur dann, wenn Sie mit der Katze während ihrer ersten Ansteckung in Kontakt kommen. Falls Ihre Katze schon älter ist, hat sie das vermutlich bereits hinter sich, egal, ob sie nur in der Wohnung gehalten wird oder auch raus darf.

Vermutlich deshalb ist Katzenstreu nicht die Hauptquelle für die Infektion mit Toxoplasmose. Viele Studien können in dieser Hinsicht überhaupt kein signifikantes Risiko nachweisen. So wurden in einer europäischen Studie Schwangere mit und ohne Toxoplasmose verglichen. Man untersuchte, welche Verhaltensweisen die infizierten Frauen gemeinsam haben.

[108] Es wurden keinerlei Belege für die Relevanz von Katzen gefunden. Die infizierten Frauen hatten nicht häufiger eine Katze, säuberten nicht öfter ein Katzenklo oder ließen ihre Katze draußen herumstreunen. Das mag erstaunen angesichts der Tat-

sache, dass es prinzipiell *möglich* ist, sich über Katzenkot zu infizieren.

Es gibt eine Einschränkung: Wenn Sie sich in der Schwangerschaft ein junges Kätzchen zulegen und vor allem, wenn Sie es mit viel rohem Fleisch füttern, sollten Sie etwas vorsichtiger sein. Tatsächlich wurde in einer US-Studie nachgewiesen, dass der Besitz von drei und mehr (nicht jedoch von ein oder zwei) Katzenjungen mit einem höheren Toxoplasmose-Risiko einhergeht.[109] Jesse hätte garantiert komisch geguckt, wenn ich ihm während meiner Schwangerschaft vorgeschlagen hätte, uns drei (oder mehr!) junge Katzen zuzulegen.

Was mich dagegen sehr überrascht hat: Während in der Katzenstreu offensichtlich nur ein sehr geringes Risiko lauert, ist die Gefahr, sich beim Gärtnern mit Toxoplasmose zu infizieren, signifikant. Die europäische Studie, die mich in Sachen Katzen beruhigte, zeigte einen deutlichen Zusammenhang zwischen Toxoplasmose und der Arbeit mit Erde. Das heißt, wenn Sie während Ihrer Schwangerschaft im Garten werkeln wollen, sollten Sie Handschuhe tragen, eventuell sogar einen Mundschutz, um zu verhindern, dass Sie Partikel einatmen.

Jesse zum Katzenklo-Säubern zu bringen, konnte ich also vergessen. Ich hätte ihn stattdessen nötigen sollen, ein paar Blumen zu pflanzen.

Haarefärben

Die Hauptsorge bei der Haarfarbe bezieht sich auf darin enthaltene toxische Stoffe, die das Baby beeinträchtigen könnten. Sehr hohe Dosen einiger Bestandteile hatten bei Nagern die Zahl der Geburtsfehler erhöht und Krebs ausgelöst. Natürlich ist die Sorge per se berechtigt, aber es macht eben doch einen Unterschied, ob man Ratten während der gesamten Tragezeit täglich große Mengen von Chemikalien injiziert oder ob eine Frau sich beim Haarefärben einem Stoff drei oder vier Mal örtlich begrenzt aussetzt, während sie schwanger ist.[110]

Studien mit Menschen konnten im Allgemeinen keinen Zusammenhang mit einer größeren Zahl von Geburtsfehlern nachweisen. Einige kleinere Studien deuten auf einen Zusammenhang mit einer späteren Krebserkrankung der Kinder hin, was größere Studien nicht bestätigt haben. Insgesamt lassen sich die Rattenbefunde offensichtlich nicht auf den Menschen übertragen.[111]

Lassen wir Geburtsfehler und Krebs einmal beiseite. Bei einem Vergleich schwedischer Friseurinnen mit dem Rest der Bevölkerung wurde festgestellt, dass bei dieser Berufsgruppe das Risiko eines niedrigeren Geburtsgewichts leicht, aber immerhin statistisch signifikant erhöht war.[112] Da Friseurinnen häufiger als der Durchschnitt mit Haarfarbe arbeiten, befürchtete man, hohe Dosen davon könnten das Geburtsgewicht beeinträchtigen. Dieses Ergebnis wurde durch weitere Studien allerdings nicht bestätigt. Wahrscheinlicher ist, dass andere Aspekte dieses Berufs dafür verantwortlich waren (zum Beispiel, dass Friseurinnen den ganzen Tag auf den Beinen sind).

Es gibt eine ganze Reihe gründlicher Überblicksartikel, die allesamt überzeugend darlegen, dass es zu keinem Zeitpunkt der Schwangerschaft Einwände gegen das Haarefärben gibt.[113] Tatsächlich sagt sogar der US-amerikanische gynäkologische Fachverband, dass es nach dem ersten Schwangerschaftsdrittel unbedenklich ist. Ich will ehrlich sein: Sie sollten vermeiden, sich die Haarfarbe im ersten Drittel intravenös zu verabreichen (na ja, sonst eigentlich auch). Das ist aber etwas ganz anderes, als sich ein paar graue Haare zu übertünchen oder den Ansatz nachfärben zu lassen.

Whirlpools, Wannenbäder und Hot-Yoga

Als ich mit diesem Buch fast fertig war, bat ich enge Freundinnen um ihre Meinung: Was wollten sie unbedingt über die Schwangerschaft wissen? Meine Freundin Katie, die damals noch nicht einmal schwanger war, hatte eine sehr spezielle Frage: Wie das mit Hot-Yoga sei? Ich versicherte ihr, dass ich Yoga in meinem Buch bereits abgehandelt hätte, aber sie beharrte darauf: Ob Hot-Yoga gefährlich sei?

Es stellte sich heraus, dass mit Hot-Yoga (auch Bikram-Yoga) tatsächlich gewisse Bedenken verbunden waren – und zwar aus demselben Grund, aus dem sehr heiße Bäder und längere Aufenthalte im Whirlpool verboten sind: Es besteht der Verdacht, dass eine Erhöhung der Körpertemperatur in den ersten Monaten der Schwangerschaft zu Geburtsfehlern führen könnte. Einige Belege dafür enthält eine Studie von 2011[114]: Die Autoren zogen rund 11 000 Babys mit Geburtsfehlern und 7000 ohne heran, verglichen das Verhalten der Frauen in der Schwangerschaft und erfassten, ob die Mütter der Kinder mit Geburtsfehlern häufiger in der Frühschwangerschaft Whirlpools genutzt hatten.

Bei der Untersuchung wurden siebzehn Geburtsfehler berücksichtigt und zwei davon (die Gastroschisis, eine Fehlbildung der Bauchwand, und die Anenzephalie, ein Neuralrohrdefekt, bei dem die Schädeldecke des Kindes nicht geschlossen ist) wurden mit dem Aufenthalt in Whirlpools in Zusammenhang gebracht. Isoliert betrachtet lassen sich daraus schwer Schlüsse ziehen. Vielleicht waren die Ergebnisse reiner Zufall, da so viele verschiedene Geburtsfehler in die Auswertung einflossen. Dennoch belegten andere Studien die gleichen Folgen bezüglich Neuralrohrdefekten.[115] Dieser Zusammenhang wird auch durch Tierversuche gestützt, die in einer besser kontrollierten Umgebung durchgeführt werden können (die Forschenden erhöhen nach dem Zufallsprinzip bei einigen der trächtigen Tiere die Körpertemperatur).

Zusammengefasst ist es also wahrscheinlich, dass eine Erhöhung der Körpertemperatur im ersten Drittel das Risiko für Neuralrohrdefekte wie Spina bifida (offener Rücken) und Anenzephalie ansteigen lässt. Das bezieht sich auf jede Form der Temperaturerhöhung, egal ob durch Fieber, Whirlpool, sehr heiße Wannenbäder oder eben auch Hot-Yoga.

Wichtig zu wissen: Erst eine Erhöhung der Körpertemperatur über etwa 38,3 Grad Celsius ist besorgniserregend. Das Wasser von Whirlpools hat ebenso wie die Räumlichkeiten für Hot-Yoga etwa 40 Grad. Wenn Sie bei über 40 Grad Sport treiben, erhöht sich möglicherweise Ihre Körpertemperatur. Dagegen wäre ein etwas kühlerer Whirlpool oder ein etwas kühleres Yoga-Studio (mit etwa 30 bis 32 Grad Raumtemperatur) unbedenklich. Abgesehen davon muss man sich nur im ersten Schwangerschaftsdrittel Sorgen um Neuralrohrdefekte machen, danach ist die Bildung des Neuralrohrs abgeschlossen.

Vielleicht überlegen Sie nun, wie es mit richtig heißen Sommertagen aussieht. Ich konnte keine Studie zu Hitze und Geburtsfehlern auftreiben, aber es gibt ein paar Daten aus Spanien zur Auswirkung von heißen Tagen auf die Geburt: An sehr heißen Tage scheinen bei Frauen die Wehen zu früh einzusetzen (um bis zu fünf Tage verfrüht).[116] Vielleicht trifft das auch auf Whirlpool oder Hot-Yoga in späteren Schwangerschaftsstadien zu, selbst wenn das in dieser Studie nicht untersucht wurde. Die Folgerung könnte vielleicht lauten: Wenn es draußen über 40 Grad hat und Sie in der 36. Woche sind, bleiben Sie mal besser drinnen!

!

Ist Sex safe?

Viele Frauen machen sich Gedanken, ob sie während der Schwangerschaft Sex haben können. Wird das Baby dabei angerempelt? Offensichtlich ist hier keine wissenschaftliche Forschung notwendig, es reicht, sich mit der Anatomie vertraut zu machen. Während der

Schwangerschaft befindet sich das Kind innerhalb der Gebärmutter in der mit Flüssigkeit gefüllten Fruchtblase, geschützt vom geschlossenen Muttermund. Somit bleibt es beim Sex völlig unbehelligt und wenn Sie in Stimmung sind, legen Sie los.
Trotzdem zwei Hinweise: Der Muttermund ist während der Schwangerschaft etwas empfindlicher und wenn Ihr Partner ihn beim Verkehr touchiert, könnten Sie etwas bluten. Das ist normal und kein Grund zur Sorge. Außerdem funktioniert die gute alte Missionarsstellung in späteren Phasen der Schwangerschaft möglicherweise nicht mehr so gut – dann ist Kreativität gefragt.

Flugreisen

Vor Penelopes Geburt bin ich ziemlich viel gereist, vorwiegend aus beruflichen Gründen. Mein erster Flug in der Schwangerschaft fand drei Tage nach der Empfängnis statt, der letzte in der 34. Woche, zum Geburtstag einer Freundin. Vor diesem letzten Flug ließ ich mir von meiner Ärztin eine Bescheinigung ausstellen, weil ich fürchtete, am Gate abgewiesen zu werden. Viele Airlines lassen Schwangere nach der 36. Woche nicht mehr ins Flugzeug. Wahrscheinlich fürchten sie, man könnte das Kind an Bord bekommen.

Vor der 36. Woche gibt es in der Regel keine Einschränkungen aus medizinischer Sicht oder durch die Fluglinien. Der gynäkologische Fachverband der USA hält Flugreisen für unbedenklich. Er rät, den Sicherheitsgurt geschlossen zu halten und sich gegebenenfalls eine Gurtverlängerung geben zu lassen (darum kam ich bei besagtem letzten Flug gerade noch herum). Trotzdem machen sich viele Frauen wegen der Strahlung Sorgen (vielleicht hätte ich mit einer Schutzweste fliegen sollen).

Kosmischer Strahlung sind wir grundsätzlich immer ausgesetzt, aber beim Fliegen ist sie höher als am Boden, weil dort oben weniger von der schützenden Atmosphäre vorhanden ist. Es gibt grundsätzlich einen Grenzwert für die gesamte Strahlenbelastung innerhalb der Schwangerschaft, nämlich 1 mSv (Millisievert), aber das sagt Ihnen wahrscheinlich nicht mehr als mir.

Allem Anschein nach haben wir es hier mit einem sehr vorsichtigen Grenzwert zu tun. Wir wissen von Strahlenquellen, die nichts mit dem Fliegen zu tun haben (Röntgenstrahlen beispielsweise), dass sie sowohl das Risiko von Fehlgeburten als auch von Geburtsfehlern erhöhen, aber nur bei einer zwanzig Mal höheren Intensität als dem empfohlenen Grenzwert. Allerdings gibt es auch bei niedrigeren Belastungen Hinweise auf spätere Krebserkrankungen der Kinder. Diverse Studien legen nahe, dass eine Strahlenbelastung, die doppelt so hoch ist wie der empfohlene Grenzwert, das Risiko einer tödlichen Krebserkrankung des Nachwuchses um 0,02 Prozent erhöht.[117]

Wenn Sie nicht sehr häufig fliegen, ist es sehr unwahrscheinlich, dass Sie überhaupt an den Strahlen-Grenzwert herankommen. Ein Flug von Frankfurt nach Rom belastet mit etwa 1 bis 3 Prozent dieses Werts. Interkontinentale Langstreckenflüge sind gravierender: Der längste überhaupt mögliche Flug belastet mit 15 Prozent der insgesamt zulässigen Strahlung. Das klingt nach viel (wenn Sie mehr als dreimal von New York nach Tokio und zurück fliegen, sind Sie drüber), aber dabei muss man berücksichtigen, dass das immer noch weniger als 1 Prozent des Wertes ist, bei dem tatsächlich ein Risiko für Fehlgeburt oder Geburtsfehler nachgewiesen werden konnte.[118]

Das stimmt mit dem Ergebnis mindestens einer Studie überein, in der fliegende und nicht-fliegende Schwangere und die Auswirkungen auf ihren Nachwuchs verglichen wurden: Es wurden keinerlei Unterschiede hinsichtlich Frühgeburten, Fehlgeburten oder der Notwendigkeit von Neugeborenenintensivpflege festgestellt.[119]

Wenn Sie aus beruflichen Gründen häufig (mehrfach pro

Woche) fliegen müssen oder Flugbegleiterin sind, ist es durchaus möglich, dass Sie den Grenzwert von 1 mSv erreichen. Um das zu verhindern, werden in Europa Flugbegleiterinnen während der Schwangerschaft nur auf kürzeren Routen eingesetzt. In den USA gibt es dazu keine gesetzlichen Vorschriften, aber es könnte sinnvoll sein, die Strahlenbelastung zu begrenzen. Wenn Sie sich wegen Ihrer persönlichen Reiseaktivitäten Sorgen machen, gibt es diverse Websites, auf denen Sie die Belastung für einzelne Flüge oder Ihre Gesamtbelastung ausrechnen können. Zu empfehlen sind die Seiten des Helmholtz-Zentrums und des Bundesamts für Strahlenschutz.

Und was ist mit den Ganzkörperscannern am Flughafen? Diese arbeiten mit Röntgenstrahlung und stellen damit auch eine Strahlenquelle dar. Die Belastung ist allerdings recht gering, vielleicht 0,01 Prozent des Grenzwerts von 1 mSv, sodass Sie sich darüber eher keine Gedanken machen müssen. In der Praxis nutzen die meisten Flughäfen bis jetzt neben den Ganzkörperscannern ganz normale Metalldetektoren, zu denen die Schwangeren in der Regel geschickt werden. Wenn Sie skeptisch sind, können Sie sich alternativ fürs Abtasten entscheiden, was zwar unangenehm, aber strahlenfrei ist.

Unterm Strich

- Die Reinigung des Katzenklos ist unbedenklich (aber waschen Sie sich danach auf jeden Fall die Hände).
- Ein erhöhtes Toxoplasmose-Risiko birgt dagegen die Gartenarbeit – lassen Sie besser die Finger davon.
- Die Haare können Sie sich unbesorgt färben lassen. Diesbezügliche Befürchtungen sind fehl am Platz.
- Im ersten Schwangerschaftsdrittel sollte Ihnen nicht zu heiß werden – egal ob durch Fieber, Whirlpool oder Hot-Yoga. Das kann das Risiko für Neuralrohrdefekte wie Spina bifida erhöhen.

- Ein paar Flugreisen gehen völlig in Ordnung. Wenn Sie an Bord eines Flugzeugs arbeiten, sollten Sie eventuell Ihren Einsatzplan ändern.

TEIL 3
Das zweite Trimester

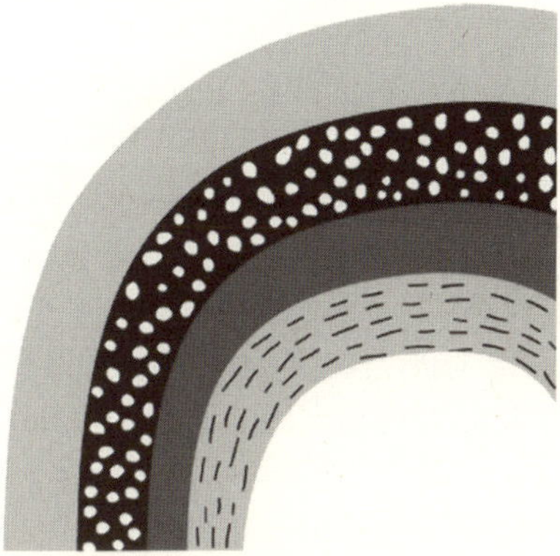

10. Futtern für zwei? Denkste!

Ich habe für dieses Buch mit vielen Frauen, die gerade schwanger waren oder vor Kurzem ein Kind bekommen hatten, gesprochen und was so gut wie alle als Erstes von mir wissen wollten: ob auch die Gewichtszunahme in der Schwangerschaft Thema sein würde? Fast alle schütteten mir sofort ihr Herz aus: Ihre Ärztinnen hatten ihnen ständig wegen ihres Gewichts die Hölle heiß gemacht, vor allem weil sie angeblich zu viel zunahmen. Eine erzählte mir, sie hätte von den ständigen Ermahnungen so die Nase voll gehabt, dass sie zu einer Hebamme gewechselt sei.

»Schwangere müssen für zwei essen«, lautet ein weitverbreiteter Mythos (den alle Männer, die ich kenne, sowie viele Frauen, die noch nicht schwanger waren, glauben). Frauen, die sich ihr Leben lang mit Diäten gequält und jede Kalorie gezählt haben, werden schwanger und denken dann, dies sei die Chance ihres Lebens, sich endlich mal ohne Rücksicht auf Verluste den Bauch vollzuschlagen – um dann mit der bitteren Realität konfrontiert zu werden: Die zulässige Gewichtszunahme in der Schwangerschaft ist nicht nur genau geregelt, es gibt auch jemanden, der sie überwacht und alle paar Wochen kritisch kommentiert.

Empfehlungen zur Gewichtszunahme in der Schwangerschaft

Wie viel Sie während der Schwangerschaft zunehmen dürfen oder sollen (jedenfalls laut Ihrer Ärztin oder den offiziellen Richtlinien), hängt von Ihrem Ausgangsgewicht ab. Hier eine Übersicht:

Ausgangsgewicht	Empfohlene Zunahme
bei Untergewicht (BMI < 18,5)	12,5–18 kg
bei Normalgewicht (BMI 18,5 bis 25	11–16 kg
bei Übergewicht (BMI 25 bis 30)	7–11 kg
bei Adipositas (BMI > 30)	5–9 kg

Warum spielt das Ausgangsgewicht eine Rolle? Das kann man so erklären: Wenn Sie normalgewichtig und nicht schwanger sind, würden Ärzte Ihnen raten, an Ihrer Nährstoffzufuhr nichts zu ändern. Bei einer Schwangerschaft sollten Sie vielleicht *etwas* mehr essen (etwa 200 bis 300 Kalorien zusätzlich pro Tag, aber nicht doppelt so viel!). Das führt zu einer Gesamtzunahme von 11 bis 16 kg.

Wenn Sie übergewichtig oder adipös und nicht schwanger sind, würden Ärzte Ihnen raten, Ihre Nährstoffzufuhr zu reduzieren. Auch wenn Sie dann die 200 bis 300 Kalorien wieder draufrechnen, sollten es insgesamt weniger Kalorien zusätzlich sein. So kommt man zu einer Gesamtzunahme von weniger als 11 bis 16 kg.

Im ersten Trimester machte ich mir um mein Gewicht wenig Gedanken, denn wie den meisten anderen Frauen war mir zu übel, um viel zu essen. Irgendwann zwischen der 12. und 14. Woche stellte ich dann fest, dass ich zunahm. Irgendwann musste ich zu meinen bequemen Hosen wechseln, die ziemlich bald auch zu eng wurden. Langsam bekam ich Angst vor den Arztterminen, weil ich einen langen Vortrag über mein Gewicht befürchtete. Vielleicht bildete ich mir das nur ein, aber meine Ärztin schien sich bei jedem meiner Besuche im zweiten Drittel höchstens drei Minuten mit meinem Baby, dafür aber mindestens zehn Minuten mit meinem Gewicht zu beschäftigen: wie viel ich insgesamt zugenommen hatte, in welchem Tempo, ob ich auch wirklich Sport trieb und so weiter.

Ich fand das insbesondere deshalb frustrierend, weil ich mich wirklich bemühte, alles richtig zu machen. Pflichtbewusst wog ich mich jeden Donnerstagmorgen, bevor ich etwas aß, auf einer präzise kalibrierten Digitalwaage. Ich achtete darauf, was ich aß. Als ich wieder einmal eine Zurechtweisung kassiert hatte, strich ich die Süßigkeiten. Ich bat sogar Jesse, ein Auge auf mich zu haben und mich davon abzuhalten, einen Nachtisch zu essen. Und das ist definitiv das Letzte, was man sich während der Schwangerschaft gerne von seinem Partner anhört.

Eigentlich hatte ich den Eindruck, dass es gut lief. Doch die Messungen meiner Ärztin schienen unberechenbar – manchmal stimmten sie mit meinen überein, manchmal auch nicht. Zwischen der 17. und 20. Woche nahm ich laut meiner Waage knapp 2 Kilo zu, laut meiner Ärztin gar nicht; zwischen der 20. und 24. Woche kam ich auf etwas über 2 Kilo, meine Ärztin aber auf 4,5. Das führte zu einer ausgiebigen Moralpredigt: 4,5 Kilo in vier Wochen – ob ich etwa den ganzen Tag vor dem Fernseher saß und Schokolade in mich hineinstopfte?

Ich versuchte dann zu erklären, dass der Wert in der 20. Woche nicht gestimmt hatte und gemäß ihren eigenen Aufzeichnungen die Gewichtszunahme zwischen der 17. und 24. Woche insgesamt in Ordnung ging. Meine Gynäkologin hörte mir zu und machte eine Notiz in meiner Patientenakte. Ich würde gerne glauben, dass sie »Fehler beim letzten Wiegen« schrieb – in Wahrheit stand da vermutlich: »Patientin diskutiert rum und will nicht zugeben, dass sie zu viele Kekse isst«.

In der Folge versuchte ich das System mithilfe meiner Schuhe zu überlisten. Wenn ich mich besonders leicht fühlte, behielt ich die Schuhe beim Wiegen an, wenn nicht, zog ich sie aus. Und wenn die Waage zu viel anzeigte, sagte ich einfach: »Ach so, das liegt wohl an diesen schweren Schuhen, die ich gerade trage.« Das funktionierte erstaunlich gut, auch wenn es offenbar eher unnötig gewesen war.

Doch hinter den unberechenbaren Messungen steckte ein tieferliegendes Problem: Ich bekam nie eine gute Begründung, warum ich mir um mein Gewicht überhaupt Gedanken machen sollte. Mit einem BMI im Normalbereich war meine Ausgangslage doch gut gewesen. Später fand ich dann heraus, dass trotz des ständigen Überwachens und Wiegens mehr als die Hälfte aller Frauen mehr zunehmen als empfohlen. Doch die meisten bekommen gesunde Kinder und sehen später wieder tadellos aus. Warum also sollte ich mir die Kekse verkneifen?

Gewichtszunahme und späteres Gewicht bei Mutter und Kind

Das Gewicht der Mutter nach der Schwangerschaft

Alles, was man während der Schwangerschaft zunimmt, muss man hinterher wieder abnehmen – das ist die zentrale Befürchtung bei diesem Thema. Denn langfristig ist Übergewicht schlecht für die Gesundheit. Viele Frauen haben ja auch tatsächlich Probleme mit dem Abnehmen nach der Schwangerschaft, zumindest ein paar Pfunde bleiben oft hängen.

Eine englische Studie zeigt, dass Frauen, die während der Schwangerschaft nur so viel zunahmen wie empfohlen, sechs Monate nach der Geburt etwas über zwei Kilo mehr wogen als vor der Schwangerschaft; diejenigen, die mehr als empfohlen zunahmen, wogen fast acht Kilo mehr.[120] Die gute Nachricht lautet, dass das zusätzliche Gewicht bei den meisten Frauen mittelfristig wieder verschwindet: Eine neuere Studie konnte nachweisen, dass 90 Prozent der Frauen mit normalem Ausgangsgewicht 24 Monate nach der Geburt wieder normalgewichtig waren, egal, wie viel sie während der Schwangerschaft zunahmen.[121]

Ich glaube eigentlich nicht, dass man darüber lange diskutieren muss. Warum? Erstens, weil der größte Teil der Forschungsergebnisse nicht besonders informativ ist. Ob man nach der Schwangerschaft auf Übergewicht »sitzenbleibt«, hängt vor allem davon ab, ob man zuvor übergewichtig oder adipös war. Der Einfluss des Gewichts *vor* der Schwangerschaft auf die spätere Gewichtsabnahme ist nicht so leicht von dem Einfluss zu trennen, den die Gewichtszunahme *während* der Schwangerschaft auf die spätere Gewichtsabnahme hat.

Zweitens, was viel wichtiger ist: Die meisten Frauen versuchen hin und wieder abzunehmen und wissen vermutlich, ob ihnen das schwerfällt. Wenn Sie grundsätzlich relativ leicht abnehmen, dann wird das wahrscheinlich auch nach der Geburt Ihres Kindes so sein. Wenn Abnehmen Ihnen schwerfällt, werden Sie auch nach der Geburt Probleme haben. In diesem Buch geht es um eine gesunde Schwangerschaft und ein gesundes Baby, nicht um Diäten. Das Thema überlasse ich gerne einer anderen Autorin – oder zumindest einem anderen Buch.

Das spätere Gewicht des Kindes

Seit sich extremes Übergewicht in den westlichen Industriestaaten fast wie eine Epidemie verbreitet, richtet die Forschung ihre Aufmerksamkeit auf die Frage, ob der Bauch der Mutter die spätere Fettleibigkeit der Kinder beeinflusst. Ohne Zweifel hat Adipositas auch bei Kindern und Jugendlichen zugenommen: In den USA sind aktuell etwa 20 Prozent von ihnen adipös, im Vergleich zu 5 Prozent in den 1960er-Jahren. In Deutschland sind laut Robert-Koch-Institut rund 19 Prozent der Kinder und Teenager zwischen drei und siebzehn Jahren zu dick, fast 6 Prozent sogar adipös.[122] Kann es sein, dass auch zu starke Gewichtszunahmen der Mütter während der Schwangerschaft zu diesen höheren Zahlen geführt haben? Verurteilt man sein Kind zu einem lebenslangen Diätkampf, weil man sich ein paar Extra-Pfannkuchen gönnt?

Durchaus möglich.

Der entscheidende biologische Faktor, der dafür verantwortlich sein könnte, ist die Insulinresistenz. Möglicherweise stimuliert die zu starke Gewichtszunahme während der Schwangerschaft den Fötus zu einer erhöhten Insulinproduktion, was zu höherem Geburtsgewicht, eingeschränkter Glukosetoleranz und später zu starker Gewichtszunahme führen könnte. Die Forschung konnte das bei Mäusen bereits nachweisen und es wird vermutet, dass die Erkenntnisse sich auch auf den Menschen übertragen lassen. Doch offensichtlich ist es schwierig, das auch stichhaltig zu belegen. Eine Korrelation zwischen Adipositas des Kindes und der mütterlichen Gewichtszunahme in der Schwangerschaft zeigt sich in vielen Studien, dagegen lässt sich ein echter *Kausalzusammenhang* nur schwer nachweisen.

Damit klar ist, worum es hier eigentlich geht: Ich wollte entscheiden, wie viel ich während der Schwangerschaft zunehmen sollte oder durfte. Diese Entscheidung hat aber keinen wesentlichen Einfluss auf die anderen Faktoren im Leben meiner Tochter. Ganz sicher wird das ihre Gene nicht beeinflussen und es ist auch unwahrscheinlich, dass sich dadurch die Ernährungsweise unserer Familie insgesamt verändert. Meine Essgewohnheiten während der Schwangerschaft sind auch nicht ausschlaggebend dafür, wie viel wir danach für Essen ausgeben oder wie viel Bewegung meine Tochter bekommt. Doch all diese anderen Faktoren spielen beim Übergewicht von Kindern (und Erwachsenen) eine große Rolle. Und sie hängen darüber hinaus auch mit der Gewichtszunahme in der Schwangerschaft zusammen.

Man kann es so erklären: Übergewichtige Frauen nehmen häufiger auch in der Schwangerschaft mehr zu als empfohlen. Und sie haben überdurchschnittlich häufig übergewichtige Kinder. Doch liegt das an der Gewichtszunahme in der Schwangerschaft? Oder sind nicht vielmehr die Ernährungsgewohnheiten, die die Frauen übergewichtig gemacht haben, die gleichen, die später für das Übergewicht ihrer Kinder verantwortlich sind? Oder hat es damit zu tun, dass die Mutter ihren Stoffwechsel an die Tochter vererbt? Zwei plausible Erklärungen, doch nur das Erstere können Frauen während ihrer Schwangerschaft beeinflussen.

Dieses Grundproblem macht es geradezu unmöglich, die Frage nach dem Zusammenhang zwischen Gewichtszunahme in der Schwangerschaft und späterer Adipositas des Kindes endgültig zu beantworten. Klar, eine randomisierte Studie wäre hilfreich: Man lässt einige Frauen richtig viel zunehmen und andere fast nichts – das aber würde keine Ethik-Kommission durchgehen lassen. Ansonsten bleibt uns nichts anderes übrig, als uns aus den vorhandenen Studien die besten herauszusuchen – mit der Einschränkung, dass keine von ihnen hundertprozentig überzeugen kann.

Einer der besten Artikel zu diesem Thema beruht auf einer Langzeitstudie mit 2500 dänischen Kindern der Geburtsjahre 1959 bis 1961.[123] Man startete mit 4200 Müttern und erfasste zur Zeit der Geburt ihrer Kinder Informationen zu Schwangerschaftsgewicht und Gewichtszunahme sowie einigen weiteren Aspekten. Zumindest einige der Kinder wurden bis in die Gegenwart begleitet. Der Artikel wurde 2010 veröffentlicht und enthielt Daten zum BMI des Nachwuchses bis zum Alter von 42 Jahren. (Nur zur Erinnerung: Der BMI ist Gewicht in Kilogramm geteilt durch die Körpergröße in Metern im Quadrat; ein Ergebnis von 18 bis 25 gilt als normal).

In jedem Alter, in dem der BMI überprüft wurde, lag er jeweils bei den Menschen höher, deren Mütter in der Schwangerschaft mehr zugenommen hatten. Im Durchschnitt lag der BMI mit jedem zusätzlichen Kilo der Mutter um etwa 0,03 Punkte höher – das galt bis ins Erwachsenenalter. Diese Studie ist, auch weil sie die Menschen so lange begleitete, ausgesprochen gut. Doch natürlich ergeben sich auch dabei Probleme. Erstens ist die Bandbreite der Gewichtszunahme recht gering. In dieser Studie sind es am oberen Ende der Skala mehr als 16 Kilo und in diese Gruppe fallen relativ wenige der Studienteilnehmerinnen. Was, wenn man in der Schwangerschaft mehr als 35 Kilo zunimmt? Diese Frage beantwortet die Untersuchung nicht. Außerdem stößt man wieder auf das Standardproblem: Die Frauen dieser Studie unterscheiden sich auch in anderer Hinsicht und vielleicht beruhen die Ergebnisse auch auf diesen Unterschieden.

Doch nehmen wir sie einfach mal für bare Münze: Offenbar erhöht eine zu starke Gewichtszunahme in der Schwangerschaft das spätere Gewicht des Kindes, allerdings ist dieser Effekt minimal. Nehmen wir an, Sie nehmen in der Schwangerschaft etwa neun bis zehn Kilo mehr zu, als Sie sollten. Das würde den BMI Ihres Kindes später möglicherweise um 0,13 erhöhen. Wenn Ihr Kind 1,68 groß ist, wären das 68 statt 67,5 Kilo – also ein Unterschied, der sich (bei mir jedenfalls) schon zwischen dem Wiegen vor und nach dem Frühstück zeigt.

Andere Studien kommen zu vergleichbaren Ergebnissen: Die Gewichtszunahme spielt eine Rolle, aber eine geringe (da und dort mal ein halbes bis ein Kilo mehr).[124]

Letztlich war ich nicht überzeugt, dass irgendeine dieser Studien tatsächlich einen Kausalzusammenhang nachweisen konnte – doch selbst wenn es ihn gäbe, die realen Effekte wären gering. Verglichen mit vielen anderen Aspekten, mit denen ich wahrscheinlich das Gewicht meines Kindes beeinflussen konnte, war dieser eher unwichtig.

Unterm Strich

- Was Sie zunehmen, müssen Sie hinterher wieder abnehmen (jedenfalls, wenn Sie wieder so aussehen möchten wie vor der Schwangerschaft). Den meisten Frauen gelingt das, wenn es auch ein paar Monate dauert. (Setzen Sie sich nicht unter Druck.)
- Wie viel Sie während der Schwangerschaft zunehmen, hat – wenn überhaupt – nur einen sehr geringen Einfluss auf das spätere Gewicht Ihres Kindes.

Geburtsgewicht – wo Ihre Gewichtszunahme wirklich eine Rolle spielt

Es lohnt sich wohl nicht, sich über langfristige Auswirkungen Gedanken zu machen. Aber kurzfristig könnte Ihr Schwangerschaftsgewicht eine Rolle spielen, und zwar eine signifikante: wenn es um das Geburtsgewicht Ihres Kindes geht. Je mehr Sie zunehmen, desto schwerer ist wahrscheinlich Ihr Kind *im Verhältnis zum Zeitpunkt seiner Geburt*.

Wenn man von allen anderen Faktoren absieht, ist ein Baby bei der Geburt umso größer, je mehr Zeit es im Bauch der Mutter verbracht hat. Ein Kind, das in der 42. Woche geboren wird, ist größer, als es bei einer Geburt bereits in der 37. Woche gewesen wäre. Das ist normal und in der Regel auch in Ordnung: Die Spanne eines gesunden Geburtsgewichts reicht von unter 2700 g bis deutlich über 4500 g.

Was den Ärztinnen und Ärzten mehr Sorgen bereitet, ist ein Kind, das im Verhältnis zur berechneten Schwangerschaftswoche zu leicht oder zu schwer ist, denn dann ist das Risiko für bestimmte Komplikationen erhöht (unter anderem Probleme mit Herz und Atmung sowie Insulinresistenz). Babys, die im Verhältnis zur Schwangerschaftsdauer sehr groß sind, werden als LGA (*large for gestational age*, zu groß für das Gestationsalter) eingestuft, die im Verhältnis zur Schwangerschaftsdauer sehr kleinen Babys als SGA (*small for gestational age*, zu klein für das Gestationsalter).

Das Geburtsgewicht der Kinder hängt mit der Gewichtszunahme in der Schwangerschaft zusammen. Wenn das Gewicht der Mutter sehr weit außerhalb der Empfehlungen liegt, ist die Wahrscheinlichkeit für ein LGA- oder SGA-Kind erhöht.

Das ist schon seit langer Zeit bekannt. Als meine *mormor* (schwedisch für Großmutter) mit meiner Mutter schwanger war, wurde ihr geraten, so wenig wie möglich zuzunehmen, denn dann bliebe das Baby kleiner, was die Geburt erleichtert. Sie befolgte den Rat, weswegen meine Mutter bei ihrer Geburt nur etwa 2700 g wog. Es ist nicht ganz sicher, ob das wirklich so ein guter Rat war. Man erklärte ihr auch, dass Stillen nur etwas für arme Immigrantinnen wäre, was (zum Glück für meine Mutter) auf sie zutraf.

Der Zusammenhang zwischen Gewichtszunahme der Mutter und Geburtsgewicht des Babys lässt sich auch aus den vorliegenden Daten ganz deutlich herauslesen. In den USA wird das zugenommene Gewicht häufig in den Geburtsurkunden vermerkt und die Studien, die das auswerteten, belegen einen engen Zusammenhang. So zum Beispiel eine aktuelle Studie, die 500 000 Geburten in Florida heranzog[125] und die Frauen je nach Gewichtszunahme in Gruppen teilte. Die folgende Abbildung zeigt die Wahrscheinlichkeit für ein zu großes oder ein zu kleines Baby je nachdem, ob die Mütter nur das empfohlene Gewicht oder 4,5 kg zu wenig oder 4,5 kg zu viel zunahmen.

Für die Grafik wurden die Zahlen der Mütter mit normalem Ausgangsgewicht herangezogen, doch für über- oder untergewichtige Mütter ergab sich das gleiche Bild.

Im Vergleich zu den Müttern mit empfohlener Gewichtszunahme bekamen Mütter, die weniger als empfohlen zunahmen, seltener zu große Babys, aber häufiger zu kleine. Umgekehrt bekamen die Frauen, die mehr als empfohlen zunahmen, häufiger zu große und seltener zu kleine Babys.

Die Effekte sind signifikant. Zu Beginn meiner Schwanger-

Gewichtszunahme der Mütter und Gewicht der Babys

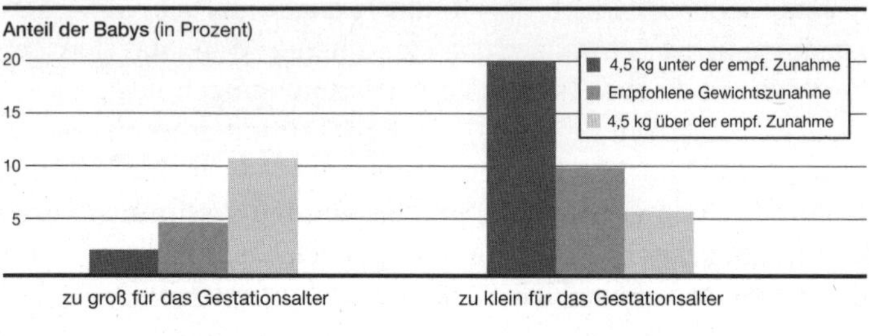

schaft wog ich 68 Kilo. Wenn ich in der empfohlenen Spanne zugenommen hätte (11 bis 16 Kilo), hätte mein Risiko, ein sehr großes Kind zu gebären, bei etwa 5 Prozent gelegen und das eines sehr kleinen Kindes bei etwa 10 Prozent. Hätte ich 4,5 kg weniger zugenommen als empfohlen (haha, sehr unwahrscheinlich), hätte sich das Risiko, ein sehr großes Kind zu bekommen, halbiert und das, ein sehr kleines zu bekommen, verdoppelt. Umgekehrt wäre es mit 4,5 Kilogramm mehr Zunahme als empfohlen nur halb so wahrscheinlich gewesen, ein sehr kleines Kind zu bekommen, dafür doppelt so wahrscheinlich, dass es sehr groß wäre.

Diese Studie konzentrierte sich wie die meisten zu diesem Thema auf sehr weit gefasste Kategorien: weniger als empfohlen, so viel wie empfohlen, mehr als empfohlen. Das könnte dazu verleiten, zu glauben, das seien magische Linien, die es keinesfalls zu über- oder unterschreiten gelte und sei es nur um ein halbes Kilo (manche Ärztinnen, Hebammen und so weiter scheinen das auch so zu verstehen). Doch wie sonst auch funktioniert unsere Biologie beim Schwangerschaftsgewicht nicht nach strengen Grenzwerten und ob Sie nun 16 oder 16,5 kg zunehmen, spielt wirklich keine entscheidende Rolle. Es ist nicht so, dass sich die Risiken mit einem halben Kilo mehr oder weniger sofort radikal erhöhen.

Doch auch wenn 16,5 oder 10,5 keine magischen Zahlen sind, lässt sich nicht bestreiten, dass das Geburtsgewicht des Kindes mit der Gewichtszunahme der Mutter zusammenhängt und dass sich eine starke Über- oder Unterschreitung darauf auswirkt. Und wenn schon? Worin bestünden die Gefahren?

Zu klein für das Gestationsalter (SGA): Zu dieser Gruppe zählt man in der Regel die untersten 10 Prozent der Babys, deren Geburtsgewicht im Verhältnis zur Schwangerschaftsdauer unter dem gesunden Bereich liegt. Manche Studien definieren noch strenger nur die untersten 2,5 Prozent der Kinder als SGA. Auch wenn die Babys dieser Gruppe in der Regel gesund sind, vor allem, wenn sie nach der normalen Schwangerschaftsdauer geboren werden, gibt es doch sehr viel häufiger bestimmte Komplikationen. Eine Studie in Finnland[126] belegt, dass es bei 42 Prozent der SGA-Babys Komplikationen gibt. Dazu gehörten Probleme mit der Atmung, der Regulierung des Blutzuckerspiegels und neurologische Symptome. SGA-Kinder, die zu früh geboren werden, haben gravierendere Probleme. Einer aktuellen Studie aus Griechenland ist zu entnehmen, dass die Sterblichkeitsrate bei den SGA-Kindern höher ist als bei denen, deren Gewicht der Schwangerschaftsdauer entspricht, und es besteht häufiger die Gefahr schwerwiegender Lungenprobleme.[127] Einige Studien deuten auch darauf hin, dass SGA-Kinder außerdem häufiger langfristige Probleme haben, darunter Diabetes und kognitive Einschränkungen.[128]

Zu groß für das Gestationsalter (LGA): Zu dieser Gruppe zählt man in der Regel die obersten 10 Prozent der Babys, deren Geburtsgewicht im Verhältnis zur Schwangerschaftsdauer über dem gesunden Bereich lag. Frauen mit Schwangerschaftsdiabetes bekommen häufig LGA-Kinder. Schwangerschaftsdiabetes bringt eine Reihe spezifischer Probleme mit sich. Bei den nicht davon betroffenen Schwangeren ist das Hauptproblem von LGA-Kindern eine schwierigere Geburt, die mit der erhöhten Wahrscheinlichkeit für einen Kaiserschnitt oder vaginal-operative Verfahren (Einsatz von Geburtszange oder Saugglocke) einhergeht.[129]

Im Allgemeinen sind die Komplikationen bei sehr kleinen Babys viel gravierender als bei sehr großen. Hätten sie die Wahl, hätten die meisten Frauen wohl lieber einen Kaiserschnitt, als ein Baby mit Atemproblemen oder neurologischen Störungen.

Für sich betrachtet sollten Sie sich also mehr Sorgen machen, wenn Sie nicht genug zunehmen, als wenn Sie zu viel zunehmen.

Doch diese Aussage basiert nur auf den Daten zur Größe des Babys. Es gilt noch andere Aspekte zu bedenken, wie zum Beispiel die Gefahr einer Frühgeburt. Steigt durch zu viel oder zu wenig Gewichtszunahme der Mutter dieses Risiko?

Die Belege sind nicht eindeutig, und die Studien dazu sind aus einem simplen Grund nicht ganz einfach auszuwerten: Je länger Sie schwanger sind, desto mehr nehmen Sie zu. Wenn Sie in der 32. Woche entbinden, haben Sie natürlich weniger zugenommen als jemand, der in der 40. Woche entbindet – aber nicht, weil zu wenig Gewichtszunahme mit Frühgeburten zusammenhängt. Außerdem gibt es Erkrankungen, die dazu führen, dass die Schwangere mehr oder weniger zunimmt, und die an und für sich mit Frühgeburten in Verbindung gebracht werden (Schwangerschaftsdiabetes zum Beispiel).

Angesichts dieser beiden Probleme können keine endgültigen Schlüsse gezogen werden. In einer großen Studie mit 33 000 Geburten in New York[130] konnte nachgewiesen werden, dass zwischen der Gefahr, vor der 37. Woche zu gebären, und der Gewichtszunahme ein Zusammenhang besteht. Bei Frauen, die zu Beginn der Schwangerschaft Normalgewicht hatten, war das Risiko einer Frühgeburt bei einer Gewichtszunahme von etwa 10 bis 20,5 Kilo ähnlich. Dagegen hatten diejenigen, die weniger als 10 oder mehr als 20,5 Kilo zunahmen, häufiger Frühgeburten (etwa 1,3 bis 1,5 Mal häufiger). Übergewichtige und adipöse Frauen, die mehr als 20,5 Kilo zunahmen, hatten ein 70 Prozent höheres Risiko.

Diese Studie deutet darauf hin, dass sowohl zu viel als auch zu wenig Gewichtszunahme Risiken birgt; andere Studien lassen vermuten, dass die Risiken sich eher auf zu wenig Gewichtszunahme beschränken.[131] In beiden Fällen jedoch scheint der Effekt gering und für zusätzliche Sorgen keinen Anlass zu geben.

Sind die Empfehlungen also richtig?

Die Belege waren stark genug, um mich zu überzeugen, dass die Gewichtszunahme speziell für das Gewicht des Kindes durchaus eine Rolle spielt. Das bedeutete aber noch lange nicht, dass ich auch vom Sinn wöchentlicher Zurechtweisungen überzeugt war. Wie sollte ich die Nachteile von zu starker Zunahme bewerten? Und, seien wir offen, was wogen sie gegen die Tatsache, dass ich verdammt hungrig war und sehr gerne Kekse aß?

Das Wichtigste, was ich aus meinen Nachforschungen mitnahm, war die Erkenntnis, dass die Auswirkungen wirklich nicht sehr groß sind. Wenn man ein paar Kilo mehr zunimmt als empfohlen (selbst 4,5 bis 7 kg mehr), spielt das keine große Rolle. Selbst in Studien, die bestimmte Risiken für eine erhöhte Gewichtszunahme nachwiesen, waren diese Effekte nicht besonders ausgeprägt und galten nicht für Frauen, die, sagen wir mal, 16,5 Kilo zunahmen. Bei einer Vorsorgeuntersuchung erklärte mir meine Ärztin, wenn ich so weitermachte, würde ich bei über 16 Kilo Zunahme landen, und das Limit läge bei unter 16, ich solle mich also ein bisschen zusammenreißen. Derartige Aussagen lassen sich weder wissenschaftlich noch mit dem gesunden Menschenverstand untermauern.

Im Prinzip können Sie sich also entspannen.

Wenn wir von einer *deutlichen* Über- oder Unterschreitung der empfohlenen Zunahme sprechen, sind die Nachteile bei einem sehr kleinen Baby offensichtlich gravierender als bei einem sehr großen Baby. Deshalb wundere ich mich im Nachhinein darüber, dass meine Ärztin in den Wochen, in denen ich zu viel zunahm, ein Riesentheater machte und in den Wochen, in denen ich nicht zunahm, keinen Ton sagte. Nach längerem Nachdenken fragte ich mich sogar, ob die Empfehlungen, an die alle sich so krampfhaft klammerten, überhaupt stimmten. Also nahm ich Zahlen genauer unter die Lupe und fand heraus, dass sie in der Absicht definiert wurden, möglichst vielen Babys zu einem im Verhältnis zur Schwangerschaftsdauer normalen Gewicht bei der Geburt zu verhelfen (sie sollten also nicht zu groß oder zu klein sein).

Wenn ich etwa 13,5 Kilo zunahm, was genau in der Mitte der empfohlenen Spanne liegt, lag die Wahrscheinlichkeit, ein zu kleines oder zu großes Baby zur Welt zu bringen, bei 15 Prozent.

Wenn ich etwa 18 Kilo zunahm, lag sie bei 18 Prozent. Wenn ich nur gut 9 Kilo zunahm, lag sie bei 23 Prozent. Die besten Chancen auf ein normal großes Kind lagen also bei 13,5 Kilo. Doch sobald ich nur einen Moment länger darüber nachdachte, schien mir die Logik ziemlich verquer. Die Komplikationen bei einem sehr kleinen Baby sind deutlich gravierender als bei einem sehr großen Baby. Die Richtlinien schienen allerdings darauf ausgelegt, die Gesamtzahl sehr großer oder sehr kleiner Babys zu minimieren.

Bei einer Zunahme von 13,5 Kilo sind 10 Prozent sehr kleine und 5 Prozent sehr große Kinder zu erwarten. Bei einer Zunahme von 18 Kilo waren es 7 Prozent sehr kleine und 11 Prozent sehr große Babys. Ja, das bedeutet einen Anstieg bei sehr großen Babys, aber einen Rückgang bei den sehr kleinen. Da jedoch ein sehr kleines Baby größere Komplikationen nach sich zieht, wäre das nicht sogar besser? Um wirklich eine gute Empfehlung zu geben, sollten wir also überlegen, mit welcher sich die tatsächlichen Komplikationen am besten begrenzen lassen. In diesem speziellen Fall könnte das auch ein Argument dafür sein, die Angaben zumindest leicht zu erhöhen.

Und wie lief es bei mir? Am Ende hatte ich 13,7 kg zugenommen – von 67,6 auf 81,3 kg (nach den vielen Ermahnungen hatte ich es mit dem Wiegen sehr, sehr genau genommen). Ich wurde doch tatsächlich bei meiner Ankunft im Krankenhaus nochmals gewogen, wahrscheinlich wollten sie überprüfen, ob ich mich noch schnell mit Keksen vollgestopft hatte, nachdem meine Frauenärztin am Morgen ein letztes Mal mein Gewicht gecheckt hatte. Dazu kann ich nur Folgendes sagen: Gut, dass sie mir nicht gerade mitten in einer Wehe Vorhaltungen machten – Zeit zum Schuhe ausziehen war da nämlich nicht mehr!

Unterm Strich

- Wenn Sie mehr als empfohlen zunehmen, wird Ihr Baby wahrscheinlich größer sein, wenn Sie weniger zunehmen, kleiner.
- Sowohl bei sehr großen als auch bei sehr kleinen Babys besteht die Gefahr von Komplikationen, allerdings sind diese bei sehr kleinen Babys gravierender. Wenn überhaupt, sollten Sie mehr darauf achten, dass Sie genügend zunehmen, als darauf, ob es zu viel ist.
- Vor allem aber: Entspannen Sie sich!

11. Rosa oder hellblau?

Bereits in einem sehr frühen Schwangerschaftsstadium – ich glaube sogar schon beim Ultraschall in der 7. Woche – bekam ich Auskunft über Penelopes Puls. Im Allgemeinen ist der fetale Puls viel höher als der von Erwachsenen, etwa in der Bandbreite von 120 bis 160. Bei Penelope waren es 150, also eher im oberen Bereich. Meine Schwiegermutter Joyce schloss daraus sofort, dass es ein Mädchen war. Hundertprozentig!

Sie behauptete, Mädchen hätten eine höhere Herzfrequenz. Ihr Arzt ging von dieser Theorie aus, um das Geschlecht ihrer beiden Kinder herauszufinden, und lag in beiden Fällen richtig. Jesse freute sich: Er wollte unbedingt ein Mädchen.

Zwischen dem ersten Ultraschall und dem Tag, an dem wir erfuhren, dass Penelope tatsächlich ein Mädchen war, lagen viele Wochen. In der Zwischenzeit hatte Jesse einen Artikel über den Zusammenhang zwischen fetaler Herzfrequenz und dem Geschlecht ausgegraben. Dafür wurden die Daten von 500 Schwangeren ausgewertet, von denen etwa die Hälfte Mädchen zur Welt brachte. Die durchschnittliche weibliche Herzfrequenz lag bei 151,7, die durchschnittliche männliche bei 154,9. Der Unterschied war nicht signifikant (wenn überhaupt, war entgegen Joyces Theorie die der Jungen *höher*). Die Schlussfolgerung des Artikels: »Entgegen der Überzeugung vieler Schwangerer und ihrer Familien [ja, Joyce, du bist gemeint!] gibt es keine signifikanten Unterschiede bei der weiblichen und männlichen Herzfrequenz im ersten Schwangerschaftsdrittel.«[132]

Jesse schickte dazu eine E-Mail herum, aber Joyce blieb skeptisch: »Ich kann nur sagen, dass mein Arzt zweimal richtig lag. Dann muss ja was dran sein.«

Nein, beharrten wir, diese Leute hatten fünfhundert Fälle untersucht – fünfhundert Datensätze im Vergleich zu ihren zweien – und bewiesen, dass es keinen Zusammenhang gab. Wir konnten Joyce nie überzeugen und unser eigener Fall war auch nicht gerade hilfreich, da hatte sie schließlich recht gehabt.

Ungeachtet der Herzfrequenz gibt es eine Reihe von Möglichkeiten, das Geschlecht des Babys vor der Geburt zu eruieren.

Wenn Sie eine Chorionzottenbiopsie (im ersten Drittel) oder (etwas später) eine Amniozentese vornehmen lassen, können Sie dabei auch das Geschlecht Ihres Kindes erfahren. Da sich die Chromosomen von Jungen und Mädchen unterscheiden (X und Y bei Jungen, zwei X bei Mädchen), wird das Geschlecht bei der genetischen Analyse mit erfasst. Wenn Sie keine solche Untersuchung durchführen lassen, lässt sich das Geschlecht Ihres Kindes auch beim Ultraschall feststellen. Dann erfahren es die meisten (wie wir) etwa in der 20. Woche. Zu diesem Zeitpunkt findet in der Regel die zweite große Vorsorgeuntersuchung mit Ultraschall statt. Das Ungeborene ist dann so weit entwickelt, dass man alle möglichen Dinge sehen kann: die Durchblutung des Herzens, die Zahl der Finger und Zehen, die Organe – und eben auch die Genitalien.

Ab und zu lässt sich das Geschlecht aber schon beim Ultraschall in der 12. Woche erkennen, vor allem, wenn es sich um einen Jungen handelt. In der 15. oder 16. Woche ist das bei beiderlei Geschlecht möglich, aber da die Bestimmung des Geschlechts keine medizinische Notwendigkeit darstellt, werden die meisten Ärztinnen und Ärzte dafür keine zusätzliche Untersuchung vornehmen. In der Regel müssen Sie sich gedulden oder, wenn Sie es gar nicht mehr aushalten, den zusätzlichen Ultraschall selbst bezahlen. Als ich meine Neugier nicht mehr im Zaum halten konnte, erwog ich das sogar kurz.

Wenn Sie zu den besonders Neugierigen gehören, haben Sie Glück, denn in den letzten paar Jahren hat die Forschung große Fortschritte gemacht, wenn es darum geht, das Geschlecht des Ungeborenen anhand des mütterlichen Blutes zu bestimmen.

Das kann im Prinzip geschehen, sobald Sie schwanger sind. Der Test beruht darauf, dass in Ihrem Blut ein geringer Anteil der DNA Ihres ungeborenen Kindes zirkuliert (siehe NIPT weiter vorn) und sich deshalb auch in einer Blutprobe von Ihnen wiederfindet.

Wenn das Ungeborene ein Junge ist, enthält seine DNA Y-Chromosomen. Sie, die Schwangere, haben dagegen definitiv keine Y-Chromosomen. Vereinfacht ausgedrückt, wird bei der Analyse also nach Y-Chromosomen gesucht. Wenn man Hinweise darauf findet, ist es ein Junge. Wenn nicht, ist es wahrscheinlich ein Mädchen. Ich sage »wahrscheinlich«, weil das Nichtvorhandensein eines Y-Chromosoms auch daran liegen könnte, dass in der Blutprobe zufällig keine fetale DNA enthalten war.

Die Technik ist relativ neu, aber sehr effektiv. In einer Studie von 2010 nahmen die Forschenden Blutproben von 201 Schwangeren. In 10 Fällen war das Ergebnis unklar. In 77 Fällen lautete die Analyse »Mädchen« und davon waren 71 tatsächlich Mädchen (von den restlichen Fällen endeten 4 mit einer Fehlgeburt, in 2 Fällen wurde das Geschlecht später nicht mehr erfasst). In 112 Fällen lautete die Analyse »Junge« und davon waren 105 tatsächlich Jungen (dazu 5 Fehlgeburten und 2 Kinder, deren Geschlecht nicht erfasst wurde).[133]

Der Test ist aber nicht in erster Linie dazu gedacht, das Geschlecht eines Kindes zu bestimmen. Er dient vor allem diagnostischen Zwecken, zum Beispiel wenn in einer Familie eine Erbkrankheit an das Y-Chromosom geknüpft ist und man frühzeitig herausfinden möchte, ob es ein Junge ist, weil das weitere Tests notwendig machen würde. Da es allerdings auch hier in Richtung Kommerzialisierung geht, wird diese Analyse sicher in ein paar Jahren auch den Eltern zur Verfügung stehen, die das geschlechtsspezifische Shopping gar nicht mehr erwarten können.

Auch Jesse und ich starben vor Neugier. Wir hätten es nie bis zur Geburt ausgehalten. Als die Ärztin es uns endlich mitteilte, war Jesse so wild drauf, alle Bekannten zu informieren, dass er mich im Untersuchungszimmer sitzen ließ, um eine SMS zu verschicken (in dem Raum mit dem Ultraschall gab es kein Netz). Das geht nicht allen so, aber offenbar den meisten. Umfragen haben ergeben, dass mehr als die Hälfte aller Paare vor der Geburt wissen möchte, welches Geschlecht ihr Kind hat.[134]

Und selbst wenn man es nicht wissen möchte und auch nicht vorhat, es herauszufinden, ist es schwer, keine Vermutungen anzustellen. Noch schwerer ist es, andere Leute davon abzuhalten, Vermutungen anzustellen. Fremde Menschen auf der Straße bleiben stehen und sagen Dinge wie: »Ah, Sie kriegen bestimmt einen Jungen, Ihr Bauch sitzt so hoch/tief, ist so groß/klein.« Nachdem wir schon den Mythos mit der Herzfrequenz widerlegt haben – ist an den anderen Ammenmärchen vielleicht was dran?

Ich habe lange in der wissenschaftlichen Literatur gesucht, aber offensichtlich haben Fachleute Besseres zu tun, als herauszufinden, ob die Bauchform etwas über das Geschlecht des Babys verrät. Ich habe nichts gefunden, nichts, was die Thesen bestätigen oder widerlegen könnte. Ich gehe inzwischen davon aus, dass keine davon besonders aussagekräftig ist – aber natürlich funktionieren sie alle in 50 Prozent der Fälle. Aus dem Grund hat es vermutlich auch der Arzt meiner Schwiegermutter hinbekommen: Er hatte eine 25-Prozent-Chance, bei beiden Schwangerschaften richtigzuliegen.

Wenn Sie erst einmal schwanger sind, ist es zu spät, das Geschlecht Ihres Kindes zu beeinflussen. Sie können es früher oder später herausfinden, aber ändern können Sie es nicht mehr. Doch vielleicht fragen Sie sich – wie viele Menschen –, ob man vor der Empfängnis irgendeinen Einfluss darauf hat. Ich habe eine Freundin, die als erstes Kind unbedingt ein Mädchen wollte. Irgendwann fragte sie mich, ob sie das irgendwie steuern könne.

Wenn Sie das wirklich ernst meinen, lautet die Antwort ja. Diverse invasive Methoden können die Chancen auf ein Mädchen oder einen Jungen vergrößern. Tatsächlich kann man mit einer bestimmten Technik Spermien »sortieren« und dann nur die mit dem »richtigen« Geschlecht für eine künstliche Befruchtung nutzen. Die Erfolgsquote dabei liegt hoch, wenn auch nicht bei hundert Prozent. Die In-vitro-Fertilisation lässt sich mit einer genetischen Analyse vor der Einpflanzung verbinden, damit nur Embryos des gewünschten Geschlechts verwendet werden.

Nehmen wir an, Ihre Entschlossenheit ist nicht sooo ausgeprägt, dass Sie gleich zu einer sogenannten assistierten Reproduktionstechnik greifen wollen – dann gibt es noch eine traditionelle Taktik: die Shettles-Methode, die davon ausgeht, dass man mit dem Zeitpunkt des Geschlechtsverkehrs das Geschlecht des Kindes beeinflussen kann. Die Theorie dahinter: Spermien mit Y-Chromosom (aus denen Jungen entstehen) schwimmen schneller, sterben aber auch schneller ab. Spermien mit X-Chromosomen (aus denen Mädchen entstehen) schwimmen langsamer, sind aber widerstandsfähiger.

Wenn man ein Mädchen möchte, sollte man deshalb einige Tage vor dem Eisprung Sex haben, aber nicht genau am Tag des Eisprungs. Denn dann sind die Y-Spermien beim Eisprung bereits tot, während die X-Spermien noch warten. Wenn man einen Jungen möchte, sollte man am Tag des Eisprungs Sex haben, denn die Y-Spermien sind schneller und gewinnen das Rennen zur Eizelle.

Es gibt keinerlei Beweise für die Wirksamkeit dieser Methode. In einer 1995 im *New England Journal of Medicine* erschienenen Studie begleiteten die Forschenden eine Gruppe von Frauen über mehrere Monate beim Versuch, schwanger zu werden (ich habe auf diese Studie schon im Kapitel zur Empfängnis verwiesen). Sie konnten keinen Zusammenhang zwischen dem Zeitpunkt des Geschlechtsverkehrs und des Eisprungs und dem Geschlecht des Nachwuchses feststellen.[135] Tut mir leid, Sie müssen es wohl drauf ankommen lassen.

Unterm Strich

- Das Geschlecht des Kindes lässt sich vor der Geburt durch Chorionzottenbiopsie, Amniozentese oder Ultraschall feststellen.
- Es gibt keine schlüssigen Belege dafür, dass sich anhand der Herzfrequenz, Bauchform (oder wie die anderen Ammenmärchen alle lauten) sinnvolle Aussagen über das Geschlecht des Kindes treffen lassen.
- Durch den Zeitpunkt der Empfängnis lässt sich das Geschlecht des Kindes nicht beeinflussen.

12. Sport und Schlaf

Die Frauen, die ich kenne, haben ihre Schwangerschaften als unterschiedlich unangenehm wahrgenommen (allerdings gab es praktisch keine unter ihnen, die das zweite Trimester als irgendwie »zauberhaft« oder »wundervoll« empfunden hätte). Zwei Dinge empfanden allerdings alle ohne Ausnahme als zunehmend problematisch: Sport treiben und schlafen. Je runder eine Schwangere wird, desto schwerer fällt es ihr, beides auf die gewohnte Weise zu praktizieren. Ich habe tatsächlich eine Freundin, die ich in der 41. Woche noch joggen sah – Hut ab, meine Liebe! Ich musste damit im 5. Monat aufhören und am Ende war selbst Walking auf dem Laufband eine Qual. Ich gebe zu, dass ich wiederholt in Versuchung geriet, den Sport ausfallen zu lassen. Und je runder ich wurde, desto häufiger überlegte ich, ob davon wirklich die Welt unterging. Einerseits löcherte mich meine Gynäkologin bei jedem Besuch, ob ich auch weiterhin Sport trieb, und betonte immer wieder, wie wichtig das wäre. Andererseits wusste ich, dass bestimmte Krankheiten durch Sport verschlimmert werden konnten. Ich fragte mich, ob ich es vielleicht übertrieb – aber Jesse versicherte mir, dass dies völlig unmöglich war, angesichts des Tempos, das ich auf dem Laufband an den Tag legte. Also was jetzt? Ist Sport nun wichtig? Oder gefährlich? Oder beides?

Fangen wir mit etwas Grundsätzlichem an: Vor allem sorgt Sport dafür, dass man in der Schwangerschaft etwas weniger zunimmt. Das sollte Sie nicht überraschen, da die meisten von uns ja auch außerhalb der Schwangerschaft Sport treiben, um in Form zu bleiben oder abzunehmen. Wenn man auf dem Laufband 300 Kalorien verbrennt, kann man 300 Kalorien mehr essen. Während der Schwangerschaft ändert sich vieles, nicht aber die Grundregel, dass man nicht mehr Kalorien zu sich nehmen sollte, als man verbraucht.

Das klingt logisch und wird auch durch randomisierte Studien bestätigt. Die Befürchtung, Frauen könnten während der Schwangerschaft zu viel zunehmen, hat eine ganze Reihe an Forschungsprojekten hervorgebracht, bei denen Schwangere zu Sport motiviert werden sollen, damit sie möglichst schlank bleiben. Im Allgemeinen scheint das zu funktionieren. In einem Überblicksartikel von 2010 wurden zwölf randomisierte Studien zu unterschiedlichen Sportarten ausgewertet,[136] meistens Laufen, Aqua-Aerobic oder Fahrradfahren, in der Regel etwa drei Mal pro Woche.

Im Durchschnitt nahmen die Frauen, die zu Sport motiviert wurden, etwa 590 Gramm weniger zu als die andere Gruppe. Das ist zwar statistisch signifikant, aber nicht viel. All jene, die bereits versucht haben, durch Sport abzunehmen, dürfte das nicht besonders wundern. Man verbrennt beim Sport eben doch nicht so viele Kalorien wie erhofft, jedenfalls im Verhältnis zu der Menge, die man zu sich nimmt. Das trifft auf den normalen Sport außerhalb der Schwangerschaft zu und erst recht auf die Art und Intensität des Sports, zu dem man während der Schwangerschaft in der Lage ist. Am Ende meiner Schwangerschaft war ich froh und stolz, dass ich an den meisten (na ja, an manchen) Tagen etwa dreißig Minuten auf dem Laufband schaffte. Angesichts des Tempos reichte das gerade so, um genau die 170 Kalorien zu verbrauchen, die ich sehr oft in Form einer Schüssel Müsli um drei Uhr morgens zu mir nahm.

Im Prinzip könnte Sport während der Schwangerschaft auch aus anderen Gründen vorteilhaft sein. 2009 fasste ein Übersichtsartikel sämtliche randomisierten Studien zu Sport in der Schwangerschaft zusammen, in denen es noch um anderes ging als um die Gewichtszunahme der Mutter: Auswirkungen auf Geburtsgewicht, Frühgeburten und Ähnliches.[137] Diese sehr umfassende Abhandlung ist allerdings recht enttäuschend, was die

Beweislage betrifft. Letztlich resümieren die Autorinnen und Autoren gleich zu Beginn: »Die Studien sind insgesamt sehr klein und methodisch nicht besonders hochwertig.« Mit anderen Worten: Nichts Genaues weiß man nicht.

Eines kann man diesen kleinen Studien allerdings entnehmen: Sport scheint sich auf überhaupt nichts besonders auszuwirken. Keine Unterschiede bei Frühgeburten, Schwangerschaftsdauer, Zahl der Kaiserschnitte oder Wachstum des Fötus. Auch nicht darauf, wie das Neugeborene beim APGAR-Test abschneidet oder wie lange die Geburt dauert.

Insofern gibt es nicht viele Gründe, mit Sport anzufangen. Aber auch keine, um damit aufzuhören. Die gleichen randomisierten Studien, die keine Vorteile nachweisen konnten, zeigten auch keine Nachteile. Im Durchschnitt haben Frauen, die Sport treiben, im Vergleich zu denen, die keinen Sport treiben, tatsächlich weniger Schwangerschaftskomplikationen – was bestimmt vor allem daran liegt, dass sie ganz allgemein gesünder sind. Vor allem jedoch stützt es die These, dass es unnötig ist, mit dem Sport aufzuhören.

Sport im Allgemeinen ist also unbedenklich. Aber gibt es bestimmte Sportarten, die Sie meiden sollten? Auf jeden Fall gibt es einige Komplikationen in der Schwangerschaft (*Placenta praevia*, eine Fehllage der Plazenta, zum Beispiel), bei denen geraten wird, den Sport einzuschränken oder ganz zu lassen. Aber wie sieht es bei Frauen aus, die eine unkomplizierte, gesunde Schwangerschaft erleben?

In der Kritik stehen vor allem Sit-ups oder Crunches, bei denen man auf dem Rücken liegt. Ab der 20. Woche wird in der Regel davon abgeraten. Und zwar aus dem gleichen Grund, warum man nicht mehr flach auf dem Rücken liegend schlafen sollte: weil die Gefahr besteht, dass die Durchblutung behindert wird. Mehr dazu weiter unten. Aber unterm Strich geht es den meisten Frauen gut damit, sie würden es sonst merken, da es ihnen unangenehm wäre. Wenn Sie also noch nach der 20. Woche Sit-ups machen können, nur zu. Eines möchte ich im Interesse wissenschaftlicher Erkenntnis noch ergänzen: Ich habe in der 34. Woche noch versucht, einen anständigen Sit-up hinzukriegen, ohne Erfolg. Irgendwann wird die Natur Sie daran hindern, ob Ihnen das passt oder nicht.

Ein zweites Problem, das im Zusammenhang mit Bauchübungen zu nennen ist, ist die sogenannte Rektusdiastase, ein Spalt zwischen den geraden Bauchmuskeln: Das kommt bei sehr vielen Schwangeren vor (wenn Sie dazugehören, merken Sie es). Normalerweise bildet er sich nach der Schwangerschaft zurück. Im Internet findet sich vielfach der Hinweis, dass man keine Bauchmuskelübungen mehr machen darf, wenn das passiert. Für diese Behauptung lässt sich in der Fachliteratur kein Beleg finden. Zumindest eine randomisierte Studie legt vielmehr nahe, dass Bauchtraining dieses Problem eher bessert als verschlimmert.[138] Auch hier gilt also: Wenn Sie können und wollen, machen Sie ruhig.

Also noch mal: Gibt es Sport, den man meiden sollte? Die Antwort lautet selbstverständlich ja. Alle Sportarten, die zu physischen Traumen führen können (zum Beispiel Fußball), sollte man eher meiden. Ein Baby ist im Mutterleib zwar gut geschützt, aber schon der gesunde Menschenverstand sagt einem, dass dieser Schutz Grenzen hat. Aus ähnlichen Gründen wird auch von Aktivitäten wie Skifahren oder Klettern abgeraten, bei denen man stürzen kann. Die meisten Frauen haben in der Schwangerschaft mit dem Gleichgewicht Probleme, was Stürze wahrscheinlicher macht. Ein Sturz beim Skifahren könnte eine vorzeitige Plazentaablösung verursachen – eine sehr ernste Komplikation.

Außerdem gibt es Hinweise, dass sehr hartes Training die Blutzufuhr zum Kind einschränken kann (begrenzt auf den Zeitraum des Trainings). In einer Studie mit Athletinnen auf Olympia-Niveau wurde festgestellt, dass ab 90 Prozent des Maximalpulses die Blutzufuhr zum Baby reduziert wurde.[139] Sollten Sie eine sehr ambitionierte Sportlerin sein, ist die Schwangerschaft vielleicht nicht der beste Zeitpunkt, um bei einem Marathon

Ihre persönliche Bestzeit rauszuholen. Doch das betrifft vermutlich die wenigsten von uns. Die meisten sind ja froh, wenn sie es schaffen, ein paar Mal die Woche vier, fünf Kilometer zu laufen.

Das gewohnte Sportpensum in der Schwangerschaft aufrechtzuerhalten ist das eine. Etwas anderes ist, zu diesem Pensum noch schwangerschaftsspezifische Übungen hinzuzufügen. Allein schon die Vorstellung ist anstrengend. So gesehen kann man die Entbindung als eine sehr lange Trainingseinheit betrachten, die man nicht einfach in der Mitte abbrechen kann. Sie könnten sich also speziell darauf vorbereiten, die Gebärmutter bereitet sich allerdings auch schon ganz von selbst darauf vor, indem sie sich dehnt und wieder zusammenzieht – das sind die sogenannten Braxton-Hicks-Kontraktionen, man spricht auch von Übungswehen. Wenn Sie Ihren Körper also für die Geburt fit machen wollen, können Sie nicht allzu viel tun. Zwei Dinge gibt es aber doch: Beckenbodengymnastik und Schwangeren-Yoga.

Beckenbodentraining

Beckenbodentraining spielt im Schwangerschaftskosmos eine extrem wichtige Rolle (in selteneren Fällen spricht man auch von Kegel-Übungen, nach dem Erfinder, dem amerikanischen Arzt Arnold Kegel). Es dient der Kräftigung der Beckenbodenmuskulatur. Hier kommt eine Anleitung, wie Sie diese Muskeln finden, falls Sie sie noch nicht kennen: Gehen Sie pinkeln (was Ihnen, da Sie schwanger sind, nicht allzu schwer fallen dürfte) und versuchen Sie dann, den Urinstrahl mittendrin zu stoppen. Spüren Sie es? Das sind die Beckenbodenmuskeln (auch Männer haben die und können sie mit diesem Versuch ebenfalls eruieren). Zum Training des Beckenbodens muss man nichts weiter tun, als immer wieder diese Muskeln anzuspannen, um sie zu stärken.

Frauenmagazine empfehlen solche Übungen gerne auch außerhalb der Schwangerschaft, weil man den Beckenboden beim Sex einsetzen kann. In der Tat sind diese Übungen eine gängige »Behandlung« bei sexuellen Dysfunktionen (z. B. Orgasmusproblemen), auch wenn echte wissenschaftliche Beweise für ihre Wirksamkeit fehlen.[140] Während der Schwangerschaft jedoch hat die Stärkung dieser Muskeln erwiesenermaßen mehrere Vorteile.

Die meisten Frauen leiden am Ende ihrer Schwangerschaft oder nach der Entbindung unter leichter Harninkontinenz: Sie verlieren, meist beim Niesen oder Husten, ein wenig Urin. Bei manchen Frauen sind die Probleme gravierender (Harnverlust beim Lachen, bei anstrengendem Sport u. Ä.) und halten relativ lange (teilweise Jahre) nach der Geburt an. Mit Beckenbodentraining kann man diesem Problem sehr wirkungsvoll vorbeugen.

Dazu gibt es jede Menge Studien, aber ich will eine typische herausgreifen, die in Taiwan durchgeführt und 2011 publiziert wurde.[141] Sie war randomisiert, das heißt von 300 Probandinnen wies man 150 an, regelmäßig Beckenbodentraining zu machen, die anderen 150 bekamen keinerlei Vorschriften. Es kam eine gängige Übung zum Einsatz: Beckenboden anspannen, sechs Sekunden halten, loslassen. Die Schwangeren sollten zwei Mal täglich drei Sätze à acht Wiederholungen machen, nach jedem Satz zwei Minuten Pause.

In dieser Studie mussten die Frauen zu verschiedenen Zeitpunkten ihrer Schwangerschaft und kurz danach jeweils sechs Fragen beantworten, bei denen es vor allem um die Harnkontrolle ging: »Wie oft müssen Sie urinieren?«, »Verlieren Sie manchmal Urin?« und Ähnliches. Die Antworten wurden nach einem Punktesystem ausgewertet; das Maximum waren sechs Punkte, die für große Probleme bei der Harnkontrolle standen, eine niedrigere Punktzahl stand für weniger Probleme. Die folgende Grafik zeigt die Ergebnisse der Frauen, die während der Schwangerschaft Beckenbodentraining absolvierten, im Vergleich

Beckenbodentraining und Harninkontinenz

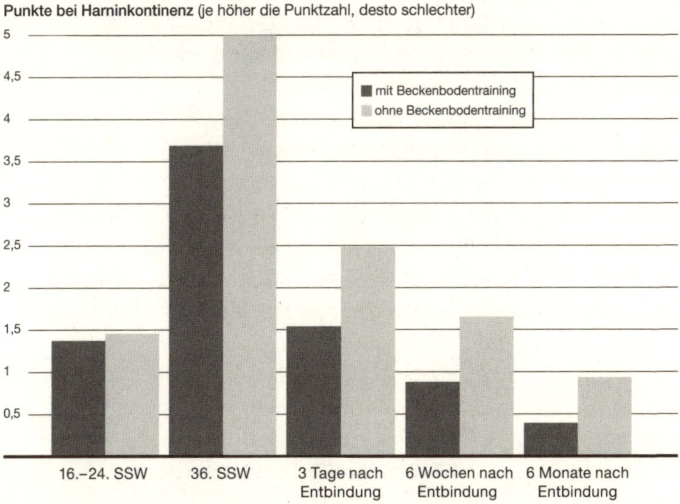

zu der Kontrollgruppe ohne Training zu verschiedenen Zeitpunkten der Schwangerschaft.

Während zu Beginn ihrer Schwangerschaft (vor Beginn des Beckenbodentrainings) alle Frauen ähnliche Punktzahlen erreichten, zeigten sich am Ende der Schwangerschaft die Unterschiede, die bis sechs Monate nach der Geburt anhielten. Frauen, die regelmäßig ihren Beckenboden trainierten, hatten signifikant seltener Probleme mit Urinverlust. Natürlich funktioniert dieses Training wie jedes andere auch: Es baut Muskeln auf. Daher gibt es keinen Grund, nicht bereits vor der Schwangerschaft zu beginnen, wobei Studien belegen, dass die Übungen auch dann wirken, wenn man mitten in der Schwangerschaft damit anfängt.

Die Ergebnisse der obigen Untersuchung decken sich mit mehreren anderen. Ein Überblicksartikel von 2009 legt nahe, dass Schwangere, denen zu Beckenbodentraining geraten wird, weniger als halb so häufig mit Harninkontinenz zu kämpfen haben im Vergleich mit den jeweiligen Kontrollgruppen – und zwar sowohl am Ende der Schwangerschaft als auch nach der Geburt.[142] Dies trifft insbesondere auf die Erstschwangerschaften zu.

Möglicherweise gibt es noch weitere Vorteile: Zumindest eine kleine randomisierte Studie untersuchte die Geburtserfahrungen von Frauen mit und ohne Beckenbodentraining.[143] Bei Frauen aus der Gruppe mit Training war die Pressphase leicht verkürzt (durchschnittlich 40 im Vergleich zu 45 Minuten) und nur bei 22 Prozent der Frauen mit Beckenbodentraining dauerte sie insgesamt länger als eine Stunde (im Vergleich zu 37 Prozent der Frauen ohne Training).

Yoga für Schwangere

Es wäre wirklich zu schön, wenn ich Yoga mögen würde. Ja, ernsthaft, ich wäre gerne jemand, dem Yoga gefällt. Im College habe ich mich einmal für einen Semesterkurs angemeldet. Ein einziges Mal bin ich hingegangen. Jesse fragt mich immer noch, wann ich den Kurs endlich fertig mache. Ich war auch einmal beim Hot-Yoga, fiel in Ohnmacht und ging nie wieder hin. Als ich mein erstes Smartphone bekam, kaufte ich mir eine Yoga-App, nutzte sie (Sie können es erraten) ein Mal, und zwar als ich mich zu Hause ausgesperrt hatte und darauf wartete, dass mir jemand einen Schlüssel vorbeibrachte. Theoretisch gefällt mir die Vorstellung von Yoga, aber in der Praxis hasse ich es.

Diese Abneigung hat mich besonders in der Schwangerschaft betrübt, denn es gibt durchaus Belege, dass Yoga für Schwangere diverse Vorteile bietet. Allerdings ist das Thema nicht besonders gut erforscht: Die Studien sind klein und die positiven Effekte lauten »Selbstverwirklichung« oder so ähnlich, was ganz bestimmt wahnsinnig wichtig, aber echt schwer zu quantifizieren ist. Außerdem mögen die Leute, die diese Studien durchführen, Yoga offenbar sehr, sodass einen das Gefühl beschleicht, ihre Voreingenommenheit könnte die Ergebnisse ein wenig schönfärben. Andererseits gibt es ein paar wirklich konkrete Auswirkungen und der Vorteil randomisierter Studien ist ja, dass sie schwer zu manipulieren sind.

Eine Studie mit rund 90 Frauen in Taiwan zeigte, dass sich bei den Probandinnen, die man nach dem Zufallsprinzip für ein zwölfwöchiges Yoga-Training auswählte, Beschwerden in den letzten Wochen der Schwangerschaft von 43 auf 38 Prozent reduzierten.[144] Ein vergleichbares Forschungsprojekt in Thailand untersuchte bei 74 Frauen die Dauer und Intensität der Wehen.[145] Die Frauen der Yoga-Gruppe berichteten über eine niedrigere Schmerzintensität in verschiedenen Stadien der Geburt und eine deutlich kürze erste Geburtsphase (vor der Pressphase). Die Auswirkungen von Yoga auf die Dauer der Geburt waren in dieser Studie groß: In der Yoga-Gruppe war sie im Durchschnitt zweieinhalb Stunden kürzer.

Die Studien waren beide klein und es gibt nur wenige weitere verlässliche Untersuchungen, sodass man den hier dargelegten Ergebnissen nicht allzu viel Vertrauen schenken kann. Unklar ist auch, warum es funktioniert: mehr Beweglichkeit? Öffnung des Beckens? Wer weiß. Aus welchen Gründen auch immer, Yoga wird äußerst positiv bewertet. So positiv, dass sogar ich darüber nachdachte, es zu versuchen. Zumindest ein Mal.

Unterm Strich

- Sport in der Schwangerschaft ist unbedenklich. Kein Sport in der Schwangerschaft ist auch unbedenklich. Im Großen und Ganzen dürfen Sie einfach so weitermachen wie bisher.
- Beckenbodentraining beugt Harninkontinenz vor und wirkt sehr wahrscheinlich in der Pressphase der Geburt unterstützend. Kann ich Ihnen empfehlen!

- Yoga für Schwangere ist definitiv einen Versuch wert. Die (wenn auch kleinen) Studien zeigen große Effekte. Und falls es sonst nichts bringt, ist es auf jeden Fall gut für Ihre Selbstverwirklichung.

Schlaflosigkeit

Soweit ich das beurteilen kann, ist normaler Schlaf während der Schwangerschaft praktisch unmöglich. Trotz Seitenschläferkissen und zusätzlichen Decken und selbst wenn man im Extremfall den Partner ins Gästezimmer verbannt, kann man sich gegen Ende kaum mehr vorstellen, wie man die Nacht überstehen soll. Als meine Freundin Heather in der 29. Woche war, bekam ich von ihr eine SMS um 3.58 Uhr morgens: »Hier liegen mehrere kleine Plüsch-Schäfchen bereit. Welchem Gott muss ich die opfern, damit ich wenigstens ein bisschen Schlaf abkriege?«

Noch schlimmer wird die Lage dadurch, dass ab der 20. Woche die Zahl der möglichen Schlafpositionen deutlich eingeschränkt ist. Meine Gynäkologin ermahnte mich zu diesem Zeitpunkt, nicht mehr auf dem Rücken zu schlafen, sondern idealerweise auf der linken Seite. Ich versuchte mich daran zu halten, was alles noch schwieriger machte. Am Ende der Schwangerschaft wachte ich mehrmals pro Nacht auf, weil mein linkes Bein eingeschlafen war (schön, dass wenigstens mein Bein ein bisschen Schlaf abbekam).

Im normalen, nicht-schwangeren Zustand nehme ich bei Schlafproblemen eine Schlaftablette. Und ich würde nie auf der Seite schlafen. Ich fragte mich, ob es wirklich so gut für mein Baby war, dass ich unbequem lag und Medikamente mied.

Schlafmittel: In Deutschland empfiehlt sich bei allen Fragen zu Medikamenten in der Schwangerschaft – wie schon erwähnt – ein Blick auf www.embryotox.de, die Internetseite des an der Berliner Charité angesiedelten Pharmakovigilanz- und Beratungszentrums für Embryonaltoxikologie. Laut Embryotox kann zum Beispiel Doxylamin (das in Deutschland seit 2019 in Kombination mit Pyridoxin zur Behandlung von Schwangerschaftsübelkeit und -erbrechen zugelassen ist) zur kurzfristigen Therapie von Schlafstörungen eingesetzt werden.[146] Den stärkeren Wirkstoff Zolpidem hält Embryotox als »punktuelle und vorübergehende Einschlafhilfe« für akzeptabel und nennt als Alternative »das sehr gut erprobte Diphenhydramin«. *Wie immer in der Schwangerschaft gilt: Nehmen Sie grundsätzlich kein Medikament ohne Rücksprache mit Ihrer Ärztin.*

Schlafposition: Schwangeren wird geraten, nicht auf dem Rücken zu schlafen. Dahinter steckt die Theorie, dass die immer größer werdende Gebärmutter (etwa ab der 20. Woche) auf die großen Beckenvenen drückt und dadurch der Blutdruck der Mutter abfällt und die Blutversorgung von Plazenta und Baby eingeschränkt wird. Dass dies vorkommen kann, weiß man aus der Physiologie – die relevantere Frage ist jedoch, ob es tatsächlich Risiken für das ungeborene Kind birgt. Wenn Sie auf dem Rücken aufwachen, sollten Sie sich dann Sorgen machen?

Das ist sehr wahrscheinlich überflüssig und es gibt verschiedene Möglichkeiten, das herauszufinden. Weil es sich um einen biologischen Mechanismus handelt, konnte man einfach testen, ob er wirklich so funktioniert wie beschrieben. In einer sehr schönen Studie ließen die Forschenden Schwangere auf dem Rücken liegen und untersuchten die Blutzufuhr zur Plazenta. Sie konnten keine negativen Effekte des Auf-dem-Rücken-Liegens feststellen. Einige Frauen fühlten sich unwohl und als sie die Position wechselten, ging es ihnen wieder besser. Die Schlussfolgerung lautete: Einigen Frauen tut das Auf-dem-Rücken-Liegen nicht gut, doch wer nicht zu denen gehört, darf es ruhig tun.[147]

Die Studie war Bestandteil eines Überblicksartikels zu dem Thema und das klare, prägnante Fazit lautet folgendermaßen:

»Frauen zu raten, ausschließlich auf der linken Seite zu liegen oder zu schlafen, ist nicht praktikabel und für die große Mehrheit der Patientinnen auch irrelevant. Stattdessen sollte man sie darüber informieren, dass einer kleinen Minderheit von Schwangeren schwindlig wird, wenn sie auf dem Rücken liegen. Ob das zutrifft, kann jede Frau leicht selbst herausfinden, und die meisten nehmen dann eine bequemere Position ein, häufig auf der linken Seite liegend (oder eine Variante dieser Position) … da es in der Spätschwangerschaft alles andere als leicht ist, eine bequeme Position im Bett zu finden, sollten Ärztinnen und Ärzte keine untauglichen Ratschläge erteilen.«[148]

Das zusammenfassende Urteil des Überblicksartikels: Die Empfehlung, nicht auf dem Rücken zu schlafen, ist unsinnig. Als ich mich während meiner ersten Schwangerschaft damit beschäftigte, schienen die meisten Daten für diese Meinung zu sprechen. Seither haben allerdings zwei aktuelle Studien einen bedenklichen Zusammenhang zwischen der mütterlichen Schlafposition und Totgeburten hergestellt.[149]

Die Herangehensweise beider Studien war sehr einfach: Die Forschenden befragten Frauen, die kurz zuvor eine Totgeburt hatten, zu ihrem Verhalten während der Schwangerschaft und sprachen parallel auch mit Frauen, die gesunde Kinder zur Welt gebracht hatten. Sie wollten herausfinden, ob die Schlafpositionen in den beiden Gruppen sich unterschieden.

In beiden Studien wurde das Auf-dem-Rücken-Schlafen mit einer höheren Zahl an Totgeburten in Zusammenhang gebracht. Dieser war sehr ausgeprägt: Die Zahl der Totgeburten war bei den Frauen, die auf dem Rücken schliefen, doppelt so hoch.

Beide Studien sind nicht perfekt. Ein wichtiger Einwand lautet, dass nicht das Auf-dem-Rücken-Schlafen den Tod des Fötus bewirkt hat, sondern vielmehr der Fötus zuerst starb und sich nicht mehr bewegte, was es bequemer machte, auf dem Rücken zu schlafen. Diese Überlegung wird auch zumindest durch eine Studie gestützt, die zeigt, dass die Frauen in der Nacht, bevor sie ihr Baby verloren, seltener aufstanden.

Davon abgesehen ist an den beiden Untersuchungen nichts »falsch«. In diesem Fall sind wir an einem frustrierenden, aber sehr typischen Punkt in wissenschaftlichen Debatten angelangt: Es ist weitere Forschung nötig. Bis dahin lässt sich keine sinnvolle Schlussfolgerung ziehen. Auf der linken Seite zu liegen, ist sehr wahrscheinlich nicht schlecht, sodass es eine gute Option für alle ist, die so schlafen können.

Bei der Sache mit der Schlaflosigkeit hat mich eigentlich am meisten genervt, wenn ich zu hören bekam: »Wenn du jetzt glaubst, dass du müde bist, warte erst mal, bis das Baby da ist!« Leider ist das auch noch wahr: Egal, wie wenig Schlaf man am Ende der Schwangerschaft abbekommt, nach der Geburt des Kindes wird es noch weniger sein. Einen Lichtblick gibt es allerdings: Wenn man als Mutter irgendwann die Chance hat, sich hinzulegen, dann halten einen wenigstens nicht die diversen Schwangerschaftswehwehchen vom Schlafen ab. Wenn auch die Schlaf*quantität* nach der Geburt nicht zunimmt, so doch die Schlaf*qualität*.

Unterm Strich

- Es gibt Schlafmittel, die auch für Schwangere geeignet sind. Sie sollten sie jedoch *ausschließlich nach Rücksprache mit Ihrer Ärztin* einnehmen.
- Die meisten Untersuchungen legen nahe, dass das Verbot des Auf-dem-Rücken-Schlafens übertrieben ist, auch wenn eine aktuelle Studie dem widerspricht. Insofern ist es schwierig, konkrete Ratschläge zu erteilen.

13. Medikamente

Ich habe das Glück, im Allgemeinen sehr gesund zu sein (meine Mutter hält das für ihr Verdienst, weil sie mich als Kind bewusst allen möglichen Keimen ausgesetzt hat). Ich bekomme selten eine Erkältung und nie eine Grippe. Vor ein paar Jahren hatte Jesse eine Lungenentzündung, während ich nicht einmal husten musste. Einen Schwachpunkt habe ich allerdings: Ich bin anfällig für Harnwegsinfektionen. Wer je eine hatte, weiß, wie grässlich das ist – als hätte man Magendarmgrippe und dann tritt einem auch noch wer in den Schritt.

Da ich gehört hatte, dass diese Infektionen während der Schwangerschaft häufiger auftreten, war ich ziemlich panisch, aber letztlich ist es mir gelungen, sie fast bis zum sechsten Monat hinauszuzögern. Als ich dann zu Weihnachten meine Familie besuchte, wachte ich um drei Uhr morgens mit dem vertrauten Unwohlsein und der Gewissheit auf, dass es schlimmer werden würde, wenn ich nichts unternahm.

Zufällig habe ich dafür immer zwei Medikamente mit zwei verschiedenen Wirkstoffen parat, die mir allerdings vor meiner Schwangerschaft verschrieben wurden. Durfte ich die jetzt nehmen? War eines besser als das andere? Ich kauerte mich mit meinem Laptop auf die Couch und schaute auf www.safefetus.com nach. Diese Website gibt Auskunft darüber, wie die FDA Medikamente hinsichtlich Schwangerschaftstauglichkeit klassifiziert. Für Deutschland findet man die entsprechenden Informationen – wie schon erwähnt – auf www.embryotox.de. Dort kann man gezielt nach bestimmten Medikamenten und Wirkstoffen oder nach Erkrankungen suchen und sich auch schriftlich oder telefonisch beraten lassen (https://www.embryotox.de/beratung/).

Die Informationen, die ich auf diese Weise zu meinen Medikamenten erhielt, reichten mir allerdings nicht aus, weswegen ich mitten in der Nacht meine Ärztin kontaktierte, die mir (verschlafen) versicherte, dass ich das zweite Medikament ruhig nehmen könne. Wenn man in Deutschland unbedingt nachts solche Informationen braucht, findet man kompetente Ansprechpartner über den Notdienst der Apotheken und Arztpraxen.

Am nächsten Morgen ging es mir besser, sodass ich die Energie aufbrachte, mich etwas genauer mit dem Thema zu beschäftigen. Da wurde mir auch klar, warum meine Gynäkologin auf das eine und nicht auf das andere gesetzt hatte. Sie hatte mir zu dem Medikament geraten, das laut FDA einen Wirkstoff der Kategorie B enthielt, bei dem – obwohl er nicht ausreichend an Menschen erforscht ist – in Tierversuchen keine Schädigung des Fötus nachgewiesen werden konnte. Das andere Medikament enthält dagegen einen Kategorie-C-Wirkstoff, bei dem ebenfalls keine Studien zu menschlichen Föten vorliegen. Es gab aber *entweder* bei Tierversuchen Hinweise auf Schädigung des Fötus *oder* es wurden gar keine Versuche an tierischen Föten durchgeführt.

Dazu muss man wissen, dass die FDA Medikamente in fünf *pregnancy risk categories* (PRC, Schwangerschaftsrisikokategorien) einteilt: von PRC A (unbedenklich) über B, C, D bis zu X (in der letzten Kategorie überwiegen die Risiken einer Anwendung in der Schwangerschaft eindeutig gegenüber dem Nutzen). In Deutschland wird diese Einteilung nicht angewandt, www.embryotox.de verwendet drei Kategorien: grün (Medikament der Wahl, dennoch sorgfältige Nutzen-Risiko-Abwägung nötig), grau (Medikamente, zu denen es widersprüchliche oder noch unzureichende Studienergebnisse gibt) und rot (gesicherte Teratogenität und/oder gravierende Fetotoxizität, die mögliche Schädlichkeit für das Ungeborene ist dabei ausreichend nachgewiesen).

Nach etwas genaueren Nachforschungen musste ich feststellen, dass in den USA offensichtlich fast alles zur Kategorie C gehört (nämlich 70 Prozent aller Medikamente) – was bedeutet, dass die Haltung der FDA dazu nicht eindeutig ist. Auch entspricht die Einteilung nicht immer dem, was man intuitiv erwarten würde. Ich wäre davon ausgegangen, dass ein Arzneimittel umso schädlicher für den Fötus ist, je stärker es ist, was aber nicht immer zutrifft.

Idealerweise nimmt man in der Schwangerschaft gar keine Medikamente, doch das ist für die meisten Frauen unrealistisch. Beispielsweise eine Nierenbeckenentzündung nicht zu behandeln, wäre schlicht sehr gefährlich. Doch selbst in Fällen, wo Medikamente auf den ersten Blick optional erscheinen (Rückenschmerzen, chronische Migräne oder auch Antidepressiva), können bei Nicht-Behandlung ganz eigene Probleme entstehen. Bevor man sich für oder gegen eine medikamentöse Behandlung entscheidet, sollte man etwas über die jeweiligen Nachteile wissen.

Mir half es, mich bei diesem Thema ein wenig mit den grundsätzlichen biologischen Vorgängen zu befassen. So wie bei den Lebensmittelverboten erschien es mir nützlich, über einen allgemeinen Rahmen zur Einschätzung zu verfügen, statt über jedes Medikament einzeln nachzudenken. Wie sollte ich ohne Basiswissen beurteilen können, warum ein Medikament schlechter war als das andere?

Während sich das Baby in der Gebärmutter entwickelt, ist es über die Plazenta mit der Mutter verbunden. Die Plazenta, der Mutterkuchen, ist ein höchst ungewöhnliches Organ, dessen Funktionsweise die Wissenschaft noch immer nicht vollständig verstanden hat. Es ist sowohl von Blutgefäßen der Mutter als auch des Babys durchzogen und transportiert Nährstoffe von der Mutter zum Kind und Abfallprodukte des Babys zurück zur Mutter (zur Entsorgung).

Noch vor nicht allzu langer Zeit hielt man die Plazenta für eine undurchdringliche Schranke. Man glaubte, es sei egal, welche Medikamente, Drogen oder andere Substanzen die Mutter zu sich nimmt, weil sie dem Ungeborenen nicht schaden könnten. (Man fragt sich allerdings, wie nach dieser Theorie irgendwelche Nährstoffe zum Baby hätten gelangen sollen.)

Inzwischen ist gut erforscht, dass diese Annahme falsch war. Mehr oder weniger jede Substanz, die Sie zu sich nehmen – ob frei verkäuflich, verschreibungspflichtig oder illegal – landet auch bei Ihrem Baby; das meiste davon durch sogenannten *passiven Transport*, ein fachsprachlicher Ausdruck dafür, dass etwas irgendwie durchsickert. Wenn eine Substanz die Plazenta nicht passieren kann (nicht »plazentagängig« ist) und damit das Baby nicht erreicht, kann man so gut wie sicher sein, dass sie kein Problem darstellt. Man unterscheidet zwei Substanzklassen: Substanzen, die »zu groß« sind (die überwinden die Plazentaschranke entweder gar nicht oder nur in minimalen Mengen), und solche, die von der Plazenta gespeichert oder verarbeitet werden.

Bestimmte Medikamente bestehen aus so großen Molekülen, dass sie nicht über die Plazenta zum Fötus gelangen können. Ein Beispiel dafür ist der Blutverdünner Heparin, dessen Moleküle so groß und schwer sind, dass sie sozusagen nicht durch die Plazenta passen. Man kann es sich so vorstellen, dass die Plazenta ein Sieb und Heparin sehr grober Sand ist. Auch bestimmte Medikamente können sich so verhalten, wenn sie zum Beispiel an andere Substanzen andocken und dadurch zu groß werden, um die Plazenta zu passieren. Das ist natürlich eine sehr attraktive Eigenschaft eines Medikaments (jedenfalls solange es um Schwangerschaft geht): nicht plazentagängig zu sein, also keine direkten Auswirkungen auf das Baby zu haben.

Medikamente können noch aus einem anderen Grund nicht durch die Plazenta gelangen: Sie bleiben sozusagen darin hängen. Aus Gründen, die noch nicht endgültig erforscht sind, wirkt die Plazenta für bestimmte Substanzen als »Depot«. Sie speichert sie einfach und gibt sie nicht oder nur in geringem Umfang weiter.

Die genannten Fälle sind Ausnahmen. Die meisten Medikamentenklassen – Schmerzmittel, Antibiotika oder Antidepressiva – werden zumindest teilweise auch vom Ungeborenen aufgenommen. Das kann, muss aber kein Problem sein und hängt vom jeweiligen Medikament ab.

Generell gilt, dass von Selbstmedikation in der Schwangerschaft abzuraten ist. Es gibt aus den bereits erwähnten ethischen Gründen keine randomisierten Studien zur Wirkung der einzelnen Stoffe bei Schwangeren. Natürlich werden dennoch so viele Daten wie möglich gesammelt und ausgewertet. Die Informationen daraus sind für die USA auf www.safefetus.com und für Deutschland auf www.embryotox.de gebündelt. Dort können Sie sich schon vorab informieren, wenn Sie mit Ihrer Ärztin über die von ihr verschriebenen Medikamente sprechen wollen. Sie sollte in der Lage sein, Nutzen und Risiken abzuwägen oder Ihnen zumindest entsprechende Hinweise geben.

Eine letzte Anmerkung: Manchmal ist es sogar ausdrücklich erwünscht, dass Medikamente durch die Plazenta zum Baby gelangen. Ein Beispiel sind antiretrovirale Medikamente zur Behandlung von HIV. Die Forschenden versuchen das, indem sie Moleküle einsetzen, die das Medikament aktiv durch die Plazenta transportieren. Langfristig könnten damit Krankheiten des Babys behandelt werden, noch bevor es geboren ist. Doch das ist im Augenblick mehr Science Fiction als Realität, verheißt aber eine erfreuliche Zukunft.

Unterm Strich

- Sie müssen nicht still vor sich hin leiden, wenn Sie krank sind. Es gibt durchaus Medikamente, die Sie auch während der Schwangerschaft nehmen können. In bestimmten Fällen kann es sogar gefährlicher für Ihr Baby sein, eine Erkrankung *nicht* zu behandeln.
- Selbstmedikation ist keine gute Idee. Informieren Sie sich, lassen Sie sich beraten (zum Beispiel von einer Apothekerin oder gleich bei Embryotox) und sprechen Sie mit Ihrer Ärztin.

TEIL 4
Das dritte Trimester

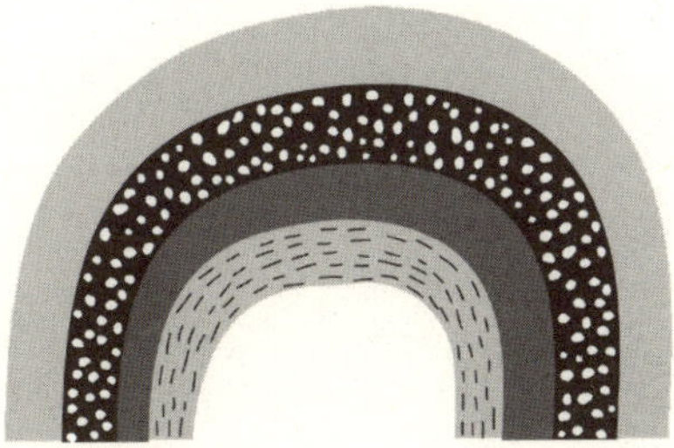

14. Frühgeburten (und die Gefahren der Bettruhe)

Etwa nach der Hälfte meiner Schwangerschaft gab es eine Phase, in der ich mir rund um die Uhr Sorgen um mein Baby machte. Als ich ungefähr in der 22. oder 23. Woche zu Weihnachten bei meinen Eltern war, spürte ich einen ganzen Tag lang keine Bewegung von Penelope. Eigentlich gar nicht so ungewöhnlich – in diesem Stadium sind die Kinder noch so klein, dass man nicht unbedingt spürt, wenn sie ihre Position ändern. Trotzdem wäre ich fast durchgedreht. Ich trank Saft, ich aß Kekse, weil ich gehört hatte, dass man das Ungeborene mit Zucker wach bekommt. Nichts.

Da ich generell dazu neige, mir Sorgen zu machen, haben wir zu Hause einen sogenannten Fetal-Doppler, mit dem man den Herzschlag des Babys hören kann. Es handelt sich um eine sehr viel billigere Version des Geräts, das die Ärzte benutzen. Dieser Doppler hatte mich in ähnlichen Situationen schon öfter beruhigt. Doch zu meinen Eltern hatte ich ihn nicht mitgenommen.

Natürlich führte die Apotheke in Hamden, Connecticut, kein solches Gerät, weswegen ich ein Stethoskop kaufte. Man muss schon ganz schön üben, bis man damit die Herztöne des Babys hört – mir gelang es kaum, meine eigenen zu hören. Penelope ging es gut, wie sich dann herausstellte. Gegen Abend bewegte sie sich spürbar und ich durfte erleben, wie beruhigend es sein kann, wenn einem jemand so richtig heftig gegen die Blase tritt.

Es gab noch ein paar solche Tage, bevor meine Tochter so groß war, dass ich alles spüren konnte, was sie tat. Am Schluss hatte ich Angst, irgendetwas könne in meiner Gebärmutter passieren, woraufhin sie dann sterben würde (noch jetzt fällt es mir schwer, das aufzuschreiben, wo sie doch putzmunter aus mir herauskam). Das kommt vor, zum Glück aber sehr selten. Paradoxerweise verstärkte sich meine Angst durch das Wissen, dass ab der 25. oder 26. Woche die Chance, außerhalb der Gebärmutter zu überleben, über 50 Prozent lag.

Zugleich machte ich mir Sorgen, dass Penelope zu früh kommen könnte. Mediziner sprechen von einer Frühgeburt, wenn ein Baby vor Ablauf der 37. Woche zur Welt kommt. Diese Fälle kommen mit 12 Prozent aller Schwangerschaften in den USA recht häufig vor, in Deutschland sind es laut Robert-Koch-Institut etwa 9 Prozent. Ich wies keine speziellen Risikofaktoren auf (wie Zwillings- oder Mehrlingsschwangerschaft), doch ich kannte Frauen, die völlig überraschend, ohne irgendwelche Warnzeichen, viel zu früh Wehen bekommen hatten. Schließlich tröstete ich mich, wie so häufig, mit Zahlen und mit Informationen, was zu tun war, wenn die Geburt bei mir zu früh einsetzen sollte.

Ab der 22. Schwangerschaftswoche gelten Babys inzwischen als überlebensfähig. Das ist faszinierend, denn bis in die 1960er-Jahre starben Kinder, die nur wenige Wochen zu früh geboren wurden, sehr häufig. Zu den prominentesten Beispielen gehört Patrick, der Sohn John F. Kennedys, der nach 34,5 Wochen mit etwa 2000 Gramm Körpergewicht geboren wurde und zwei Tage später an einer Atemwegserkrankung starb. Damals war das keine Ausnahme. Wie sich die Zeiten geändert haben: Im Jahr 2005 überlebten 98,5 Prozent aller in diesem Schwangerschaftsstadium geborenen Kinder in den USA ihr erstes Lebensjahr.[150] In Deutschland sind die Zahlen vergleichbar.

Ein großer Teil dieser Fortschritte geht auf das Konto von künstlicher Beatmung. Die Lunge gehört zu den Organen, die erst sehr spät vollständig entwickelt sind (vielleicht, weil man sie nicht so dringend braucht, wenn man im Wasser lebt). Selbst Kinder, die erst in der 36. Woche geboren werden, können unter Umständen noch große Probleme mit der Atmung haben. In diesen Fällen werden Beatmungsgeräte eingesetzt, bis die Babys selbstständig atmen können.

Diese und andere Entwicklungen haben zu einem starken Anstieg der Überlebensraten von Spät-Frühgeborenen (Geburt zwischen 34. und 36. Woche) geführt und auch die Möglichkeiten verbessert, extrem früh geborene Kinder zu retten. Im Augenblick ist dies, wie gesagt, ab der 22. oder 23. Woche möglich (wenn auch nicht wahrscheinlich).

Frühgeburten, insbesondere die extremen Fälle, haben langfristige Auswirkungen. Zu früh geborene Babys erkranken als Kinder häufiger, haben im Durchschnitt einen niedrigeren IQ und oft Probleme mit dem Sehen oder Hören. Eine Studie untersuchte Fünfjährige, die vor der 30. Schwangerschaftswoche geboren waren: Von ihnen hatten 75 Prozent zumindest eine Behinderung (im Vergleich zu 27 Prozent derer, die nach der 37. SSW geboren waren). Auch ihr IQ war im Durchschnitt 5 bis 14 Punkte niedriger.[151] Selbst die nur mäßig früh geborenen Babys (32. bis 36. SSW) zeigten in einigen Studien einen etwas niedrigeren IQ, doch die Unterschiede sind in der Regel geringer und schwere Behinderungen kommen seltener vor.[152]

Nachdem ich die 22., 23., 25. Woche hinter mir hatte, wollte ich vor allem zwei Dinge unbedingt wissen: Erstens, wie groß war das Risiko einer Frühgeburt je Schwangerschaftswoche? Zweitens, wenn meine Tochter zu früh zur Welt kam, wie hoch war ihre Überlebenschance? Die U. S. Natality Detail Files, eine öffentlich zugängliche Datenbank zu allen Geburten in den USA, erfasst auch Schwangerschaftsdauer und Sterblichkeit im ersten Lebensjahr. Die folgende Tabelle enthält die (auf Daten des Jahres 2005 beruhenden) Informationen. Die deutschen Zahlen dürften ähnlich sein. Studien, die sich mit der Anzahl und der Überlebensfähigkeit von Frühchen beschäftigen, beziehen immer noch das Geburtsgewicht mit ein.

Abgeschlossene SSW	Zahl der Geburten in Prozent	Sterblichkeitsrate im ersten Lebensjahr
22	0,05	77,1
23	0,06	62,6
24	0,09	39,3

25	0,1	26,0
26	0,11	18,1
27	0,12	13,6
28	0,17	7,5
29	0,2	5,5
30	0,28	4,0
31	0,36	3,2
32	0,51	2,1
33	0,78	1,5
34	1,39	1,1
35	2,33	0,8
36	4,37	0,6
37+ (normale Schwangerschaftsdauer)	89,09	0,2

Mindestens zwei Aspekte dieser Daten sind sehr beruhigend: Auch wenn extreme Frühgeburten vorkommen, sind sie sehr selten. Bis zur 34. Woche ist das Risiko unter 1 zu 100 und vor der 30. Woche unter 1 zu 500. Zweitens sind die Überlebenschancen der Frühgeborenen zwar niedrig, aber nicht so niedrig, wie man befürchten könnte. Mehr als die Hälfte aller Babys, die nach der 24. Woche geboren werden, überleben ihr erstes Jahr (24 Wochen sind gerade einmal fünfeinhalb Monate Schwangerschaft). Ab der 28. Woche (nur sechseinhalb Monate Schwangerschaft) beträgt die Überlebenswahrscheinlichkeit bereits 95 Prozent. Diese Zahlen haben sich seit den frühen 1980er-Jahren, als die Überlebensrate in der 28. Woche noch bei nur 80 Prozent lag, deutlich verbessert.

Trotz dieser durchaus beruhigenden Daten ist es natürlich besser, das Kind nicht zu früh zu bekommen. Es gibt einige Krankheiten, die vorzeitige Wehen auslösen können (einige davon behandele ich im nächsten Kapitel), doch das kann auch ohne ersichtlichen Grund vorkommen. Leider hat die moderne Medizin bisher wenig Fortschritte gemacht, wenn es darum geht, vorzeitigen Wehen vorzubeugen oder sie anzuhalten, sollten sie erst einmal eingesetzt haben.[153] In diesem Fall können Wehenhemmer (Tokolytika) verabreicht werden (sehr verbreitet ist Magnesiumsulfat). Sie sollen die Kontraktionen der Gebärmutter dämpfen und können die Geburt in der Regel um ein bis zwei Tage hinausschieben (manchmal auch länger). Doch wozu eine Verzögerung um nur einige Tage? Dabei geht es um zweierlei: die Verlegung in eine geeignete Geburtsklinik und die Verabreichung von Steroiden.

Ein immens wichtiger Faktor für das Überleben von sehr früh geborenen Kindern ist die Qualität und Art der medizinischen Behandlung, die sie erfahren. Die wiederum hängt ab von der Leistungsfähigkeit der Geburtshilfeabteilung, in der solche Frühchen zur Welt kommen. Sowohl in den USA als auch in Deutschland sind die entsprechenden Abteilungen in Krankenhäusern in vier verschiedene Leistungsstufen eingeteilt. In Deutschland entspricht die niedrigste Versorgungsstufe (Versorgungstsufe IV) einer normalen Geburtsklinik für zeitgerechte Geburten und Frauen ohne Risikofaktoren, während die höchste Stufe (Versorgungsstufe I), sogenannte Level-1-Zentren, auch auf schwierigste Fälle wie extreme Frühgeburten und Mehrlingsgeburten reagieren können und unter anderem über eine Neugeborenen-Intensivstation verfügen.[154] Sie sind für Früh- und Neugeborenenchirurgie gerüstet und verfügen über Beatmungsgeräte und Herz-Lungen-Maschinen, die die noch nicht ausreichend entwickelten Organe der Frühchen unterstützen.

Sehr früh geborene Kinder könnten ohne derartige Eingriffe kaum überleben. Deshalb werden sie, wenn sie in Krankenhäusern einer niedrigeren Versorgungsstufe geboren werden, häufig in Perinatalzentren verlegt, sobald sie stabil genug sind. Besser ist jedoch, die Geburt findet in solchen Fällen gleich in einer Spezialabteilung statt. Wenn die Geburt um ein paar Tage hinausgezögert werden kann, lässt sich die werdende Mutter noch verlegen, was bedeutet, dass ihr Kind vom ersten Moment an die bestmögliche Versorgung bekommt.

Zusätzlich zur Wahl des richtigen Krankenhauses kann auch eine medikamentöse Behandlung der Mutter mit Steroiden viel bewirken. Steroide fördern die Lungenreifung des Ungeborenen[155]. Schon eine vierundzwanzigstündige Behandlung macht einen großen Unterschied. Eine aktuelle Auswertung verschiedener randomisierter Studien zeigte, dass Steroidgaben die Sterblichkeit der Babys um 30 Prozent senkten. Deshalb bringt es durchaus etwas, zur Verabreichung dieses Medikaments die Geburt um ein bis zwei Tage hinauszuzögern.[156]

Wenn sie *in* der 37. Woche zur Welt kommen, gelten Babys noch als Frühgeburt, bei einer Entbindung ab der 39. Woche spricht man von Reifgeborenen. Nach der 37. Woche brauchen die meisten Babys nach der Geburt keine spezielle Behandlung. Natürlich ist die scharfe Trennung zwischen Woche 36,5 und 37 künstlich und noch besser ist es für Ihr Kind, wenn es erst in der 39. oder 40. Woche geboren wird. Aber diese Unterschiede sind sehr gering und für Babys, die nicht zu früh geboren werden, beträgt die Sterblichkeit in den USA genau wie in Deutschland nur 0,2 Prozent.

Bettruhe

Ihnen ist vielleicht aufgefallen, dass ich im Zusammenhang mit Frühgeburten zwar von Steroidbehandlung und der Leistungsfähigkeit der Geburtsklinik gesprochen habe, nicht aber von Bettruhe. Einerseits ist das vielleicht ein Versäumnis meinerseits, denn bei vorzeitigen Wehen wird sehr häufig Bettruhe verordnet, ebenso bei schwangerschaftsspezifischen Erkrankungen wie Präeklampsie (auch EPH-Gestose oder Schwangerschaftsvergiftung) oder Zervixinsuffizienz (auch Muttermundschwäche, Gebärmutterhalsschwäche), die zu einer Frühgeburt führen können. Schätzungsweise 20 Prozent aller Frauen verbringen zumindest einen Teil ihrer Schwangerschaft im Bett.

Bettruhe klingt als Lösung verlockend, unter anderem deshalb, weil sie so logisch erscheint. Es müsste doch reichen, sich einfach hinzulegen, statt weiter herumzuwuseln, damit das Baby drinbleibt. Außerdem kennen Sie sicher auch irgendeine Frau, bei der das offenbar geholfen hat. Viele Schwangere, denen Bettruhe verordnet wird, bekommen ihre Kinder nach der normalen Schwangerschaftsdauer. Aber, und das kann ich nicht genug betonen, *das beweist noch lange nicht, dass es funktioniert. Man weiß ja nicht, was passiert wäre, wenn diese Frauen weitergemacht hätten wie zuvor.* Im Gegenteil: Es gibt keine schlüssigen Belege dafür, dass Bettruhe vorzeitige Wehen verhindert.

Es liegen dazu ein paar Daten aus randomisierten kontrollierten Studien vor. Von 1200 Frauen mit Einlingsschwangerschaft, bei denen vorzeitige Wehen drohten, wurde 400 Probandinnen Bettruhe verordnet und 800 Probandinnen nicht. Diese Maßnahme zeigte bei der Verhinderung vorzeitiger Wehen keine Wirkung (7,9 Prozent der Bettruhe-Gruppe und 8,5 Prozent der Kontrollgruppe bekamen ihre Kinder zu früh). Es gibt vergleichbare Daten für Mehrlingsschwangerschaften, auch sie liefern keine Belege dafür, dass Bettruhe Frühgeburten verhindert oder sich allgemein positiv ausgewirkt hätte.[157]

Darüber hinaus gibt es sehr viele Artikel, die nicht-randomisierte Daten zu dem Thema auswerten, und nahezu alle kommen zu dem Ergebnis, dass es für die Wirksamkeit von Bettruhe keine Belege gibt. Hier ein Zitat von 2011: »Es gibt keine Schwangerschaftskomplikation, für die die Literatur einheitlich einen Vorteil pränataler Bettruhe nachweist.«[158] Und noch eines: »Die Forschungsergebnisse zeigen jedenfalls, dass Bettruhe zur Vermeidung vorzeitiger Wehen, fetaler Wachstumsretardierung sowie zur Verlängerung der Schwangerschaftsdauer und Steigerung des Geburtsgewichts nicht wirksam ist.«[159] Der zweite zitierte Artikel trägt nicht umsonst den Titel »Mangelnde Evidenz für die Verordnung pränataler Bettruhe«.

Daten aus größer angelegten randomisierten Studien würden hier mehr Gewissheit bringen. Im Augenblick jedenfalls gibt es keine Belege dafür, dass Bettruhe sich positiv auf die Babys auswirkt.

Das wäre kein Problem, gäbe es nicht umgekehrt Hinweise, dass diese Maßnahme auch negative Folgen haben kann. Strenge Bettruhe wird so definiert, dass man nicht mehr als ein bis zwei Stunden pro Tag außerhalb des Bettes verbringen darf: nicht arbeiten gehen, nicht dem Kleinkind hinterherrennen, nicht das Kinderzimmer für das Baby einrichten, kein Abendessen kochen, keinen Sport treiben – kein Nichts. Das hat auch gravierende Auswirkungen auf den Rest der Familie, und bei berufstätigen Frauen auf ihren Job. Studien erwähnen auch finanzielle Belastungen für Familien von nicht berufstätigen Frauen, denen man Bettruhe verordnet, da eine Hilfskraft für den Haushalt bezahlt werden muss.

Abgesehen davon sind mit Bettruhe auch ernste gesundheitliche Risiken verbunden: Knochen- und Muskelabbau, Gewichtsverlust und manche Studien nennen auch ein niedrigeres Geburtsgewicht des Kindes.[160] Es gibt Anhaltspunkte, dass auch das Risiko von Blutgerinnseln erhöht ist (weshalb Frauen während der Bettruhe manchmal Kompressionsstrümpfe tragen).

Üblicherweise wird eine medizinische Behandlung negativ beurteilt, wenn keinerlei Vorteile, dafür aber große Nachteile belegt sind. Jedenfalls wird das in der Fachliteratur übereinstimmend so gesehen. Merkwürdigerweise *wissen* viele Gynäkologinnen und Geburtshelfer, dass Bettruhe Zeitverschwendung ist. Ein Artikel von 2009 berichtet von einer Umfrage, in der mehr als die Hälfte von ihnen aussagte, Bettruhe habe keinen oder nur minimalen Einfluss auf die genannten Komplikationen.[161] Zugleich gaben 90 Prozent der Befragten an, in einigen dieser Fälle Bettruhe zu verordnen – obwohl sie nicht glauben, dass es funktioniert! Wie bitte?

Das ist offensichtlich einer der Fälle, wo althergebrachte Methoden nicht totzukriegen sind, obwohl es Belege dafür gibt, dass sie nicht nur unwirksam, sondern sogar schädlich sind. Es mag ja höchst ungewöhnliche Umstände geben, in denen Bettruhe angeraten sein könnte, aber solche hat die Fachliteratur bisher nicht nennen können. Wenn Ihre Ärztin Ihnen also Bettruhe vorschlägt, sollten Sie das unbedingt hinterfragen: Meint sie wirklich, dass das etwas bringt – trotz gegenteiliger Beweislage?

Unterm Strich

- Bereits ab der 22. Woche ist ein Überleben von Frühgeborenen möglich (wenn auch nicht wahrscheinlich). Die Überlebenschancen des Kindes steigen von da an kontinuierlich mit jeder Schwangerschaftswoche. Ab der 28. Woche überleben 90 Prozent der Frühgeborenen, ab der 34. Woche sogar 99 Prozent.
- Nach dem Einsetzen der Wehen ist es schwierig, die Geburt hinauszuzögern, es gelingt aber in der Regel für ein paar Tage. Selbst ein Hinauszögern um ein oder zwei Tage verbessert die Überlebenschancen des Kindes, da in dieser Zeit die Mutter in ein besser ausgestattetes Krankenhaus verlegt und beim Fötus die Lungenreifung durch Steroidgaben beschleunigt werden kann.
- Es gibt keinerlei Belege dafür, dass Bettruhe vorzeitige Wehen verhindert. Die können Sie sich schenken!

15. Schwangerschaftskomplikationen

Ab der 28. Woche saß ich alle zwei Wochen bei meiner Gynäkologin (und bald darauf sogar wöchentlich). Unsere Diskussionen kreisten immer noch vorwiegend darum, ob ich zu dick wurde (wahnsinnig dick!). Aber etwa in dieser Phase begann sich meine Ärztin auch etwas mehr mit der Rundung meines Bauches zu beschäftigen. Sie hörte genauer auf den Herzschlag meines Kindes und fragte immerzu, ob ich irgendwelche Kontraktionen der Gebärmutter spürte.

Dafür gibt es einen Grund: Sehr häufig geht es im dritten Trimester mit den Problemen los.

Ich muss zugeben, dass ich die immer häufigeren Arztbesuche lästig fand – unter anderem deshalb, weil es in der Praxis ständig zu Verspätungen kam. Einmal ging ich nach einer Stunde Warten wieder, ohne mit der Ärztin gesprochen zu haben. Ich erklärte der Dame am Empfang, dass ich zu einem Termin musste (was stimmte). Trotzdem war sie wirklich überrascht und beharrte darauf: »Alle warten, bis sie dran sind!«

Vielleicht war diese engmaschige Überwachung zum Teil übertrieben, doch selbst ich, die übellaunigste Patientin der Welt, sollte dankbar sein für die Fortschritte, die die Medizin in den letzten fünfzig oder auch nur dreißig Jahren gemacht hat. Probleme werden nicht nur schneller erkannt, sondern auch besser gelöst. Ich hatte eines dieser Probleme, nämlich Rhesus-Inkompatibilität (eine Unverträglichkeit der Blutgruppen von Mutter und Kind). Heutzutage kann das so problemlos behandelt werden, dass Sie es vielleicht nicht einmal mitkriegen würden (auf den einen Pieks mehr kommt es nicht an). Doch bis in die 1960er-Jahre war es eine Hauptursache für Anämie, Herzfehler und Tod des Kindes. Noch immer sind einige solcher Schwangerschaftskomplikationen ungelöst, doch es gibt kontinuierlich Fortschritte.

Sollten sich in Ihrer Schwangerschaft irgendwelche Komplikationen ergeben, ist Ihre Ärztin Ihre wichtigste Ansprechpartnerin. Denn die Behandlung wird sehr individuell an Ihren Fall und die Bedürfnisse Ihres Kindes angepasst. Aus diesem Grund fragte ich mich, ob so ein Kapitel überhaupt in dieses Buch gehört. Ich kenne mich damit nicht besonders aus. Alles, was ich habe, ist ein Lehrbuch zur Geburtshilfe und ein paar nette Ärztinnen und Ärzte, die ich befragen kann.[162]

Doch dann tauchten immer wieder Freundinnen auf, die mit einem dieser Probleme konfrontiert waren, und stellten mir Fragen. Solche Komplikationen schienen sehr häufig diagnostiziert zu werden, gleichzeitig wurden die Betroffenen offensichtlich nicht mit den nötigen Informationen versorgt. So bekam meine Freundin Daphna in der 32. Woche zu hören: »Ihr Kind sieht ein bisschen klein aus. Das ist kein Grund zur Sorge, aber wir machen von jetzt an jede Woche einen Ultraschall, damit wir rausfinden, was los ist.«

Vielleicht sind meine Freundinnen und ich ja leicht paranoid, aber wenn ein wöchentlicher Ultraschall nötig ist, dann ist das doch sehr wohl ein Grund zur Sorge, oder etwa nicht? Zumindest jedenfalls ein Grund, ein bisschen mehr darüber wissen zu wollen. Nach dem Arztbesuch verbrachte Daphna Stunden am Computer, um die langfristigen Auswirkungen einer fetalen Wachstumsretardierung herauszufinden. Ob sie sich Sorgen machte? Na klar!

Man kann so eine abstrakte Diagnose plus Standardbehandlung nicht einfach hinnehmen, ohne ein bisschen genauer zu wissen, was das bedeutet und ob es Grund zur Beunruhigung gibt. Der Überblick am Ende des Kapitels ist natürlich alles andere als vollständig, aber ein erster Anhaltspunkt. Überflüssig zu erwähnen, dass bei einer Reihe der genannten Komplikationen gerne Bettruhe empfohlen wird. Dann gilt das, was ich im vorletzten Kapitel gesagt habe: Hinterfragen Sie diese Empfehlung und folgen Sie ihr besser nicht!

Kann es wieder passieren?

Natürlich wollen viele Frauen wissen, ob Komplikationen, die in der ersten Schwangerschaft aufgetreten sind, auch in späteren Schwangerschaften wahrscheinlich sind. Die generelle Antwort lautet leider Ja, und zwar aus zwei Gründen: Erstens gibt es bestimmte individuelle Faktoren, die ein bestimmtes Risiko wahrscheinlicher machen. So sind zum Beispiel übergewichtige Frauen sehr viel häufiger von bestimmten Komplikationen betroffen (etwa Schwangerschaftsdiabetes oder Bluthochdruck). Und wer bei einer Schwangerschaft übergewichtig ist, ist es sehr wahrscheinlich auch bei einer weiteren.

Darüber hinaus stehen einige der Risiken mit bestimmten genetischen oder physiologischen Besonderheiten der Frau in Zusammenhang. Das heißt, wenn Sie einmal unter einer bestimmten Komplikation gelitten haben, ist das ein Hinweis darauf, dass Sie eine der Frauen sind, die dafür anfällig sind. In manchen Fällen, wie zum Beispiel Zervixinsuffizienz, ist das so gut wie garantiert. Wenn dieses Problem bei Ihrem ersten Kind auftrat, wird das auch bei Ihrem nächsten Kind passieren. In anderen Fällen (wie Präeklampsie) ist zwar Ihr Risiko erhöht, wenn Sie bereits einmal daran litten, aber sie muss nicht automatisch wieder auftreten.

Komplikationen und ihre Behandlung[163]

Placenta Praevia

Die Plazenta bedeckt zum Teil oder vollständig die Gebärmutterhalsöffnung.

Mögliche Folgen

- Vaginalblutungen mit möglicherweise erheblichem Blutverlust
- Frühgeburt

Vorgehen und Behandlungsmöglichkeiten

- Gegebenenfalls Kaiserschnitt notwendig
- In den meisten Fällen löst sich das Problem von selbst.
- Nach der ersten Diagnose wird zur Bestätigung ein weiterer Ultraschall gemacht.
- Falls sich die Lage der Plazenta zum Ende der Schwangerschaft nicht verändert hat, wird normalerweise in der 36. bis 37. Woche ein Kaiserschnitt gemacht.

Vorzeitige Plazentaablösung

Die Plazenta löst sich teilweise oder ganz von der Gebärmutterwand.

Mögliche Folgen

- Schmerzhafte Kontraktionen und Vaginalblutungen mit möglicherweise erheblichem Blutverlust.
- Frühgeburt
- Fetale Wachstumsretardierung
- Gegebenenfalls Kaiserschnitt notwendig

Vorgehen und Behandlungsmöglichkeiten

- nach normaler Schwangerschaftsdauer Entbindung
- Zu einem früheren Zeitpunkt hängt die Behandlung vom Grad der Ablösung ab.
- Falls der Zustand von Mutter oder Fötus instabil ist, kann auch eine vorzeitige Entbindung indiziert sein.

Schwangerschaftsdiabetes

während der Schwangerschaft diagnostizierter Diabetes

Mögliche Folgen

- sehr großes Baby und dadurch:
- Risiken bei der Geburt, die den Einsatz von Instrumenten oder einen Kaiserschnitt notwendig machen
- Risiken für den Fötus oder das Neugeborene: Totgeburt, Schulterdystokie oder Stoffwechselprobleme

Vorgehen und Behandlungsmöglichkeiten

- Überwachung und Regulierung des Blutzuckerspiegels durch Diät und Anpassung der sportlichen Aktivitäten, ggf. auch medikamentös

Rhesus-Inkompatibilität

Blutgruppenunverträglichkeit: Die Mutter ist Rh-negativ, das Kind Rh-positiv.

Mögliche Folgen

- Wenn das mütterliche Blut mit den Rh(D)-positiven roten Blutkörperchen des Fötus in Kontakt kommt, werden Antikörper produziert, die die Plazenta durchdringen und die roten Blutkörperchen des Fötus angreifen und zerstören.
- kann zu schwerer fetaler und neonataler Anämie (Blutarmut) und Hyperbilirubinämie (Erhöhung der Bilirubinkonzentration im Blut) führen.

Vorgehen und Behandlungsmöglichkeiten

- Eine Injektion mit Anti-D-Immunglobulin in der 28. Woche und nach der Geburt – ein schlichter Triumph der modernen Medizin

Zervixinsuffizienz (Muttermundschwäche)

Schmerzlose Verkürzung und Weitung des Muttermunds

Mögliche Folgen

- kann eine Fehlgeburt im zweiten Trimester oder eine extreme Frühgeburt auslösen

Vorgehen und Behandlungsmöglichkeiten

- Zervixlängenmessung, Behandlung mit Progesteron, eventuell Cerclage (der Verschluss des Muttermunds durch eine Naht)

Fetale Wachstumsretardierung

zu kleiner Fötus, der das übliche Wachstumspotenzial nicht ausschöpft (zu den Risikofaktoren gehören Rauchen, Fehlernährung, Plazentaprobleme; die Ursachen können jedoch auch beim Fötus selbst liegen)

Mögliche Folgen

- Sehr niedriges Geburtsgewicht, Frühgeburt, Totgeburt oder Tod des Neugeborenen, Stoffwechsel- und Atmungsprobleme

Vorgehen und Behandlungsmöglichkeiten

- Engmaschige Überwachung des Wachstums, des Verhaltens und der Blutzirkulation des Fötus und des Fruchtwassers
- Wenn das Baby außerhalb des Mutterleibs besser versorgt werden kann, wird eine vorzeitige Entbindung erwogen.

Präeklampsie, Eklampsie, Hellp-Syndrom

Drei zusammenhängende Erkrankungen, die mit Bluthochdruck und erhöhtem Eiweiß im Urin einhergehen; sie treten ab der 20. Woche auf. Zu den Symptomen gehören Kopfschmerzen, Sehstörungen, Bauchschmerzen und plötzliche Gewichtszunahme.

Mögliche Folgen

- Eklampsie ist die Komplikation einer Präeklampsie, bei der Krampfanfälle auftreten.
- HELLP ist eine Variante der Präeklampsie, die durch Hämolyse (Zerstörung der roten Blutkörperchen), erhöhte Leberenzyme und Verringerung der Thrombozytenzahl gekennzeichnet ist.

- Unbehandelt können diese Komplikationen für Mutter und Kind tödlich sein.

Vorgehen und Behandlungsmöglichkeiten

- Zur Entscheidungsfindung gehören Blutdruckmessung, Blut- und Urinanalyse und Überwachung des Zustands und Wachstums des Babys.
- Gabe von Magnesiumsulfat und/oder Blutdrucksenkern sollen Krämpfe oder Schlaganfall verhindern.
- Die Behandlung besteht aus der Entbindung von Baby und Plazenta, in schweren Fällen auch vor Ablauf der normalen Schwangerschaftsdauer.

Placenta Accreta

Die Plazenta ist mit der Gebärmuttermuskulatur verwachsen. Das Risiko dafür erhöht sich durch Vorliegen einer Placenta praevia oder nach früherem Kaiserschnitt.

Mögliche Folgen

- Massive Blutungen bei der Geburt, vor allem, wenn die Placenta accreta zuvor nicht diagnostiziert wurde.

Vorgehen und Behandlungsmöglichkeiten

- Entbindung per Kaiserschnitt, häufig gefolgt von einer Hysterektomie (Gebärmutterentfernung)

16. Werde ich ewig schwanger sein?

Ab einem bestimmten Zeitpunkt werden Sie sich zum Glück keine Sorgen mehr machen, ob Ihr Baby zu früh kommt – diese Befürchtung wird nahtlos abgelöst von der nächsten: ob Ihr Baby denn nie kommen wird.

Meine Mutter hatte mir erzählt, dass einem die Schwangerschaft am Ende so lästig wird, dass sogar die Angst vor den Wehen nachlässt. Wahrscheinlich lässt sich das nicht wissenschaftlich untermauern, aber sie hat recht. Ab der 37. oder 38. Woche fühlte ich mich mit jedem Tag unwohler. Am Ende war ich gerade noch in der Lage, die Treppen runterzutapsen, mir eine Tasse Kaffee zu machen und fernzusehen. Und wenn ich mal zur Arbeit ging, schauten die Leute voller Mitleid in mein Büro und fragten: »Immer noch kein Baby?«

In dieser Phase fürchten viele Frauen, dass sie wohl ewig schwanger sein werden. Dieser Eindruck verstärkt sich, wenn der errechnete Geburtstermin herannaht und verstreicht. Und tatsächlich sind ohne geburtseinleitende Maßnahmen die meisten Frauen (vor allem bei ihrem ersten Kind) auch noch um die 40. Woche herum schwanger. Glaubt man zumindest einer Studie, setzen die Wehen beim ersten Kind im Durchschnitt erst ganze acht (!) Tage nach dem errechneten Geburtstermin ein.[164] Die gute Nachricht: Sie werden trotzdem nicht ewig schwanger sein. Selbst ohne geburtseinleitende Maßnahmen (die mit ziemlicher Sicherheit ab der 42. Woche auf Sie zukommen), wird das Baby irgendwann kommen.

Auch ich war sehr neugierig, wann dieses »Irgendwann« stattfinden würde. Jesse musste bis zum errechneten Termin ziemlich viel unterrichten. Er wollte wissen, ob er jemanden

Geburten nach Schwangerschaftswoche (SSW)

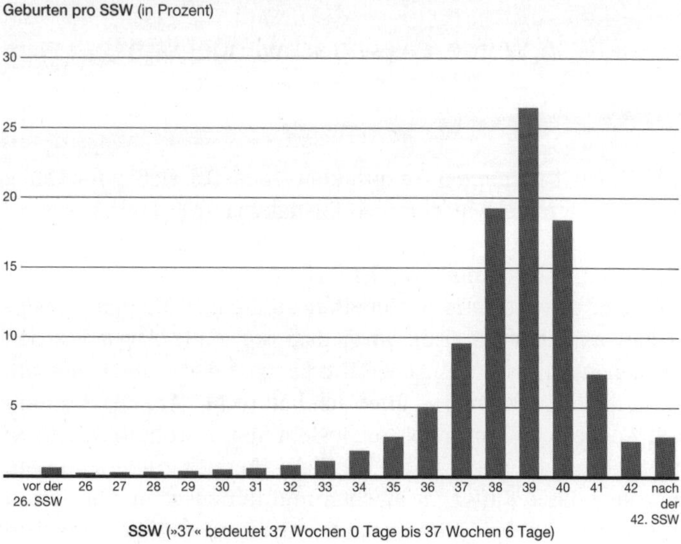

suchen sollte, der seine Seminare übernehmen könnte, und wenn ja, für welchen Zeitraum. Wie wahrscheinlich war eine Geburt in der 38. Woche?

Wenn Sie zu Beginn Ihrer Schwangerschaft darüber nachdenken, möchten Sie vermutlich wissen, wie viele Babys je Schwangerschaftswoche zur Welt kommen. Die folgende Grafik, die ich Jesse schickte, zeigt das (allerdings nur für Einlingsschwangerschaften, da Zwillinge in der Regel früher zur Welt kommen). Sie basiert auf *sämtlichen* Geburten in den USA im Jahr 2008 (das waren die aktuellsten erhältlichen Daten) und ist insofern sehr genau. Die deutschen Zahlen weichen nicht wesentlich davon ab.[165]

Der größte Anteil der Geburten entfällt auf die 39. Schwangerschaftswoche (fast 30 Prozent), gefolgt von der 38. Woche (18 Prozent) und der 40. Woche (17 Prozent).

Etwa 70 Prozent der Babys kommen – bezogen auf sämtliche Geburten – vor dem errechneten Geburtstermin zur Welt (bei Erstgeburten und eingeleiteten Geburten tendenziell etwas später). Von sämtlichen Übersichten, die ich während meiner Schwangerschaft erstellte, wurde diese Grafik am häufigsten weitergegeben – denn alle wollen irgendwie planen. In unserem Fall organisierte Jesse einen Kollegen, der gegebenenfalls für ihn einspringen konnte, was sich aber als unnötig herausstellte. Penelope wartete mit ihrem Erscheinen, bis ihr Vater seine Seminare abgeschlossen hatte.

Am Ende meiner Schwangerschaft halfen mir diese Daten allerdings nicht mehr weiter. Wenn dann der errechnete Geburtstermin endlich da ist, aber noch kein Baby, will man nicht wissen, dass die Chance, die Geburt schon hinter sich zu haben, bei 70 Prozent lag. Denn offensichtlich ist das ja nicht der Fall. Wenn man zu Beginn von Woche 38 immer noch schwanger ist, stellt man die Frage besser so: Wie wahrscheinlich ist es, dass ich zu Beginn von Woche 39 bereits Mutter bin? Und tatsächlich geben die Daten, wenn man sie ein bisschen umstrukturiert, auch darüber Auskunft:

Schwangerschaftswoche	**Wahrscheinlichkeit der Geburt in dieser Woche bei noch andauernder Schwangerschaft zu Beginn der Woche**
35	3 Prozent
36	5 Prozent
37	11 Prozent
38	25 Prozent
39	46 Prozent
40 (erste Woche nach dem errechneten Geburtstermin)	59 Prozent
41	58 Prozent
42 (eingeleitete Geburten eingeschlossen)	nahezu 100 Prozent

Wenn Sie sich dem errechneten Geburtstermin nähern und Ihr Baby noch nicht haben, liegt Ihre Chance, es in den nächsten sieben Tagen zu bekommen, bei 60 Prozent. Wenn Sie das Baby bis zur 41. Woche noch nicht geboren haben, haben Sie wieder eine 60-Prozent-Chance, dass die Wehen spontan einsetzen. In der 42. Woche werden die meisten Ärztinnen und Ärzte wohl die Geburt einleiten.

Das sind nur Durchschnittswerte. In dieser Phase erhöht sich die Zahl der Kontrolluntersuchungen auf mindestens einmal, wenn nicht sogar zweimal pro Woche. Zumindest meine Ärztin prüfte zu diesem Zeitpunkt auch regelmäßig Muttermund und Gebärmutterhals, um feststellen zu können, ob die Geburt naht. Der bis dahin normalerweise geschlossene Muttermund öffnet sich kurz vor den und vor allem während der Wehen auf zehn Zentimeter. Der ganze Bereich verändert sich allerdings auch noch in anderer Hinsicht: Der Gebärmutterhals wird kürzer, der Muttermund weicher und dünner, während zugleich das Baby tiefer ins Becken rutscht. Diese Senkung geschieht in der Regel wenige Tage oder Wochen (manchmal sogar einige Monate) vor dem Einsetzen der Wehen (es kann auch während der Wehen passieren). Bei manchen Frauen werden Muttermund und Gebärmutterhals schon Tage oder Wochen vor der Geburt weicher und lockerer.

Genau das will die Ärztin wissen. Sie vermeldet Fortschritte dann etwa mit den Worten: »Ihr Muttermund ist schon einen Zentimeter geöffnet!« Sie werden es vermutlich für ein gutes Zeichen halten, dass die Wehen bald einsetzen. Die Untersuchung des Muttermunds kann mitunter unangenehm sein, weswegen man hofft, wenigstens sinnvolle Informationen dadurch zu gewinnen.

Der Zustand des Muttermunds hat durchaus eine gewisse Aussagekraft, vor allem zum Zeitpunkt des errechneten Termins und danach. Aber so was wie eine Kristallkugel ist er leider nicht. Schließlich setzen bei vielen Frauen die Wehen ein, ohne dass bei den vorausgehenden Untersuchungen eine Öffnung des

Muttermunds festgestellt wurde. Umgekehrt spazierte meine Schwägerin bei ihrer zweiten Schwangerschaft wochenlang mit einem drei Zentimeter geöffneten Muttermund herum, während man ihr ständig prophezeite: »Dieses Wochenende ist es so weit!« Nicht sehr hilfreich, aber gar nicht ungewöhnlich.

Ihre Ärztin oder Hebamme wird zwar sicher von der Öffnung des Muttermunds sprechen, der bessere Indikator für die bevorstehende Geburt ist aber die Verkürzung des Gebärmutterhalses – oft ist auch von Verstreichen die Rede.[166] Denn der Ablauf ist – zumindest bei Erstgebärenden – in der Regel so: Erst verstreicht der Gebärmutterhals, dann erst kann der Muttermund sich richtig öffnen. Bei Frauen, die schon ein Baby zur Welt gebracht haben, laufen diese Vorgänge auch parallel ab. Länge und Weitung werden zugleich gemessen, deshalb ist es sinnvoll,

Länge des Gebärmutterhalses und Einsetzen der Wehen

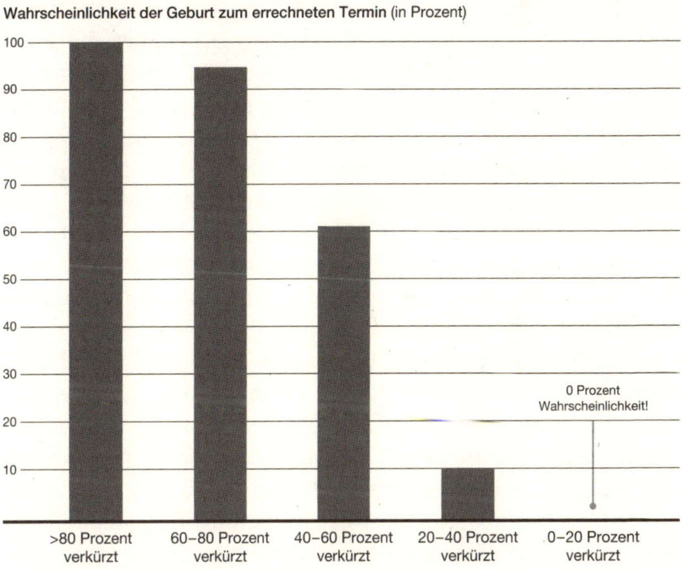

nach beidem zu fragen, wenn die Untersuchung durchgeführt wird.

Die genauesten Daten, die ich dazu auftreiben konnte, stammen aus Großbritannien. In der Studie wurde das Verstreichen des Gebärmutterhalses in der 37. Woche per Ultraschall gemessen und im Verhältnis dazu erfasst, wie häufig die Geburten zum errechneten Termin stattfanden.[167] Die obige Grafik zeigt die Ergebnisse.

Ist der Gebärmutterhals in der 37. Schwangerschaftswoche um mehr als 60 Prozent verkürzt (also etwa um zwei Drittel kürzer), setzten bei fast allen Frauen (etwa 98 Prozent) die Wehen vor dem errechneten Termin ein. War dagegen der Gebärmutterhals in der 37. Woche noch um weniger als 40 Prozent verkürzt, passierte das nur bei sehr wenigen Frauen (weniger als 10 Prozent) vor dem errechneten Termin.

Vielleicht wollen Sie ja (wie einige Frauen) auf die Untersuchung von Gebärmutterhals und Muttermund verzichten. Manche glauben ja, dass das Baby so oder so irgendwann rauskommen wird, wozu also diese Informationen? Die können durchaus hilfreich sein! Als meine Freundin Heather ihr zweites Kind erwartete, sollte ihre Mutter kommen, um auf Kind eins aufzupassen, während sie und ihr Mann im Krankenhaus waren. In der 37. Woche war der Muttermund einen Zentimeter geöffnet und der Gebärmutterhals um 80 Prozent verkürzt. Sie warf einen Blick auf meine Grafik und verlegte den Flug ihrer Mutter um zehn Tage vor. Und das war keinen Moment zu früh: Ihre Mutter kam am Donnerstagnachmittag, das Baby am Samstagabend. Was wieder mal beweist, wie nützlich Statistiken sind!

Zusätzlich zur isolierten Betrachtung der Länge des Gebärmutterhalses gibt es eine umfassendere Methode zur Beurteilung der Geburtsreife, den sogenannten Bishop-Score. Dabei werden mehrere Faktoren berücksichtigt (die Lage, Beschaffenheit und Öffnung des Muttermunds, die Verkürzung des Gebärmutterhalses und wie tief das Baby schon ins Becken gerutscht ist) und zu einer Zahl zwischen 0 und 13 zusammengefasst. Je höher der Punktwert, desto näher an der Geburt und desto wahrscheinlicher eine vaginale Entbindung. In der Regel wird ein Wert von 6 und höher als weit fortgeschritten beurteilt.

Wenn es um die Dauer bis zum Einsetzen der Wehen geht, ist nicht ganz klar, ob der Bishop-Score zur Prognose besser geeignet ist als nur die Verkürzung des Gebärmutterhalses. Einige Studien besagen, dass eine Kombination von beidem hilfreich ist.[168] Ihre Ärztin wird Ihnen jedenfalls nach der Untersuchung von Gebärmutterhals und Muttermund sicher auch den Bishop-Score nennen können, sollten Sie danach fragen.

Nun fragen Sie sich vielleicht: Wenn diese Maßnahmen dazu dienen, am Ende der Schwangerschaft den Zeitpunkt der Wehen zu prognostizieren, kann man damit dann auch drohende Frühgeburten vorhersehen und verhindern? Tatsächlich werden all diese Faktoren auch dazu verwendet, ein zu frühes Einsetzen der Wehen rechtzeitig zu erkennen,[169] doch in dieser Hinsicht sind die Werte weniger aussagekräftig. Wenn Sie kein erhöhtes Risiko für eine Frühgeburt haben (zum Beispiel weil Sie Zwillinge erwarten oder bereits eine Frühgeburt hatten), wird Ihr Muttermund wahrscheinlich gar nicht vor der 36. Woche untersucht, weswegen die Überlegung nur hypothetisch ist.

Noch ein letzter Hinweis: Sowohl der Bishop-Score als auch die Zervixlänge allein sagen sehr viel über die Folgen einer Geburtseinleitung aus. Je geburtsreifer der Muttermund ist, desto wahrscheinlicher führt die Geburtseinleitung zu einer Vaginalgeburt (und nicht zu einem Kaiserschnitt).[170] Auch deswegen lohnt sich die Aufmerksamkeit. Falls Sie über eine Geburtseinleitung nachdenken (müssen), einen Kaiserschnitt aber vermeiden wollen, lässt sich das Kaiserschnittrisiko anhand dieser Werte gut abschätzen.

Unterm Strich

- Keine Frau ist ewig schwanger!
- Die meisten Kinder kommen in den zwei Wochen rund um den errechneten Geburtstermin zur Welt.
- Mit der Untersuchung von Gebärmutterhals und Muttermund lässt sich prognostizieren, wann die Wehen einsetzen werden (wenn auch nicht mit hundertprozentiger Sicherheit). Fragen Sie nach beidem: nach der Beschaffenheit des Muttermunds und nach der Verkürzung des Gebärmutterhalses, dann bekommen Sie ein präziseres Bild.

17. Entbindungsmethoden

Etwa in der 39. Woche begann meine Gynäkologin eine Geburtseinleitung zu thematisieren. Sie drängte mich nicht dazu, wollte aber über das Timing sprechen. Sie schlug einen Zeitpunkt wenige Tage nach dem errechneten Geburtstermin vor.

Als ich das nicht wollte, meinte sie, wir könnten wieder darüber sprechen, wenn ich einige Tage über dem Termin sei (glücklicherweise war Penelope bis dahin geboren). Meine Gynäkologiepraxis handhabte die Sache recht entspannt. Solange es dem Baby gut ging, meinten sie, könne man bis zur 42. Woche warten. Anderen Freundinnen wurde von ihren Ärztinnen nahegelegt, die Geburt am errechneten Termin einzuleiten, und spätestens in der 41. Woche bestanden sie darauf.

Die Einleitung der Geburt durch Medikamente wird zumindest in den USA mehr und mehr zur Routine, was nicht immer so war. Noch vor nicht allzu langer Zeit zögerte man sehr lange, bevor man zu diesem Mittel griff. Im Jahr 1990 (dem ersten Jahr, als dies in der US-Datenbank erfasst wurde) folgten weniger als 10 Prozent aller Geburten auf eine künstliche Auslösung der Wehen. Bis 2008 war die Zahl auf 25 Prozent gestiegen. Aber auch in Deutschland wurden 2017 gut 22 Prozent der Geburten eingeleitet. Geburtseinleitungen vor dem errechneten Termin haben sogar die durchschnittliche Schwangerschaftsdauer in den USA verändert. Noch 1980 wurden 55 Prozent aller Babys zum oder nach dem Termin geboren, im Jahr 2008 nur noch 33 Prozent.

Zugleich ist die Zahl der Kaiserschnitte von 20 Prozent in den späten 1990er-Jahren auf 31,9 Prozent im Jahr 2018 (laut amerikanischer Gesundheitsbehörde CDC) angestiegen. In Deutschland haben sich die Zahlen in dem Zeitraum sogar verdoppelt.

1990 waren es noch 15,7 Prozent, 2017 schon 30,5 Prozent.[171] Dieser Anstieg hat diverse Gründe, doch zumindest einen gewissen Anteil daran haben sogenannte »Wunschkaiserschnitte«. Manche Frauen ziehen den operativen Eingriff einer vaginalen Geburt vor. Gibt es denn Gründe, die gegen den Kaiserschnitt sprechen?

Aus meiner Sicht hängen Geburtseinleitung und Kaiserschnitt zusammen, denn es handelt sich im Grunde um die Frage, wie man sich die Geburt idealerweise vorstellt. Möchten Sie einen geplanten Kaiserschnitt? Möchten Sie die Einleitung der Geburt planen? Genauso wichtig ist umgekehrt die Frage: Wenn nicht, wie lässt sich beides vermeiden?

Natürlich ist es gut, einen Plan zu haben, aber oft bringt das gar nichts. Selbst wenn Sie vorhaben, es den Wehen selbst zu überlassen, wann sie einsetzen, könnte es sein, dass Ihr Baby oder Ihr Körper Ihnen einen Strich durch die Rechnung macht. Und selbst wenn Sie eigentlich keinen Kaiserschnitt wünschen, kann er, wenn das Baby feststeckt, ein echter Lebensretter sein.

Bei einer Beckenendlage oder wenn Sie schon früher einen Kaiserschnitt hatten, ist es wahrscheinlich sogar ratsam, von vornherein einen Kaiserschnitt zu planen (mehr dazu im nächsten Kapitel). Doch im Allgemeinen sollte der Kaiserschnitt bei den Geburtsmethoden nicht erste Wahl sein.

Kurzfristig ist das größte Problem, dass Mütter sich im Durchschnitt von einem Kaiserschnitt langsamer erholen als von einer Vaginalgeburt. Ein Kaiserschnitt ist ein größerer operativer Eingriff im Bauch. Noch wochenlang können bei jeder Bewegung, bei der die Bauchmuskeln beansprucht werden (Hinsetzen, Hinlegen, Stehen, sich im Liegen drehen, Laufen und vieles mehr) Schmerzen auftreten. Selbstverständlich kann eine Vaginalgeburt auch traumatisch sein und manche Frauen erholen sich sehr schnell von einem Kaiserschnitt, aber im Allgemeinen hat er sich hinsichtlich Genesung als deutlich langwieriger erwiesen.

Langfristig erholen sich die Frauen offenbar nach beiden Entbindungsmethoden ähnlich gut. Ein Überblicksartikel von 2018 weist darauf hin, dass Frauen nach Kaiserschnitt auf lange Sicht weniger häufig an Gebärmuttervorfall und Harninkontinenz leiden (was gängige, aber behandelbare Komplikationen einer Vaginalgeburt sein können).[172]

Dagegen gibt es kaum Hinweise, dass der Kaiserschnitt (in heutiger Zeit und in hoch entwickelten Ländern) für die Kinder kurz- oder langfristig negative Folgen hat. Einige Studien zeigen, dass Babys, die per Kaiserschnitt geboren wurden, im Kindesalter häufiger übergewichtig oder adipös werden. Man spekulierte, ob das damit zusammenhängt, dass der Darm des Babys während der Vaginalgeburt mit den Darmbakterien der Mutter besiedelt wird.[173] Eine interessante Theorie, wobei die Daten meiner Ansicht nach schwer zu interpretieren sind, weil gerade bei adipösen Müttern häufiger ein Kaiserschnitt nötig ist.

Die größten Risiken eines Kaiserschnitts sind seine Auswirkung auf zukünftige Geburten. Bei Frauen mit Kaiserschnitt kommen bei folgenden Schwangerschaften häufiger Fehlgeburten und schwere Schwangerschaftskomplikationen vor. Insgesamt gesehen sind diese Risiken überschaubar, aber der Faktor ist hoch: Das Risiko für Placenta accreta ist nach Kaiserschnitt fast verdreifacht, das für Placenta praevia verdoppelt. Aus diesem Grund lehnen Ärztinnen und Ärzte einen »Wunschkaiserschnitt« vor allem dann ab, wenn noch weitere Kinder gewünscht werden.

Wenn Sie ganz sicher nur ein Kind wollen, reduzieren sich die Nachteile eines Kaiserschnitts, doch da auch seine Vorteile begrenzt sind, gibt es kaum Gründe, die dafür sprechen. Wenn es Ihnen vor allem darum geht, einen festen Termin für die Geburt zu haben, fahren Sie vermutlich mit einer Geburtseinleitung besser.

Im Gegensatz zum Kaiserschnitt wird dies werdenden Müttern häufig gegen Ende der Schwangerschaft angeboten, so wie bei mir. Sollten Sie dieses Angebot annehmen?

Zur Erklärung vorab: Es gibt zwei Verfahren zur Geburtseinleitung. Wenn der Muttermund bereits weicher wird und sich öffnet, wird das Hormon Oxytocin verabreicht, das Wehen auslöst. Wenn der Muttermund noch nicht reif genug ist, kommt meist ein Medikament mit Prostaglandin oder ein Ballonkatheter zum Einsatz. Das Medikament macht den Muttermund weicher, der Ballon weitet ihn nur. Beides kann mit Oxytocin kombiniert werden.[174] Egal, welche Mittel zum Einsatz kommen, die Geburtseinleitung ist in gewissem Sinn immer erfolgreich, da das Baby danach auf der Welt ist.

Es gibt bestimmte Situationen, in denen eine Geburtseinleitung unumgänglich ist. Die meisten Ärztinnen und Ärzte bestehen darauf nach der 42. Woche, da es eindeutige Belege dafür gibt, dass eine Fortsetzung der Schwangerschaft danach mit Risiken für das Kind verbunden ist.[175] Nach dem Blasensprung setzen die Wehen meist spontan ein, doch wenn dem nicht so ist, kann die Geburtseinleitung das Risiko senken, dass das Kind eine Infektion bekommt. Auch bei schwerwiegenden Komplikationen, die eine Fortsetzung der Schwangerschaft als zu riskant erscheinen lassen (Präeklampsie zum Beispiel), kann die Geburtseinleitung nötig werden.

Doch in vielen Fällen entscheiden sich die Frauen auch ohne diese Risikofaktoren für eine Geburtseinleitung. Meine Ärztin schlug es mir also vor und ich konnte mich entscheiden, meine Tochter in der 40. Woche zu bekommen, statt zu warten, bis sie kommen wollte. Nach 39 Wochen hatte ich von der Schwangerschaft definitiv genug und Penelope schien auch schon ganz schön groß. Sollte ich also einwilligen?

Einer der Vorteile besteht darin, dass das Baby mehr oder weniger nach Ihrem Zeitplan kommt. Wenn Sie zum Beispiel Ihre Familie zur Unterstützung dahaben wollen, spricht vieles für die Einleitung. Außerdem legt eine randomisierte Studie zumindest nahe, dass eine Geburtseinleitung in der 39. Woche den Beatmungsbedarf bei den Säuglingen *reduziert*, wobei für eine endgültige Bestätigung noch weitere Forschung nötig ist.[176]

Die Sache hat allerdings auch ein paar Haken, die mich persönlich gegen die Geburtseinleitung einnahmen. Erstens kann der Einsatz von Oxytocin die Wehenschmerzen verstärken. Für eher subjektive Beweise brauchen Sie nur ins Internet zu gehen oder sich in der eigenen Familie umzuhören. Meine Mutter hat drei Kinder bekommen, alle ohne Periduralanästhesie (PDA). Sie erzählt, dass die künstlich ausgelösten Wehen bei meinem jüngsten Bruder die schlimmsten waren, obwohl er ihr drittes Kind war. Abgesehen von den persönlichen Anekdoten hat auch die Forschung festgestellt, dass Frauen nach dem Einsatz von Oxytocin häufiger eine PDA brauchten – ein stärkerer Einsatz von Schmerzmittel deutet auf stärkere Schmerzen hin (zumindest vor Verabreichung der PDA).[177] Wenn Sie allerdings sowieso eine PDA wünschen, ist dieses Argument für Sie weniger relevant.

Weiterhin gibt es einige Belege dafür, dass die Geburtseinleitung häufiger einen Kaiserschnitt nach sich zieht, insbesondere wenn Oxytocin allein zum Einsatz kommt.[178] Nicht alle, aber viele Studien konnten das belegen und der Zusammenhang erscheint logisch: Wenn Ihr Körper noch nicht wirklich bereit ist, funktioniert er vielleicht auch nicht so gut.[179]

Diese Anmerkungen gelten generell für Geburtseinleitungen – egal ob vor oder nach der 40. Schwangerschaftswoche. Insbesondere einer Einleitung vor dem errechneten Termin stand ich äußerst skeptisch gegenüber. Manchen Frauen gefällt der Gedanke: Wenn 37 Wochen als normale Dauer gelten, warum sollte man das Kind nicht dann schon bekommen? Das ist allerdings keine so gute Idee.

Es stimmt zwar, dass es Babys, die auf natürlichem Weg in der 37. Woche kommen, im Großen und Ganzen genauso gut geht wie denen nach 40 Wochen Schwangerschaft (das lässt sich unter anderem mit dem APGAR-Test beurteilen: Nach 37 Wochen haben 9 von 1000 Babys zu niedrige Werte, nach 40 Wochen 8 von 1000). Doch es trifft eben nur auf die zu, die ohne Einleitung geboren werden. Nach einer Geburtseinleitung geht es den 37-Wochen-Babys *schlechter* als den 40-Wochen-Babys.

Nur weil einige Babys bereits nach 37 Wochen bereit sind,

trifft das noch lange nicht auf alle zu. Das bestätigte 2014 auch der American Congress of Obstetricians and Gynecologists, als er 37 bis 38 Wochen Schwangerschaft als eher *early term* (fast reif geboren) denn *full term* (reif geboren) einstufte und empfahl, in diesem Stadium Geburten nur dann einzuleiten, wenn es medizinisch notwendig sei.

Nachdem ich entschieden hatte, dass ich keine künstliche Geburtseinleitung wollte, bekam ich – was typisch für mich ist – panische Angst davor, ich könnte irgendwann doch dazu gezwungen sein. Inzwischen finden Einleitungen immer häufiger deshalb statt, weil man fürchtet, dass das Baby die Schwangerschaft nicht mehr gut verkraftet. Dazu werden zwei Faktoren herangezogen: die Fruchtwassermenge und das Ergebnis eines sogenannten Ruhe-CTGs (auch Ruhe-Kardiotokogramm oder Non-Stress-Tests).

Für diese Untersuchungen gibt es gute Argumente. Über das Wohlbefinden des Ungeborenen Bescheid zu wissen, kann lebensrettend sein. Bei Risikoschwangerschaften ist die kontinuierliche Überwachung äußerst hilfreich und erstrebenswert. Davon abgesehen sind diese Tests eher ungenau, um es vorsichtig auszudrücken. Insbesondere bei normalen Schwangerschaften scheinen sie manchmal mehr zu schaden als zu nützen.

Nachdem ich mich in meine Panik hineingesteigert hatte, hörte ich ständig von Frauen, denen die Geburtseinleitung nach diesen Untersuchungen aufgezwungen worden war. Dabei schien das Fruchtwasser das wichtigere Argument: Bei mindestens drei meiner Freundinnen, die im gleichen Zeitraum schwanger waren wie ich, wurde die Geburt aufgrund von zu wenig Fruchtwasser eingeleitet. Alle drei traf das vollkommen unvorbereitet. Sie gingen zu einer Routinekontrolle und erfuhren plötzlich, dass sofort eine Einleitung nötig war, ohne dass sie kapierten, was vorging, oder Bedenkzeit bekamen, um die Entscheidung selbst zu treffen.

Nicht, dass ich mich vor diesen Untersuchungen drücken wollte – schließlich lautet ein Credo der Wirtschaftswissenschaften, dass mehr Informationen besser sind als weniger. Aber ich wollte sichergehen, dass ich gut genug über die Tests Bescheid wusste, um nicht aus falschen Gründen »durchzufallen«.

Bestimmung der Fruchtwassermenge

Das Ungeborene schwimmt in der Gebärmutter in einer großen Menge Fruchtwasser. Wenn diese Menge zu gering wird, spricht man von einem *Oligohydramnion* (sehr einprägsam, dieses Wort). Die Gefahr, die davon ausgeht, ist eine Quetschung der Nabelschnur. Man kann sich das wie in einem Schwimmbecken vorstellen: Wenn der Wasserspiegel sinkt, wird man an die Beckenwand gesogen statt mittendrin zu treiben. Wenn die Nabelschnur zwischen Baby und Gebärmutterwand eingeklemmt ist, wird die Blutzufuhr erschwert. Eine geringe Fruchtwassermenge kann auch darauf hindeuten, dass die Plazenta nicht richtig arbeitet, wofür andere Probleme die Ursache sein können.

Das ist eine Befürchtung, die man durchaus ernst nehmen muss. Babys von Müttern mit konstant wenig Fruchtwasser müssen nach der Geburt häufiger intensivmedizinisch behandelt werden und ihre Sterblichkeitsrate ist höher.[180] Eine geringe Fruchtwassermenge kann auch auf andere Komplikationen hinweisen, wie zum Beispiel eine fetale Wachstumsretardierung.

Wenn bei Ihnen eine zu geringe Fruchtwassermenge festgestellt wird, gibt es gute Gründe für weitere Untersuchungen (wie das oben erwähnten Ruhe-CTG), um festzustellen, wie es dem Baby ansonsten geht. Wenn es Hinweise auf weitere Probleme gibt, vor allem am Ende der Schwangerschaft, wird eine Geburtseinleitung allgemein empfohlen.

Doch nicht immer ist eine geringe Fruchtwassermenge der Hinweis darauf, dass etwas nicht stimmt. Wenn keine sonstigen Probleme vorliegen, spricht man von isoliertem Oligohydramnion. Das heißt, dass ansonsten alles in Ordnung scheint: die

Größe des Kindes im Ultraschall und die Bewegungen beim Ruhe-CTG. Dennoch leiten Ärztinnen und Ärzte in diesem Fall gern die Geburt ein, insbesondere kurz vor oder zum errechneten Termin.[181] Genau das passierte meinen Freundinnen: geringe Fruchtwassermenge = Geburtseinleitung.

Doch auch wenn das gemeinhin üblich ist: Es gibt wenige Belege dafür, dass eine niedrige Fruchtwassermenge isoliert betrachtet die Einleitung der Geburt rechtfertigt.[182] Es gibt vielmehr Belege, dass es den Babys in diesem Fall mit »Beobachten und Abwarten« genauso gut geht. In einer kleinen randomisierten Studie (mit nur 54 Frauen) untersuchte man Frauen mit isoliertem Oligohydramnion. Bei einer Gruppe wurde die Geburt eingeleitet, in der Kontrollgruppe wurde abgewartet – bei den Babys der beiden Gruppen fand man keinerlei Unterschiede.[183] In einer zweiten Studie wurden bei zufällig ausgewählten Frauen die Fruchtwassermenge und zugleich das Wachstum des Fötus überwacht. Durch die Überwachung wurde ein Oligohydramnion zwar häufiger diagnostiziert, doch die Babys mit isoliertem Oligohydramnion unterschieden sich hinsichtlich Größe und anderer Aspekte nicht von denen mit normaler Fruchtwassermenge.[184]

In einem dritten Artikel, bei dem es um die Diagnostizierung dieses Problems vor der 37. Schwangerschaftswoche ging, wurde dargelegt, dass es diesen Kindern schlechter ging, aber *vor allem wegen der frühen Geburtseinleitung.* Die Kinder der Frauen, die sich trotz isoliertem Oligohydramnion gegen eine vorzeitige Geburtseinleitung entschieden, waren mehr oder weniger genauso gesund wie die mit normaler Fruchtwassermenge.[185]

Dieses Wissen war natürlich nicht geeignet, meine Panik zu dämpfen. Ich war nun durch und durch überzeugt davon, dass eine Geburtseinleitung ganz und gar nicht gut war, fürchtete aber, dass ich keinen Einfluss darauf nehmen konnte. Bei einem Paar aus meinem Bekanntenkreis kam es in dieser Situation zu einer Geburtseinleitung, obwohl der Vater Arzt und Wissenschaftler war und die Fachliteratur zum Thema kannte.

Ich bin zwar durchaus streitlustig (vor allem, wenn ich handfeste Beweise auf meiner Seite habe!), doch der beste Weg schien mir immer noch, dem Problem einer zu geringen Fruchtwassermenge von vornherein aus dem Weg zu gehen.

In allererster Linie ist es wichtig, dass Ihre Ärztin die Menge auch mit einer verlässlichen Methode misst. Das geschieht per Ultraschall. Dazu werden mehrere Messungen vorgenommen und daraus die Menge des Fruchtwassers errechnet. Es wird entweder der Fruchtwasser-Index bestimmt oder das sogenannte tiefste Fruchtwasserdepot gemessen.

Am besten stellt man sich dazu die Gebärmutter wieder als Schwimmbecken vor, mit einem tiefen und einem flachen Ende. Der Fruchtwasser-Index gibt die Gesamtmenge des Wassers im Becken an, das tiefste Fruchtwasserdepot gibt die Wassertiefe am tiefsten Punkt des Beckens an. Letzteres ist der Messung der Gesamtmenge deutlich überlegen. Dadurch wird die gleiche Zahl tatsächlich problematischer Fälle entdeckt, zugleich aber werden seltener Probleme diagnostiziert, die in Wahrheit gar nicht vorhanden sind.[186] Was die Zahl der Geburtseinleitungen und Kaiserschnitte reduziert. Das ist leicht nachzuvollziehen: Das Baby kann selbst bestimmen, wo und wie es in der Gebärmutter liegt, und solange es einen ausreichend tiefen Bereich in seinem Schwimmbecken gibt, ist es nicht so wichtig, wie hoch das Wasser im flachen Bereich steht. Auch wenn die Messung der Gesamtmenge üblicher ist, sollten Sie darauf bestehen, dass beide Werte ermittelt werden.

Die zweite und noch einfachere Möglichkeit, auf die Fruchtwassermenge Einfluss zu nehmen, ist Hydrierung. In mehreren randomisierten Studien wurde festgestellt, dass Frauen, die vor der Ultraschalluntersuchung zwei Liter Wasser tranken, deutlich mehr Fruchtwasser hatten.[187] Das ist richtig viel Wasser und hinterher muss man ganz schön pinkeln, aber es ist immerhin eine unkomplizierte Maßnahme.

Falls Ihre Messergebnisse dennoch an der Grenze sind, sollten Sie auf eine Wiederholung der Messung bestehen, statt einer unmittelbaren Geburtseinleitung zuzustimmen. Als bei meiner

Freundin Jane der Termin überschritten war, war die Menge des Fruchtwassers grenzwertig niedrig, auch bei einer Messung am nächsten Tag. Ihr Arzt setzte eine Geburtseinleitung an, doch Jane bestand auf einer weiteren Messung am Tag vor der Einleitung. Da es zu dem Zeitpunkt wieder mehr Fruchtwasser war, wurde die Geburtseinleitung abgesagt und Jane durfte noch eine Woche abwarten.

Das Ruhe-CTG

Trotz oder vielleicht auch wegen meiner Ängste verlief die Messung der Fruchtwassermenge zum errechneten Geburtstermin ohne Zwischenfälle. Ich hatte Jesse genötigt, mich zu begleiten, falls wir streiten müssten (mit der Gynäkologin, nicht miteinander). Danach sagte ich ihm, dass er gehen könne.

»Bist du sicher?«, fragte er und ich bejahte. Es gab noch einen zweiten Test, aber ich kannte niemanden, der dabei ein schlechtes Ergebnis bekommen hatte, und machte mir keine Sorgen.

Nachdem Jesse weg war, wurde in einem anderen Untersuchungsraum ein Ruhe-CTG (auch Non-Stress-Test, NST) durchgeführt. Das ist eine ganz einfache Angelegenheit: Man wird für längere Zeit (in der Regel etwa 20 Minuten) an einen Kardiotokografen (Herzton-Wehenschreiber) angeschlossen, ein Gerät, das die Herztöne des Kindes und die Wehentätigkeit der Mutter aufzeichnet. Damit will man sichergehen, dass das Baby sich nach wie vor bewegt und sich normal verhält.

Im Grunde ist das nur eine elaboriertere Form der Untersuchung, die schon unsere Mütter durchführen sollten, indem sie die Bewegungen des Kindes zählten. Beim Ruhe-CTG wird kontinuierlich die Herzfrequenz des Fötus gemessen – denn bei Babys, die sich bewegen, sollte sie variieren. Das ist mit der Herzfrequenz von Erwachsenen vergleichbar: Wenn man nur liegt, ist sie gleichmäßig niedrig, wenn man sich bewegt, beschleunigt sie sich. Beim Ruhe-CTG will man solche Beschleunigungen sehen, die beweisen, dass das Baby sich bewegt.

Diese Tests funktionieren aber nicht besonders gut (beziehungsweise gar nicht), während das Baby schläft (und das tut es ziemlich häufig). Bei etwa 30 Prozent der Ruhe-CTGs lautet das Ergebnis »nicht reaktiv«, was bedeutet, dass der Herzschlag zwar zu hören ist, sich aber nicht stark verändert.

Dafür gibt es zwei Gründe: Das Baby schläft (dann ist alles in Ordnung) oder es ist in Gefahr (das wäre nicht in Ordnung). Eine Möglichkeit, die Genauigkeit dieses Tests zu verbessern, besteht darin, ihn nachts durchzuführen, denn da sind Babys in der Regel häufiger wach – was Sie vermutlich wissen, wenn Sie um vier Uhr aufwachen, weil Ihr Kind in der Gebärmutter eine Party feiert. Doch in der Regel bekommt man um vier Uhr nachts keinen Arzttermin.

Angesichts der Tatsache, dass die Babys bei dem Test so oft »durchfallen«, weil sie schlafen, versucht man sie vorher mittels verschiedener Methoden aufzuwecken. Eine der effektivsten ist Klopfen.[188] In einer Studie unterzog man 485 Frauen diesem Test, der zuerst bei 143 Probandinnen nicht reaktiv ausfiel. Diesen Schwangeren klopften die Forschenden drei- bis fünfmal direkt auf den Bauch und konnten damit die Aufmerksamkeit von 92 Prozent der Babys auf sich ziehen. Diese hatten vorher geschlafen, doch nach dem Klopfen »bestanden« sie den Test.

Viele Ärztinnen und Ärzte empfehlen auch Zucker. Das ist zwar lecker, aber völlig sinnlos, wie bewiesen ist.[189] Das Klopfen ist die sichere Bank.

Sie können aber auch ganz eigene Methoden entwickeln. Entgegen meiner Behauptung Jesse gegenüber lief der erste Test mit Penelope gar nicht so gut. Ich hing zehn Minuten, dann zwanzig, dann dreißig an der Maschine, während immer wieder jemand hereinkam, auf den Monitor guckte und besorgte Geräusche von sich gab.

Als mir klar wurde, dass wir nicht besonders gut abschnitten, habe ich mir meine Tochter vorgeknöpft. Ich habe lange mit ihr geredet und ihr klargemacht, dass sie, wenn sie jetzt nicht aufwacht, gleich den allerersten Test ihres Lebens versemmelt hätte. Versagensängste sind für Oster-Frauen eine sehr effektive Motivation: Penelope wachte sofort auf. Aber ich gebe gerne zu: Klopfen wäre leichter gewesen und hätte ihrer Psyche sicher weniger Schaden zugefügt.

Ein abschließender Hinweis: Wenn Ihr Baby nicht auf das Klopfen und andere Weckversuche reagiert, ist es höchste Zeit, etwas zu unternehmen. Tatsächlich nicht reaktive Ruhe-CTGs sind oft ein Hinweis, dass es dem Fötus nicht gut geht. In der Klopf-Studie reagierten fünf Babys von den elf, die auf das Klopfen nicht reagiert hatten, schließlich auf die Gabe von Sauerstoff. Von den restlichen sechs nicht reaktiven Babys befanden sich drei tatsächlich in einer Notlage und mussten durch einen Notkaiserschnitt gerettet werden.

Unterm Strich

- Ein Kaiserschnitt ist in einem Notfall möglicherweise sehr sinnvoll, sollte aber nicht Ihre erste Wahl sein.
- Eine Geburtseinleitung nach normaler Schwangerschaftsdauer birgt keine Risiken, verstärkt aber die Wehenschmerzen und erhöht die Wahrscheinlichkeit eines Kaiserschnitts.
- Die Vorsorgeuntersuchungen kurz vor der Geburt sind hilfreich, bedenken Sie aber, dass beunruhigende Testergebnisse auch falsch sein können.
- Untersuchung der Fruchtwassermenge: Es gibt zwei einfache Möglichkeiten, ein schlechtes Testergebnis zu verhindern: 1) Viel trinken. 2) Bitten Sie Ihre Ärztin, nicht den Fruchtwasser-Index, sondern das tiefste Fruchtwasserdepot zu bestimmen.
- Ein Ratschlag zum Ruhe-CTG: Immer schön auf den Bauch klopfen.

Geburtseinleitung selbst gemacht

Zwischen den Extremen des Nichtstuns und der ärztlichen Einleitung der Geburt liegt der Bereich der »natürlichen« Do-it-yourself-Einleitungsmethoden. Das Internet ist voll davon: Frauen empfehlen alles Mögliche von Kräutern über Spazierengehen bis hin zu Sex. Ein Grund, warum so viele es ausprobieren, ist natürlich, dass man die Schwangerschaft irgendwann satthat. Abgesehen davon möchten viele Frauen einer künstlichen Geburtseinleitung aus dem Weg gehen. Wenn der errechnete Termin kommt und geht, fürchten manche – wie ich –, dass ihre Ärztin sie dazu nötigen könnte, und deshalb sind sie bereit, dies und das (wenn nicht gar alles) zu probieren, damit die Wehen spontan kommen.

Die im Folgenden beschriebenen Methoden sollte man nicht im eigentlichen Sinne als »Einleitung« bezeichnen, weil sie nicht automatisch zu Wehen führen. Es handelt sich mehr um »unterstützende Maßnahmen«. Denn eigentlich gibt es für die meisten keine wissenschaftlichen Belege ihrer Wirksamkeit, umgekehrt aber auch keine Beweise, dass sie schaden könnten. Wenn Sie sich also besser fühlen, indem Sie etwas unternehmen, dann versuchen Sie es damit. Hier ein kurzer Überblick über die gängigsten Empfehlungen aus diversen Chatrooms:

Himbeerblättertee: Dazu gibt es kaum theoretische Überlegungen. Da er allerdings schon sehr lange eingesetzt wird, könnte man versucht sein, allein deswegen daran zu glauben. Da bei jeder Schwangeren über kurz oder lang die Wehen einsetzen, kann natürlich bei allem, was man vorher ausprobiert hat, der Eindruck entstehen, es würde zumindest manchmal funktionieren. Die Daten, die dazu vorliegen, lassen keinen besonderen Einfluss auf das Einsetzen der Wehen erkennen.[190] Zumindest eine Studie untersuchte die Frage, ob dieser Tee in der Lage sei, die Wehen zu verkürzen. Man konnte aber keinen Einfluss darauf feststellen.[191] Es wird Ihnen sicher nicht schaden, eine gute Tasse Tee zu trinken, aber wenn es das ist, wonach Ihnen ist, können Sie genauso gut English Breakfast nehmen.

Nachtkerzenöl: Es zeichnet sich dadurch aus, dass es eine der Ärztinnen in meiner Frauenarztpraxis empfohlen hat. Man kann es entweder oral als Pille oder als Vaginalzäpfchen anwenden. Doch trotz des ärztlichen Gütesiegels ist auch in diesem Fall nichts bewiesen. Vielmehr zeigte eine kleine Studie, dass das Öl keinen Einfluss auf die Dauer der Wehen habe, dagegen die Wahrscheinlichkeit eines vorzeitigen Blasensprungs und des Einsatzes von Geburtszange oder Saugglocke erhöhe.[192]

Sex: Die meisten Frauen sind in der 40. Schwangerschaftswoche nicht gerade scharf darauf, aber vielleicht macht Sie ja der Gedanke heiß, dass Sex Bewegung in die Angelegenheit bringen könnte. Für die These, dass Sex Wehen auslöst, gibt es wenigstens ein wissenschaftliches Argument: Sperma enthält Prostaglandine, Stoffe, die den Muttermund weiten. Die Wirksamkeit von Sex ist aber trotz mancher Anhaltspunkte nicht endgültig bewiesen. In nicht-randomisierten Studien war bei Schwangeren, die in der Endphase der Schwangerschaft Sex hatten, seltener eine Geburtseinleitung nötig.[193] In einer randomisierten Studie (bei der die Hälfte der Paare angehalten wurde, Sex zu haben, die andere Hälfte nicht) konnte jedoch keine Wirkung nachgewiesen werden. Hier gilt ebenfalls: Sex wird Ihnen keinen Schaden zufügen, aber er wird den Gang der Dinge vermutlich auch nicht beschleunigen.[194]

Akupunktur: Laut einem Überblicksartikel aus dem Jahr 2009, der zwei randomisierte Studien auswertet, könnte Akupunktur einen Einfluss auf das Einsetzen der Wehen haben. Auch wenn beide Untersuchungen nur mit einer kleinen Zahl von Probandinnen arbeiteten, kamen sie zu dem Schluss, dass bei Schwangeren mit einer Akupunkturbehandlung die Wehen 1,5 Mal häufiger spontan einsetzten.[195]

Das klingt zwar ermutigend, doch aktuellere Studien haben dies wieder infrage gestellt. Eine Untersuchung stellte wehenauslösende Akupunktur einer Scheinbehandlung gegenüber (in diesem Fall wurden die Nadeln an den »falschen« Stellen gesetzt): In beiden Gruppen setzten bei vergleichbar vielen Frauen nach zwei Behandlungen die Wehen ein.[196] Eine etwas größere (ebenfalls randomisierte) Studie bestätigte die Nicht-Wirksamkeit.[197]

Brustwarzenstimulation: Jetzt kommen wir zu etwas, das zu funktionieren scheint. Die Stimulation der Brustwarzen ruft Kontraktionen der Gebärmutter hervor und es gibt Belege, dass dadurch die Geburt in Gang gesetzt wird. Ein Überblicksartikel wertete vier Studien aus, in denen Frauen nach Ablauf der normalen Schwangerschaftsdauer in eine »Stimulierungs-Gruppe« und eine »Nicht-Stimulierungs-Gruppe« eingeteilt wurden. Drei Tage später wurde überprüft, ob sie bereits Wehen bekommen hatten.[198] In der Gruppe mit Brustwarzenstimulation hatten spätestens nach drei Tagen 37 Prozent Wehen, von der Gruppe ohne Stimulation nur 6 Prozent. Ein sehr deutlicher Effekt, der sich über alle vier Studien hinweg bestätigte. Man verzeichnete zudem eine gewisse Reduzierung von Nachgeburtsblutungen, was eine typische Komplikation nach der Entbindung darstellt.

Das klingt großartig: keine Nadeln, funktioniert zu Hause, hat weitere Vorteile, löst Wehen aus. Der einzige Nachteil ist ein beträchtlicher Zeitaufwand: Die Studienteilnehmerinnen wurden angehalten, ihre Brüste drei Tage lang mindestens einmal täglich eine Stunde zu massieren; in zwei Studien war es sogar dreimal täglich eine Stunde! Andererseits habe zumindest ich die letzten Tage meiner Schwangerschaft auf der Couch rumgelegen und ferngesehen – vielleicht hätte ich die Zeit besser nutzen können.

Eipollösung (Zervix-Stripping): Das können Sie nicht selbst durchführen. Ich habe diese Methode nur deshalb in diesem Abschnitt untergebracht, weil sie die Chancen erhöhen soll, ohne Medikamente die Wehen auszulösen. Ihre Ärztin kann bei einer Untersuchung des Muttermunds versuchen, die Fruchtblase von der Gebärmutterwand zu lösen, indem sie mit dem Finger kreisförmig um den Muttermund herumfährt.

Und es funktioniert. Frauen bekamen nach diesem Verfahren

mit einer um 25 Prozent erhöhten Wahrscheinlichkeit innerhalb von zwei Tagen Wehen und waren weniger häufig in der 41. oder 42. Woche noch schwanger. Die Methode wirkt sogar bei Frauen, die noch nicht geburtsreif waren (das heißt, der Gebärmutterhals war nicht ausreichend verkürzt, der Muttermund noch nicht geöffnet – in solchen Fällen setzen die Wehen eher selten spontan ein).[199] Offenbar gibt es kaum Nachteile: kein Anstieg von Kaiserschnitten beispielsweise oder ähnlicher negativer Folgen für das Baby. (Eines sollten Sie allerdings bedenken: Die Prozedur ist schmerzhaft.)

Ein paar Mittel habe ich hier weggelassen, wie das Verspeisen von Auberginen sowie scharfer Gerichte oder das Wedeln mit einem Stück Holzkohle über dem Bauch (kein Scherz!). Manche Frauen probieren einfach alles. Aber das sind Tipps, für die es wirklich keinerlei Beweise in irgendeiner Form gibt.

Unterm Strich

- Ob Tee, Öl, Sex oder sonstiger nutzloser Quatsch: Irgendwann kommen die Wehen immer.
- Die Beweislage zur Akupunktur ist unklar.
- Brustwarzenstimulation funktioniert, ebenso wie das Zurückschieben der Fruchtblase (aber versuchen Sie Letzteres nicht zu Hause).

TEIL 5
Wehen und Geburt

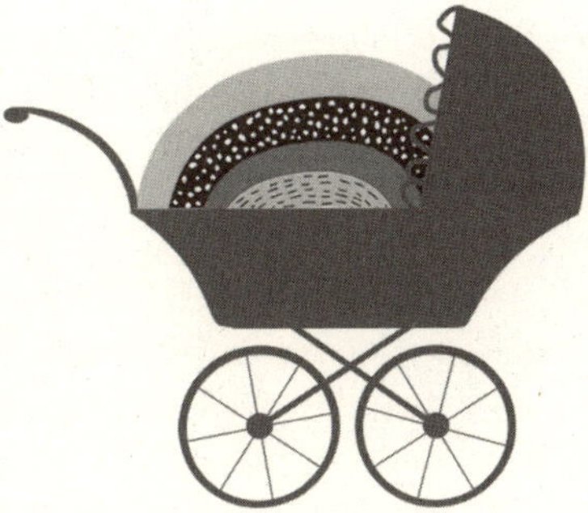

18. Zahlen und Fakten rund um die Geburt

Im Vergleich zur gesamten Schwangerschaft ist die Geburt sehr kurz und doch wird ihr überproportional viel Aufmerksamkeit gewidmet. Was nachvollziehbar ist, denn sie ist definitiv der »behandlungsintensivste« Teil der Schwangerschaft, erfordert eine Menge Entscheidungen (von Ihnen, aber möglicherweise auch von den Ärztinnen und Ärzten) – und kann offen gestanden auch ganz schön Angst machen.

Die meisten Menschen haben eine grobe Vorstellung davon, wie eine Geburt funktioniert. Und wenn nicht, bekommt man sie selbst in den kürzesten Geburtsvorbereitungskursen vermittelt. Jesse und ich besuchten nur einen eintägigen Kurs in der Klinik, in der Penelope zur Welt kommen sollte. Die Zusammenfassung des Vorgangs lautete etwa folgendermaßen: Zuerst ist das Baby noch drinnen, dann bekommt man Wehen, der Muttermund öffnet sich und hinterher ist das Baby draußen. Tatatata! Die Sache wurde uns auch mittels Puppe und Rollkragenpullover praktisch vor Augen geführt.

Selbstverständlich ist diese Beschreibung vom Prinzip her korrekt. Vielleicht finden Sie auch, dass sie ausreicht. Ein Paar in unserem Geburtsvorbereitungskurs war mehr damit beschäftigt, wie sie es anstellen könnten, die Fußabdrücke ihres Neugeborenen sofort in ihr Erinnerungsalbum zu drücken, als damit, was genau zwischen »Baby drinnen« und »Baby draußen« passiert. Ich aber wollte – wie immer – mehr wissen.

Die Geburt verläuft in drei Phasen. Zu Beginn befindet sich das Kind noch in der Gebärmutter, der Muttermund ist geschlossen. Am Ende sind sowohl Baby als auch Plazenta geboren und die Gebärmutter beginnt, sich auf ihre normale Größe zusam-

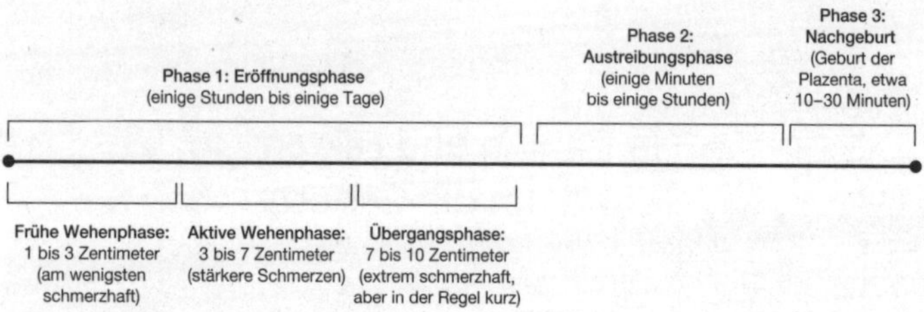

menzuziehen. Die obige Grafik gibt den Ablauf der drei Phasen wieder.

Die erste Phase der Geburt ist die Eröffnungsphase, in der sich der Muttermund vom geschlossenen Zustand auf 10 Zentimeter weitet. Sie dauert mit Abstand am längsten (bis zu mehreren Tagen) und lässt sich wiederum in drei Phasen unterteilen: die frühe Wehenphase, die aktive Wehenphase und die Übergangsphase. In der erstgenannten öffnet sich der Muttermund auf etwa 3 Zentimeter, eine noch vergleichsweise erträgliche Zeit mit leichten und recht unregelmäßigen Kontraktionen. Bei manchen Frauen verläuft diese Phase zumindest zum Teil über Tage oder sogar Wochen, oft ohne dass sie es bemerken.

Danach beginnt die aktive Wehenphase mit stärkeren und häufigeren Kontraktionen, die in der Regel nicht mehr zu ignorieren sind. Dabei öffnet sich der Muttermund auf 7 Zentimeter. Diese Phase kann individuell unterschiedlich lange dauern. Die letzte Phase wird als Übergangsphase bezeichnet, in der sich der Muttermuttermund vollständig auf 10 Zentimeter öffnet. Für die meisten Frauen ist dies das schwierigste Stadium der Entbindung. Die Wehen können alle zwei Minuten kommen und neunzig Sekunden anhalten, sodass dazwischen kaum Verschnaufpausen bleiben. Zum Glück dauert diese Phase üblicherweise nicht allzu lang.

Tatsächlich lassen sich die einzelnen Phasen nicht ganz scharf trennen, weswegen die meisten Ärztinnen und Ärzte lieber nur zwischen der frühen und der aktiven Wehenphase unterscheiden (und nicht zwischen aktiver Wehenphase und Übergangsphase). Mit Sicherheit lässt sich sagen, dass die Geburt mit fortschreitender Dauer immer schmerzhafter wird.

Nachdem der Muttermund vollständig geöffnet ist, beginnt die zweite Phase der Geburt: die Austreibungsphase, die in der Regel kürzer ist, doch auch da gibt es große Unterschiede. Sie kann nur wenige Minuten dauern (vor allem beim zweiten oder dritten Kind), aber auch einige Stunden. Sie endet mit der Geburt des Kindes. Wenn Sie nun denken, damit haben Sie es geschafft, irren Sie sich, denn nun müssen Sie noch die Plazenta gebären. In der Regel passiert das unmittelbar nach dem Baby und möglicherweise nehmen Sie das durch die ganze Aufregung und den Hormonüberschuss gar nicht richtig wahr. In einigen Fällen kann es aber auch überraschend schmerzhaft werden und vielleicht drückt die Ärztin oder Hebamme auf Ihren Bauch, um die Plazenta herauszubekommen – doch all das geht schnell vorüber.

Was ich beschrieben habe, ist eine Geburt nach Lehrbuch. So steht es in praktisch jedem Schwangerschaftsratgeber und so wird Ihre Ärztin es Ihnen beschreiben. Für mich fehlten dabei zwei entscheidende Informationen. Erstens wollte ich mehr über die Dauer der einzelnen Phasen wissen, da mir Angaben wie »ein paar Stunden«, »kann einen Tag dauern« und Ähnliches zu vage erschienen. Mir war durchaus klar, dass die Unterschiede von Frau zu Frau groß sein können, dennoch ließ sich darüber bestimmt etwas Genaueres herausfinden.

Zweitens interessierten mich die häufigsten Komplikationen bei einer Geburt. Mir war klar, dass immer etwas völlig Unvorhergesehenes passieren konnte, aber auf das, was man voraussehen konnte, wollte ich vorbereitet sein.

Fangen wir mit der Zeitfrage an.

Die erste Phase der Wehen (die Öffnung auf etwa 3 Zentimeter) kann sehr lange dauern und lässt sich nicht genauer eingrenzen. Bei vielen Frauen geschieht das über Wochen, manche merken das, wie gesagt, gar nicht. Sich in diesem

Zusammenhang mit dem genauen Timing zu beschäftigen, ist sinnlos.

Über die aktive Wehenphase – die wird Ihnen nicht entgehen, weil die Kontraktionen dann regelmäßiger kommen und schmerzhafter sind –, lässt sich (ein bisschen) Genaueres sagen. Laut den gängigen Geburtshilfe-Fachbüchern sollte sich der Muttermund in dieser Phase mindestens einen Zentimeter pro Stunde öffnen. Bei den meisten Frauen gehe es sogar schneller und sollte es langsamer gehen, sei das ein Grund zur Sorge.

Wenn man von diesem Timing ausgeht, dürfte die aktive Wehenphase nur sechs Stunden oder weniger dauern, was mich beim ersten Lesen überraschte, da sie sich bei allen, mit denen ich gesprochen hatte, länger hingezogen hatte.

Bei genauerem Hinsehen stellten sich die Zahlen als ein wenig veraltet heraus. Die Quelle dafür ist eine 1955 veröffentlichte Studie mit 500 Frauen.[200] Es gibt zwar keinen Grund zu der Annahme, dass Frauen heutzutage langsamer gebären als in den 1950er-Jahren, doch die medizinische Begleitung der Geburt hat sich seither ebenso verändert wie die Methoden der Datenauswertung. Es lohnt sich also, diese Zahlen zu überprüfen.

Das haben Forschende auf Hawaii in einer Studie von 2002 getan. Sie werteten die Entbindungen von 1300 Frauen aus und kamen zu deutlich anderen Schlüssen.[201] Ihnen zufolge öffnet sich der Muttermund *im Durchschnitt* 1 bis 2 Zentimeter pro Stunde (wichtig ist hier »im Durchschnitt«, denn die frühere Studie ging davon aus, dass alles unter 1 Zentimeter pro Stunde zu wenig sei).

Das geht nach und nach immer schneller: Im Durchschnitt dauert die Öffnung von 3 auf 7 Zentimeter fast sechs Stunden, die von 7 auf 10 Zentimeter nur noch neunzig Minuten oder kürzer (das ist die Übergangsphase). Die neueren Daten zeigen auch, dass es, bevor 7 Zentimeter erreicht sind, *nicht* ungewöhnlich ist, wenn zwei oder drei Stunden *kein* Fortschritt festzustellen ist. Das sollte man wissen, weil dies für die Gebärende äußerst frustrierend sein kann und sowohl sie als auch manchmal die Ärztinnen und Ärzte dann vielleicht fürchten, dass überhaupt nichts mehr vorangeht.

Die Informationen zum Zeitablauf konnten zum Teil auch meine zweite Frage nach möglichen Komplikationen beantworten. Dass der Muttermund sich zu langsam oder überhaupt nicht öffnet, ist nämlich eines der Hauptprobleme bei einer Geburt. In diesem Fall können diverse Maßnahmen nötig werden (die Gabe von Oxytocin beispielsweise). So ein Geburtsstillstand kann eine Indikation für einen Kaiserschnitt sein, falls das Baby gefährdet ist, etwa weil seine Herzfrequenz abfällt.

Die zweite gängige Komplikation sind Probleme beim Pressen in der Austreibungsphase. Das kommt vor, wenn das Kind sehr groß oder das Becken der Mutter sehr klein ist. Es passiert auch, wenn die Mutter nicht genau weiß, wie sie sich in den Wehen verhalten soll. Man weiß ja nicht automatisch, was genau bei der Anweisung »jetzt pressen« zu tun ist. Hebammen sagen auch manchmal »schieben« statt »pressen«, aber auch da ist die Sache nicht gleich klar. Je nachdem, wie weit das Baby bereits gekommen ist, entscheiden sich die Ärztinnen und Ärzte dann möglicherweise für einen Kaiserschnitt, oder sie setzen Instrumente (Geburtszange oder Saugglocke) ein, um das Baby herauszuziehen.

Drittens kann das Baby eventuell »falsch« liegen. Die Geburt ist leichter (zumindest etwas leichter), wenn das Gesicht des Kindes zum Rücken der Mutter gedreht ist. Ist der Hinterkopf aber zum Rücken der Mutter gedreht (man spricht auch von »Sternengucker«, fachsprachlich hintere Hinterhauptslage), kann es schwerer sein, es herauszupressen. Diese Position kann sich während der Geburt ändern (das passiert sogar häufig), sodass sich darüber bei den vorgeburtlichen Ultraschalluntersuchungen keine Aussage treffen lässt (wohingegen man bei einem Ultraschall während der Geburt durchaus sieht, was vor sich geht). Sehr häufig stellt sich erst heraus, ob es ein Problem gibt, wenn man es mit dem Pressen versucht. Ungünstige Positionen des Kindes erhöhen die Wahrscheinlichkeit eines Kaiserschnitts.

Hier ist vielleicht ein guter Zeitpunkt, um auf einen wichtigen Unterschied zwischen den USA und Deutschland hinzuweisen. In den USA wird eine Geburt im Krankenhaus in der Regel von einer Ärztin (oder einem Arzt) begleitet. In Deutschland übernimmt diese Aufgabe eine Hebamme. Ärztinnen (oder Ärzte) werden nur im Notfall hinzugezogen. Hebammen sind also in deutschen Krankenhäusern fester Bestandteil der Geburtsstationen, während sie in den USA eigentlich nur dann zum Einsatz kommen, wenn eine Hausgeburt geplant wird. Mehr dazu später.

Bisher habe ich vorausgesetzt, dass Sie es zumindest mit einer Vaginalgeburt versuchen wollen. Ich habe im letzten Kapitel erklärt, welche Vorteile das hat. Es gibt aber zumindest zwei Fälle, in denen ein geplanter Kaiserschnitt zumindest in Betracht gezogen werden sollte: wenn das Kind sich in Beckenendlage befindet oder wenn Sie bereits einen Kaiserschnitt hatten.

Beckenendlage (BEL): Die meisten Babys kommen mit dem Kopf voran aus dem Mutterleib. Man nennt das auch Schädellage (SL). Dazu müssen sie natürlich beim Einsetzen der Wehen mit dem Kopf nach unten liegen. Beckenendlage bedeutet, dass dies nicht der Fall ist und dabei gibt es verschiedene Varianten. Bei manchen Babys ist der Po unten, die Beine sind in der Hüfte gebeugt und liegen vor dem Körper: Beim Tauchen würde man von Pike-Position sprechen, im Falle des Fötus heißt es reine Steißlage. Andere haben die Beine überkreuzt. Bei einigen hängt ein Bein nach unten (unvollkommene Fußlage). Bei dieser Kindslage können Sie im Fall eines Blasensprungs eventuell spüren, wie ein Fuß in die Vagina rutscht. Die Beschreibung dieser Situation in unserem Geburtsvorbereitungskurs hat Jesse über alle Maßen schockiert. (Es ist vermutlich überflüssig, das zu erwähnen, aber wählen Sie in dieser Situation sofort den Notruf.)

Vor der 36. Woche ist eine Beckenendlage kein Grund zur Sorge, weil Babys sich im Mutterleib ständig bewegen und fast alle rechtzeitig von selbst in die richtige Position finden. In der 28. Woche sind noch etwa 25 Prozent aller Kinder in Steißlage, bis zur Geburt nur noch 3 bis 4 Prozent.[202] Meistens rotieren sie vor der 32. Woche. In einer schwedischen Studie waren nur noch 7 Prozent aller Föten nach der 32. Woche in Steißlage und die Hälfte von ihnen drehte sich bis zur Geburt eigenständig.[203] Wenn sich Ihr Baby bis zur 37. Woche noch nicht von selbst gedreht hat, kann es möglicherweise von außen manuell gedreht werden.

Man bezeichnet das als äußere Wendung, ein simples Verfahren: Sie bekommen ein Medikament, das Ihre Gebärmutter entspannt, und dann versucht die Ärztin, das Kind durch Druck von außen zu drehen. Dabei wird natürlich genau überwacht, dass es dem Baby gut geht. Außerdem findet die äußere Wendung in einem Krankenhaus statt, damit im Fall von Problemen die Entbindung sofort durchgeführt werden kann. Das Verfahren ist in etwa 50 Prozent der Fälle erfolgreich und birgt kaum Risiken, kann allerdings sehr unangenehm sein.[204]

Wenn diese Methode nicht funktioniert und Ihr Kind sich beim Einsetzen der Wehen noch immer in Beckenendlage befindet, wird es höchstwahrscheinlich auf einen Kaiserschnitt hinauslaufen. Das war nicht immer so und im Prinzip ist auch bei Beckenendlage eine Vaginalgeburt durchaus möglich (vor allem bei einer reinen Steißlage). Allerdings wurde in großen randomisierten Studien nachgewiesen, dass Vaginalgeburten bei Beckenendlage etwas riskanter sind als ein geplanter Kaiserschnitt. Wenn Sie es unbedingt versuchen möchten, sollten Sie rechtzeitig nach einer Klinik suchen, die dazu bereit ist. Beraten Sie sich dazu auch mit Ihrer Ärztin oder Hebamme.

Vaginalgeburt nach vorausgegangenem Kaiserschnitt – dafür wird auch im Deutschen meist die englische Abkürzung **VBAC**, *vaginal birth after c-section,* benutzt: Häufig wird Frauen, die bereits einen Kaiserschnitt hatten, bei einem weiteren Kind wieder dazu geraten. Es ist durchaus möglich, aber nicht Standard, nach einem Kaiserschnitt vaginal zu gebären.

Was ist sinnvoll? Diese Frage ist nicht so leicht zu beantworten, denn randomisierte Studien gibt es nicht.[205] Man kann aber Frauen, die nach einem Kaiserschnitt eine Vaginalgeburt wünschten, mit Frauen vergleichen, die nach einem Kaiserschnitt wieder per Kaiserschnitt gebären wollten. Das ist nicht ideal, denn Frauen mit VBAC-Wunsch unterscheiden sich möglicherweise auch noch in anderer Hinsicht von solchen, die sich mit einem weiteren Kaiserschnitt anfreunden können. Doch wenn man die Studien methodisch sinnvoll konzipiert, können ihre Ergebnisse durchaus überzeugend sein. Und derartige Studien legen nahe, dass bestimmte Komplikationen beim VBAC häufiger vorkommen.

In einer Studie konnte bei australischen Frauen nachgewiesen werden, dass bei einem VBAC häufiger schwere Komplikationen beim Baby und Blutungen bei der Mutter vorkamen, nämlich bei 2,5 Prozent der Frauen mit VBAC im Vergleich zu nur 0,8 Prozent der Frauen mit geplantem Kaiserschnitt.[206] Die Frauen der beiden Gruppen glichen sich in vielen Aspekten (Alter, ethnischer Hintergrund usw.), weswegen man mit ziemlicher Sicherheit davon ausgehen kann, dass die Unterschiede tatsächlich auf die jeweiligen Entbindungsmethoden zurückzuführen waren. Außerdem stimmen die Ergebnisse mit anderen vergleichbaren Untersuchungen überein.[207]

Ohne randomisierte Daten sind endgültige Aussagen schwierig, und wenn es sich nicht um eine Beckenendlage handelt, werden die meisten Ärztinnen und Ärzte gut mit einer Vaginalgeburt zurechtkommen. Wegen der möglicherweise eintretenden Komplikationen sollten Sie jedoch besser eine Ärztin oder eine Hebamme auswählen, die mit solchen Fällen Erfahrung hat und weiß, was zu tun ist, wenn Unvorhergesehenes geschieht. Und auch wenn Sie sich nach einem Kaiserschnitt eine Vaginalgeburt wünschen: Stellen Sie sich vorsichtshalber darauf ein, dass etwa die Hälfte der gewünschten VBACs doch mit einem weiteren Kaiserschnitt enden.

Unterm Strich

- Wie lange eine Geburt dauert, ist individuell sehr unterschiedlich. Der Muttermund öffnet sich nach Beginn der aktiven Wehenphase im Durchschnitt um 1 bis 2 Zentimeter pro Stunde.
- Während der Geburt können drei Hauptprobleme auftreten: 1) Es gibt zu langsame oder keine Fortschritte bei der Öffnung des Muttermunds. 2) Das Kind steckt fest. 3) Das Baby schaut in die falsche Richtung, was das Pressen erschwert.
- Ein Kaiserschnitt kann aus zwei Gründen nötig und sinnvoll sein: bei Beckenendlage und wenn Sie bereits einen Kaiserschnitt hinter sich haben.

19. PDA – pro und contra

Schmerzlinderung während der Entbindung hat eine lange Tradition und das aus gutem Grund: Gebären ist wirklich sehr schmerzhaft.

Die englische Königin Victoria gehörte zu den ersten Frauen, die Betäubungsmittel nutzten: Bei der Geburt ihres siebten Kindes 1853 inhalierte sie Chloroform. Sie war eine begeisterte Anhängerin dieser Art der Betäubung, die sich rasch verbreitete, allerdings vor allem bei Frauen aus der Oberschicht. Im letzten Jahrhundert wurde dann eine als »Dämmerschlaf« bezeichnete Methode gebräuchlich. Man verabreichte den Frauen eine Kombination aus Morphin und einem Stoff namens Scopolamin, was dafür sorgte, dass sie die Geburt mehr oder weniger verschliefen. Es ist nicht klar, ob dieser Dämmerschlaf tatsächlich eine Schmerzerleichterung bewirkte, doch die Frauen erinnerten sich hinterher nicht an die Geburt. Das Konzept bestand also darin, einzuschlafen und mit einem Baby wieder aufzuwachen.

Örtliche Betäubung, zu der die PDA (Periduralanästhesie) gehört, setzt man seit Beginn des 20. Jahrhunderts ein, anfangs verwendete man Kokain. Moderne Formen der PDA (kein Kokain mehr!) wurden in den 1960er-Jahren immer beliebter und heute ist sie die verbreitetste Form der Schmerzerleichterung während der Geburt. Narkosemittel (wie die Opioide Nalbuphin oder Pethidin) kommen nur selten zum Einsatz, und zwar aus zwei Gründen: Erstens wirken sie nicht so gut (sie dämpfen den Schmerz zwar, schalten ihn aber nicht komplett aus) und zweitens können sie, wenn sie in einem späten Stadium der Geburt zum Einsatz kommen, die Atmung des Babys nach der Geburt beeinträchtigen. Daher ist der Einsatz von Narkotika auf das frühe Stadium der Entbindung beschränkt.

Sie haben wahrscheinlich eine ungefähre Vorstellung davon, wie eine PDA wirkt: Ganz vereinfacht ausgedrückt, betäubt sie die untere Körperhälfte, zu der auch die Gebärmutter gehört. Sobald die Betäubung wirkt, spüren Sie die Wehen eventuell gar nicht mehr; auch der Schmerz während der Pressphase wird gelindert oder ganz ausgeschaltet.

Eine PDA wird in der ersten Phase der Entbindung angelegt – wenn der Muttermund sich öffnet. Manchmal (wenn auch nicht immer) wird ihre Wirkung während der Pressphase reduziert, weil das Pressen durch die komplette Betäubung oft erschwert wird. Das Verfahren ist recht einfach: Am Rücken wird eine Nadel in die Membran gestochen, die die Wirbelsäule umgibt, und ein Katheter eingeführt, durch den das Betäubungsmittel fließt. Es betäubt die untere Körperhälfte je nach Dosis entweder ganz oder teilweise. Die Prozedur klingt vielleicht schmerzhaft (jedenfalls irgendwie unangenehm), doch in der Regel wird die Einstichstelle vorher örtlich betäubt, sodass die meisten Frauen davon nichts spüren.

Die Periduralanästhesie ist sehr verbreitet: In den USA wurde sie im Jahr 2008 bei zwei Dritteln aller Geburten eingesetzt. Dagegen kommt sie in Deutschland deutlich weniger zur Anwendung, im Jahr 2016 bekamen etwa ein Viertel aller Gebärenden eine PDA. Dennoch ist sie immer noch die Schmerztherapie, die am häufigsten angewendet wird.

In der Klinik, in der Penelope geboren ist, liegt die Rate bei 90 Prozent. Bevor ich schwanger wurde, konnte ich mir eine Geburt ohne PDA gar nicht vorstellen. Um ehrlich zu sein, ich dachte, eine natürliche Geburt sei nur was für Hippies, die nicht an die Errungenschaften der modernen Medizin glauben (es gibt aber durchaus auch andere, die für eine Geburt ohne Medikamente plädieren).

Ich dagegen bin eine begeisterte Anhängerin der Medizin. Ich bin die Erste, die ihre Kinder impfen lässt, und ich streite ständig mit meiner Mutter über das Thema. Sie behauptet, sie »glaube nicht« an die Grippeschutzimpfung (ich habe nie herausgefunden, was genau sie damit meint). Ich begann also nach Daten zu suchen, aber im Grunde ging ich davon aus, dass ich am Ende ohnehin für die Betäubung plädieren würde.

Einiges von dem, was ich herausfand, sprach durchaus für eine PDA. Sie hat offenbar keine relevanten Nachteile für das Baby, was mich erleichterte. Doch zugleich zeigten mir die vorliegenden Fakten, dass man als Mutter nichts geschenkt bekommt. Eine PDA kann den Geburtsverlauf komplizieren und es kann danach (im Durchschnitt) etwas länger dauern, bis man sich erholt hat. Die Risiken sind überschaubar, aber vorhanden.

Um es ganz klar zu sagen: Es gibt gute Gründe für eine PDA. Einer davon ist besonders gut: Es ist eine extrem wirkungsvolle Methode der Schmerzlinderung. Auch wenn an dieser Stelle randomisierte Studien vielleicht überflüssig sind: Sollten Sie Zweifel hegen, es gibt sie und sie bestätigen diese Aussage. In diesen Studien berichteten Frauen mit PDA von weniger Schmerzen als diejenigen, bei denen andere Methoden der Schmerzlinderung eingesetzt wurden.[208] Wenn die PDA so funktioniert, wie sie soll, haben die Betroffenen in der Eröffnungsphase so gut wie keine Schmerzen. Während der Pressphase verspüren sie in den Wehen eher ein Unbehagen als richtige Schmerzen, auf jeden Fall jedoch weniger Schmerzen als ohne Medikamente.

Indem die PDA die Schmerzen dämpft oder ganz ausschaltet, kann sie auch für eine dringend benötigte Erholung sorgen. Die Pressphase ist mit oder ohne Schmerzmittel körperlich sehr fordernd und mit PDA können Sie möglicherweise während der Geburt sogar ein paar Stunden schlafen und sind dann besser auf den körperlich anstrengendsten Teil vorbereitet.

Um die möglichen Risiken herauszufinden, musste ich deutlich gründlicher recherchieren. Websites zu natürlicher Geburt drohten mit allen möglichen Konsequenzen von der Lähmung bis hin zu lethargischen Babys, die nicht saugen können. Im Geburtsvorbereitungskurs in der Klinik wurde von Risiken überhaupt nicht gesprochen und stattdessen die großen Vorteile betont. Ich fand schließlich heraus, dass die Wahrheit wie so oft in der Mitte liegt.

Die Belege dazu waren nicht so schwer zu bekommen, wie ich erwartet hatte. Es gibt sogar viele randomisierte kontrollierte Studien, die die Auswirkungen der PDA untersuchen. Das Studiendesign ist in der Regel sehr simpel: Die Frauen, die (entweder vor oder während der Geburt) in die Stichprobe aufgenommen wurden, teilte man nach dem Zufallsprinzip in eine Gruppe mit oder ohne PDA ein. Die Probandinnen unterschieden sich in sonstiger Hinsicht nicht, sodass die Forschenden sie vergleichen konnten, um die Folgen einer PDA zu beurteilen.

Es stellt sich die Frage, wie sie Frauen davon überzeugten, an einer Studie teilzunehmen, bei der ihnen drohte, zufällig in der Gruppe zu landen, die keine PDA bekam. Antwort 1: Beide Gruppen bekamen irgendeine Form von Schmerzmitteln verabreicht. Üblicherweise verglichen die Studien die PDA mit Varianten eines Narkotikums, beispielsweise Pethidin (das nicht so gut wie eine PDA wirkt, aber auch nicht gar nichts ist). Da viele Komplikationen, die man bei einer PDA vermutet, bei Narkotika nicht auftreten, lassen sich diese Daten auch nutzen, um einen Vergleich zwischen PDA und gar keiner Schmerzerleichterung anzustellen.

Antwort 2: Die Frauen mussten nicht in ihrer Gruppe bleiben. Und viele wechselten tatsächlich: Etwa die Hälfte der Probandinnen der Gruppe ohne PDA bekamen schließlich doch eine.

Aus Forschungszwecken werden in derartigen Studien die Frauen, die eine PDA bekommen sollten, mit denen verglichen, die keine bekommen sollten, egal, wie die Probandinnen sich am Ende tatsächlich entschieden. Fachsprachlich wird das als Intent-to-treat-Analyse (Auswertung der Behandlungsabsicht) bezeichnet. In der Gruppe, die eine PDA bekommen sollte, bekamen auch fast alle Frauen eine. In der Gruppe, die keine PDA bekommen sollte, waren es weniger Frauen, die letztlich eine PDA erhielten. Da die PDA in der einen Gruppe häufiger vorkam als in der anderen, konnten die Forschenden Schlüsse über die

Auswirkungen ziehen, auch wenn einige der Frauen in ihrer Gruppe »schummelten«. Die Studien nahmen sowohl die Folgen für die Kinder als auch für die Mütter unter die Lupe. Fangen wir mit den Kindern an, da dies bei Ihnen sicherlich Priorität hat.[209]

Erste Schlussfolgerung: Was das Baby betrifft, spielt die PDA so gut wie keine Rolle. Die Babys von Müttern mit PDA müssen im Durchschnitt nicht länger oder häufiger intensivmedizinisch behandelt werden als die der Mütter ohne PDA und weisen auch keine schlechteren APGAR-Werte auf (sie sind also auch nicht »lethargischer«, was zu den Ängsten gehört, die gerne geschürt werden).

Auch für die viel diskutierte Behauptung über mangelnden Stillerfolg gibt es keine Belege. Die aktuellste Metastudie zu den Auswirkungen der PDA enthielt nur eine randomisierte kontrollierte Studie zum Stillen. Diese war zwar klein, doch es konnte darin kein Effekt der PDA auf den Zeitpunkt der Milchbildung nachgewiesen werden. Das Mindeste, was sich also sagen lässt, ist, dass eine Beeinträchtigung des Stillens durch die PDA nicht nachgewiesen ist.

Der einzige Nachteil, der sich durch die PDA für das Baby ergeben könnte, resultiert aus einer Komplikation für die Mutter. Aus nicht ganz nachvollziehbaren Gründen (vielleicht weil betäubte Nerven die Schweißproduktion hemmen) bekommen Frauen mit PDA häufiger während der Geburt Fieber. Bei dieser bekannten Nebenwirkung ist medizinisch nicht klar, ob es sich um echtes (auf eine Infektion zurückzuführendes) Fieber handelt oder nur um einen Nebeneffekt. Man behandelt es also wie eine Infektion der Mutter, was dazu führen kann, dass man ihrem Baby Antibiotika verabreicht.

In einer amerikanischen Studie bekamen 90 Prozent aller Babys, deren Mütter während der Geburt Fieber bekamen, Antibiotika, im Vergleich zu 7 Prozent der Babys, deren Mütter kein Fieber hatten. Letztlich brauchte *keines* der Babys in beiden Gruppen diese Medikamente tatsächlich.[210]

!

PDA: Auswirkungen für das Baby

- keine positiven Auswirkungen nachgewiesen (auch wenn das nicht die Frage ist)
- negative Auswirkungen: kann die Wahrscheinlichkeit einer unnötigen Antibiotikabehandlung erhöhen
- keinerlei Einfluss auf APGAR-Werte, fetale Notlagen, vorzeitiges Ausscheiden des Mekoniums (Kindspech), Notwendigkeit einer intensivmedizinischen Behandlung

Eine unnötige Antibiotikagabe ist natürlich nicht ideal, stellt aber eine eher zu vernachlässigende Gefahr dar. Die größeren Risiken einer PDA trägt die Mutter selbst, denn diese Betäubung verändert ihre Wahrnehmung der Geburt ganz entscheidend.

!

PDA: Auswirkungen auf die Mutter

- positiv: effiziente Schmerzlinderung
- negativ: Es kommt häufiger zu Einsatz von Instrumenten (Geburtszange oder Saugglocke), Kaiserschnitt aufgrund fetaler Notlage, hinterer Hinterhauptslage des Kindes (nur marginal wichtig), Einsatz von Oxytocin, Blutdruckabfall, Fieber während der Geburt. Häufiger können die Mütter direkt nach der Geburt nicht laufen und brauchen einen Katheter.
- keinen Einfluss hat die PDA auf die generelle Kaiserschnittrate, die Dauer der Eröffnungsphase, Erbrechen während der Entbindung, langfristige Rückenschmerzen.

Der Vorteil der PDA besteht also in der Schmerzlinderung.

Es gibt aber eine Reihe von Nachteilen. Vor allem erhöht sich dadurch die Wahrscheinlichkeit, dass bei der Geburt Instrumente (Geburtszange oder Saugglocke) zum Einsatz kommen. Sie werden verwendet, um dem Kind aus dem Geburtskanal zu helfen, wenn es festzustecken droht. Die Geburtszange ist die ältere Technik und sieht aus wie ein überdimensionales Salatbesteck. Damit wird der Kopf des Kindes umfasst, um es herauszuziehen. Das geht auch mit der Saugglocke, nur dass diese sich am Kopf des Kindes festsaugt.

Diese Instrumente muten ein bisschen archaisch an, dennoch überstehen die Babys einen solchen Eingriff in der Regel unbeschadet. Meine Schwägerin erzählte, dass ihr schon der Anblick der Saugglocke genügt hätte, um meinen Neffen in einer letzten Anstrengung (nach vier Stunden) herauszupressen. Sowohl Saugglocke als auch Geburtszange erhöhen für die Mutter die Gefahr eines Dammrisses. Sie können auch kleine Verletzungen am Kopf des Babys verursachen; diese heilen jedoch sehr schnell.

Die PDA verlängert eine Geburt offensichtlich nur sehr marginal. Verzögerungen im Geburtsverlauf betreffen vor allem die Pressphase. Unter einer PDA kommt es auch häufiger vor, dass das Kind »falsch« liegt (Richtung Nabel statt Richtung Wirbelsäule der Mutter schaut). Aber schließlich bewegt sich ja auch die Mutter kaum noch, wenn die Wirkung der PDA einsetzt. Ohne PDA hat man das Bedürfnis, während des Geburtsprozesses herumzulaufen – der Körper verlangt nach Gehen, nach Veränderungen der Position etc. Diese Bewegungen können dem Baby unter Umständen dabei helfen, in die für die Geburt günstigste Lage zu rutschen. Das wird bei Ruhigstellung durch die PDA erschwert.

Die andere große Befürchtung vieler Frauen besteht darin, dass eine PDA das Kaiserschnittrisiko erhöhen könnte. Die Erkenntnisse aus den Studien sind dazu nicht eindeutig. Einerseits zeigen sie keinen Einfluss der PDA auf die Häufigkeit eines Kaiserschnitts

(10,7 Prozent mit PDA im Vergleich zu 9,7 Prozent ohne PDA). Andererseits kommen Kaiserschnitte aufgrund (teils vermeintlicher) fetaler Notlagen bei 3,5 Prozent der Frauen mit PDA und bei 2,4 Prozent der Frauen ohne PDA vor. Das deutet darauf hin, dass *Not*kaiserschnitte mit PDA wahrscheinlicher sind.

Unterm Strich sind die Daten zur Kaiserschnitthäufigkeit nicht eindeutig und für ein genaueres Verständnis des Zusammenhangs ist wahrscheinlich weitere Forschung nötig. Ein Problem besteht darin, dass die Kaiserschnittraten in diesen Studien sehr niedrig sind. 2018 entbanden aber in den USA 31,9 Prozent auf diese Weise, in Deutschland waren es 2017 laut Statistischem Bundesamt 30,5 Prozent. In einer Situation, in der die allgemeine Kaiserschnittrate so hoch ist, könnte sich eventuell ein anderer Einfluss der PDA herausstellen (er könnte stärker oder weniger stark ausgeprägt sein).

Eine PDA kann eine Reihe weiterer Konsequenzen nach sich ziehen, die Sie vielleicht gar nicht bedacht haben. Unter anderem muss häufiger Oxytocin eingesetzt werden, um die Geburt voranzubringen. Das ist eigentlich fast logisch, denn eine PDA verlangsamt die Wehen und dann ist Oxytocin nötig, um sie wieder in Gang zu bringen. Es besteht auch die Gefahr, dass der Blutdruck abfällt, und häufiger muss ein Katheter gelegt werden. Letzteres klingt schlimmer, als es ist: Denn der wird meist nach der PDA gelegt und wieder entfernt, bevor die PDA entfernt wird. Im Zweifel bekommen Sie das nicht einmal mit.

Schließlich besteht noch die Gefahr, dass die Gebärende nicht laufen kann, bevor die Wirkung der PDA nachgelassen hat. Ein wohl zu vernachlässigendes Problem – wo will man schon groß hin? Ich habe einmal von einer Frau gehört, die aufstehen wollte, um ihr Kind in den Arm zu nehmen, sich aber eine Zehe brach, weil sie vergessen hatte, dass sie nichts fühlte. Doch das kommt in der Praxis sicher äußerst selten vor.

Es gibt vieles, was eine PDA überhaupt nicht beeinflusst und Ihnen möglicherweise unnötig Sorgen macht. So dauert beispielsweise die erste Entbindungsphase (bis zur Pressphase) mit

PDA nicht wesentlich länger als ohne. Auch bleiben keine langfristigen Rückenschmerzen zurück, obwohl die Nadel nahe der Wirbelsäule eingeführt wird.

Ein letztes Problem ist im Kasten zu den Auswirkungen nicht aufgeführt: der sogenannte postpunktionelle Kopfschmerz. Bei einer korrekt durchgeführten PDA dringt die Nadel in die Membran, die die Wirbelsäule umgibt, aber nicht bis zur Rückenmarksflüssigkeit. Beides liegt natürlich sehr nah beieinander, die Nadel kann durchaus mal zu weit eingeführt werden. Auf diese Weise kann dann Rückenmarksflüssigkeit entweichen. Bei durchschnittlich 40 Prozent der Betroffenen kommt es nach der Geburt zu sehr starken Kopfschmerzen, die mehrere Tage andauern können. Dies passiert vergleichsweise häufig: selbst in sehr guten Krankenhäusern in einem von 200 Fällen.[211] Die Gefahr ist natürlich größer, wenn die Behandelnden noch unerfahren sind. Sie sollten also sichergehen, dass nicht irgendein Praktikant an Ihnen seine erste PDA probiert.

Nachdem ich all das gelesen hatte, wollte ich keine PDA mehr. Jesse war anfangs skeptisch: »Das musst du wissen«, meinte er, aber wenn es um ihn ginge, würde er mit so einer PDA bestimmt schon in der 36. Woche anfangen, nur um ganz sicher zu gehen, keine einzige Wehe zu spüren.

Er musste meine Haltung nicht unbedingt nachvollziehen können (wenn er sich komplett gegen mein Vorhaben gestellt hätte, hätten wir natürlich ein Problem gehabt), doch aus meiner Sicht war es hilfreich, ihn an meiner Seite zu haben. Falls von ärztlicher Seite Druck käme, hätte ich vermutlich nicht die Kraft, Widerstand zu leisten, und ich wollte, dass er sich dann für mich einsetzte. Also bündelte ich die Studien und mailte ihm einen Bericht. Er antwortete:

Sonnenklar, dass die PDA die Geburt verlängert, das Fieberrisiko erhöht und sich auf die Lage des Babys negativ auswirken kann und ziemlich wahrscheinlich erhöht sie das Risiko für Instrumente und Kaiserschnitt.

Die Sache mit den Kopfschmerzen finde ich unabhängig vom Krankenhaus schwieriger zu beurteilen, aber ich gebe zu, dass sie nicht dafür spricht.

Kurz nach dieser E-Mail besuchten wir den eintägigen Geburtsvorbereitungskurs in der Klinik. Während des Mittagessens in einem Café bei Sandwichs und Keksen sprachen wir über diese Entscheidung. Wir waren uns alle einig: Wären da ernsthafte Risken für das Kind, dann würde man die Entscheidung leicht treffen können, doch dafür gab es offensichtlich keine konkreten Hinweise. Auch die Warnungen aus dem Internet, eine PDA könne das Stillen oder das Bonding erschweren, ließen sich nicht beweisen.

Daraus folgte, dass die Entscheidung allein von mir abhing. Ich würde sie folgendermaßen auf den Punkt bringen: Ohne PDA bekam ich eine schmerzhaftere Geburt, dafür war die Chance größer, sich hinterher schneller zu erholen. Jesse hielt sich raus: Das war nicht seine Entscheidung, und auch wenn er aus medizinischer Sicht verstand, warum *ich* gegen die PDA war, hätte *er* ganz sicher dafür votiert.

Ich entschloss mich also dagegen – beziehungsweise beschloss ich, es zumindest ohne zu versuchen. Das ist eher ungewöhnlich und manche Leute erklärten mich für verrückt. Vor allem meine Mutter, die drei Kinder in einer Zeit bekommen hatte, in der PDAs noch sehr selten waren, konnte es einfach nicht glauben: »Wenn sie doch jetzt Medikamente dagegen haben!«, wandte sie immer wieder ein. Und dann schilderte sie mir ausführlich die 96 Stunden, die es gedauert hatte, mich ohne jegliche Betäubung zu entbinden. Am Ende hatten (angeblich) vier Schwestern auf ihren Bauch herumgedrückt, um mich rauszubekommen.

Wenn meine Mutter die Wahl gehabt hätte, sie hätte sich definitiv für eine PDA entschieden. Für mich funktionierte es auch ohne. Obwohl ich gerne zugebe, dass ich mit den Erfahrungen meiner Mutter garantiert eine gewollt hätte. Bei mir lief dann zum Glück alles ziemlich glatt und schnell (dazu später mehr). Was nicht heißen soll, dass es leicht war: zwei Stunden Pressen sind kein Spaß, aber ich habe den Verzicht auf die PDA nicht wirklich bereut.

Und so schwer es auch war, in Sachen Erholung hatte ich recht. Schon fünfundvierzig Minuten später konnte ich stehen und herumlaufen und fühlte mich (relativ) großartig. In den Wirtschaftswissenschaften heißt es, Worte sind Schall und Rauch und die wahren Präferenzen der Menschen kann man nur anhand ihrer Handlungen beurteilen. Fragen Sie mich also, ob ich es bei meinem zweiten Kind genauso gemacht habe. Die Antwort lautet: Ja.

Es gibt bestimmte Entscheidungen in der Schwangerschaft, da werfe ich einen Blick auf die Forschungslage und denke mir: Oh Mann, es wäre verrückt, sich anders zu entscheiden. Auf die PDA trifft das nicht zu, ich kann mir sehr gut vorstellen, was für die PDA spricht. Die meisten Frauen, die ich kenne, bekamen eine und fast alle hielten das für die richtige Entscheidung. Jane bekam ihren Sohn nur wenige Monate, nachdem Penelope auf die Welt gekommen war. Sie hatte sämtliche von mir zusammengestellten Forschungsergebnisse durchgesehen und wir hatten mehrfach darüber diskutiert. Sie hatte die Risiken zur Kenntnis genommen und bewertet, ihr jedoch schienen sie ganz eindeutig klein im Vergleich zu den Vorteilen.

Letztlich waren unsere Geburtserfahrungen sehr ähnlich, abzüglich der Schmerzen: eine zwölfstündige Geburt, keine Instrumente, kein Kaiserschnitt, eine schnelle Genesung und gesunde Babys. Tatsächlich dauerte bei mir die Pressphase zwei Stunden, bei ihr nur 30 Minuten, was den Ergebnissen der randomisierten Studien diametral widersprach. Wir telefonierten einen Tag nach der Geburt ihres Sohnes und sie erklärte mir, wie bescheuert ich gewesen war, auf die Betäubung zu verzichten, und dass sie liebend gerne ein Pro-PDA-Statement für mein Buch abgeben würde.

Die gleichen Fakten, zwei unterschiedliche Entscheidungen, zwei glückliche Mütter: Indem Sie die Forschungslage zur

Kenntnis nehmen, haben Sie sich noch nicht entschieden. Aber die Fakten ermöglichen Ihnen, eine informierte Entscheidung zu treffen. Der Fehler bestünde nur darin, sich zu entscheiden, ohne Bescheid zu wissen. Die Frauen, die ihre Entscheidung bereuen, taten meist das, wozu die Ärztinnen und Ärzte sie gedrängt hatten, und nicht das, was sie selbst wollten. *Sie* müssen das Baby zur Welt bringen. Es ist *Ihre* Entscheidung.

Natürliche Methoden der Schmerzlinderung

Wenn Sie sich gegen eine PDA entscheiden (oder es zumindest ohne PDA versuchen möchten), gibt es diverse Möglichkeiten, den Schmerz ohne Medikamente zu lindern. Meist geht es dabei um sogenannte sanfte Geburtsmethoden, bei denen Atemtechniken, Visualisierung oder Hypnose zum Einsatz kommen. Die Beweislage für diese Verfahren ist aus einem einfachen Grund sehr dünn: Frauen, die die nötigen Techniken erlernen, sind sehr überzeugt von den Vorzügen einer natürlichen Geburt. Ganz sicher schadet es nicht, sich bestimmte Atemtechniken anzueignen, und bestimmt können diese durchaus etwas bewirken. Nur lässt es sich eben nicht anhand von Datenmaterial beweisen.

Für *eine* Form der natürlichen Schmerzlinderung gibt es sogar einige randomisierte Studien: Aromatherapie. Offensichtlich bringt sie rein gar nichts.[212] Was mich persönlich nicht überrascht. Ich kann Ihnen versichern: Wenn Sie ohne irgendwelche Schmerzmittel in den Wehen liegen, ist es Ihnen ziemlich egal, welche Duftkerze im Kreißsaal gerade brennt.

Akupunktur dagegen wirkt womöglich in einigen Fällen. Studien zeigen, dass Akupunktur die Schmerztherapie während der Entbindung unterstützen und den Einsatz von Medikamenten reduzieren kann.[213] Trotzdem ist Zurückhaltung geboten: Es handelt sich um kleine Studien und die Ergebnisse waren nicht eindeutig.[214] Falls Sie es in Erwägung ziehen, erkundigen Sie sich vorher, ob Akupunktur überhaupt angeboten wird, dort wo Sie entbinden möchten.

Unterm Strich

- Eine PDA ist eine sehr effiziente Form der Schmerzlinderung.
- Sie erhöht allerdings für die Mutter die Wahrscheinlichkeit bestimmter Komplikationen.

20. Was sonst noch zu bedenken ist

Meine Entscheidung, auf eine PDA zu verzichten, brachte mich dazu, auch alles andere infrage zu stellen. Wenn die PDA inzwischen mehr oder weniger Standard war und ich sie nicht wollte – welche anderen Standards wollte ich dann vielleicht ebenfalls nicht?

Offensichtlich sind die meisten Frauen, die keine PDA wollen, auch gegen alles mögliche andere. Die Anhängerinnen einer natürlichen Geburt lehnen prinzipiell sämtliche medizinischen Interventionen ab: nicht nur die PDA, sondern auch andere Medikamente während und nach der Geburt, die Überwachung des Babys per CTG, Einschränkungen der Bewegungsfreiheit der Mutter und vieles mehr. Auf der Welt scheint es nur zwei Gruppen zu geben: eine, die jeglichen ärztlichen Eingriff ablehnt, und eine, die bereitwillig alles akzeptiert, was heute als medizinischer Standard gilt. Gefühlsmäßig hätte ich mich gerne voll und ganz der einen oder anderen Gruppe angeschlossen (Gruppenzugehörigkeit scheint ein menschliches Grundbedürfnis zu sein), aber blindlings wollte ich das nicht. Wenn, dann sollte es auf Fakten beruhen.

Ich landete dann letztlich auf einem Mittelweg. In mancher Hinsicht stimmte ich der Fraktion »natürliche Geburt« zu (zum Beispiel in Sachen Dammschnitt), in anderer wiederum nicht (zum Beispiel bei der Gabe von Oxytocin nach der Geburt).

Im Zusammenhang damit erschien es mir sinnvoll, einen Geburtsplan zu erstellen. Bei uns hatte er die Form einer Liste mit allen Punkten, die mir wichtig waren (selbstverständlich mit Quellenverweisen). Die Bezeichnung »Geburtsplan« ist zugegebenermaßen Blödsinn. Wenn man einmal Wehen durchgestanden hat, ist die Vorstellung, so etwas zu planen, nur noch lachhaft. Vor Penelopes Geburt habe ich mich mit einer Freundin unterhalten, die bereits zwei Kinder hatte. Sie meinte, mein Plan solle »einstündige Geburt, keine Schmerzen, Baby flutscht raus« lauten. Sie hat völlig recht: Wenn man schon plant, dann bitteschön optimistisch!

Ärztinnen und Hebammen stehen solchen Plänen aus ähnlichen Gründen etwas skeptisch gegenüber. Sie fürchten, dass ihre Patientinnen dadurch zu unflexibel werden und sich eventuell gegen Dinge wehren, die in der jeweiligen Situation notwendig sind. Die meisten Ärztinnen und Geburtshelferinnen haben ja schon diverse Entbindungen erlebt, man kann also nachvollziehen, wenn sie verhalten reagieren bei Vorgaben wie: »Ich will ›Somewhere Over the Rainbow‹ hören, sobald das Köpfchen rauskommt.«

Davon abgesehen ist es ganz bestimmt sinnvoll, über bestimmte Dinge nachgedacht zu haben, bevor die Wehen einsetzen. Wenn Sie all das aufschreiben, können Sie mit Ihrer Ärztin über etwas Konkretes sprechen (so ging es jedenfalls mir). Tun Sie das am besten rechtzeitig, zum Beispiel in einem ruhigen Moment in der 36. Woche und nicht während der Geburt zwischen zwei Wehen.

Der Geburtsplan

Ich wollte unbedingt eine Geburtseinleitung vermeiden und machte mir darüber am Ende mehr Sorgen als nötig. Vor allem fürchtete ich die durch die Medikamente verstärkten Wehen. Was, wenn ich deswegen am Ende doch eine PDA brauchen würde? Ich tat alles, um die Einleitung aus Gründen wie zu wenig Fruchtwasser oder einem nicht reaktiven Ergebnis beim Ruhe-CTG zu vermeiden. Ich war darauf vorbereitet, meiner Ärztin notfalls auch 42 Wochen abzuringen, solange es Penelope gut ging.

Der andere wichtige Grund für eine Geburtseinleitung (abgesehen von konkreten Risiken für Mutter oder Kind, wegen derer ich sofort zugestimmt hätte) ist ein Blasensprung vor Einsetzen der Wehen. Wer fernsieht, möchte glauben, dass die Geburt bei den meisten Frauen mit einem Blasensprung beginnt. Das ist Quatsch, in der Realität kommt dies in weniger als 10 Prozent der Fälle vor. Bei den meisten Frauen platzt die Fruchtblase erst in einer relativ späten Phase der Geburt.

Wenn jedoch die Fruchtblase tatsächlich zuerst platzt, setzen in vielen Fällen unmittelbar danach oder innerhalb der nächsten ein bis zwei Stunden die Wehen ein. Meine Freundin Heather hatte bei ihrem ersten Kind einen Blasensprung und dreißig Sekunden später hatte sie so starke Schmerzen, dass sie keinen Ton mehr herausbrachte. Das ist untypisch (ihre Tochter kam nur vier Stunden später auf die Welt, für eine Erstgebärende ist das Lichtgeschwindigkeit), doch auch sonst setzen bei der überwiegenden Mehrheit der Schwangeren innerhalb von zwölf Stunden nach dem Blasensprung die Wehen ein.

Falls Sie nicht zu denen gehören, wird routinemäßig die Geburt eingeleitet. Die meisten Ärztinnen und Ärzte drängen darauf, weil sie eine Infektion fürchten. Das Fruchtwasser schützt das Baby vor der Außenwelt, und wenn dieser Schutz wegfällt, können Sie oder Ihr Kind sich eine Infektion zuziehen.

Angesichts meiner Angst vor einer Geburtseinleitung hätte ich gerne Belege dafür gefunden, dass eine Geburtseinleitung nach Blasensprung nicht das ideale Vorgehen ist – dass Infektionen bei Frauen, die dennoch auf spontane Wehen warteten, auch nicht öfter vorkamen. Leider war dem nicht so: Die Daten stützen das Standardvorgehen.

In einer großen randomisierten Studie wurden Frauen, bei denen man nach dem Blasensprung die Geburt einleitete, verglichen mit Frauen, bei denen man noch bis zu vier Tage abwartete. Beide Gruppen unterschieden sich nicht hinsichtlich der Zahl der Kaiserschnitte oder des Gesundheitszustands der Babys. Allerdings gab es große Unterschiede bei der Infektionsrate der

Mütter.[215] Diese erhöht sich zusätzlich durch vaginale Untersuchungen (auf dem Weg können noch mehr Erreger in den Körper gelangen), die deshalb in dieser Situation besser unterlassen werden.

Meine Schlussfolgerung lautete, dass die Frage für Penelopes Gesundheit wohl eine untergeordnete Rolle spielte. Für meine dagegen wäre eine Geburtseinleitung bald nach einem Blasensprung vorteilhaft. »Bald« heißt in diesem Fall innerhalb von etwa zwölf Stunden. Es gibt keinen Grund, sofort hektisch ein Taxi zu bestellen, doch falls es mir passieren sollte, so war unser Plan, würden wir uns in absehbarer Zeit auf den Weg in die Klinik machen. Glücklicherweise trat der Fall nicht ein.

!

Der Oster-Geburtsplan, Punkt 1

- Wenn die Fruchtblase vor Einsetzen der Wehen platzt, möchten wir zwölf Stunden abwarten. Sollten die Wehen bis dahin nicht eingesetzt haben, ist eine Geburtseinleitung sinnvoll. Wenn nicht unbedingt nötig, sollten in dieser Phase vaginale Untersuchungen unterbleiben.

Meine zweite große Angst gleich nach der Geburtseinleitung hatte mit der Nahrungsaufnahme zu tun. Ich fürchtete, während der Entbindung kein Wasser trinken zu können. In meiner Vorstellung waren Eiswürfel die einzig verfügbare Nahrung im Kreißsaal – das hatte ich wahrscheinlich auch aus dem Fernsehen und es schreckte mich. Selbst unter normalen Umständen trinke ich ganz erstaunlich viel Wasser. Und nun sollte ich die körperlich forderndste Aufgabe meines Lebens nur mit ein paar Eiswürfeln bewältigen?

Auch in dieser Hinsicht ist das Fernsehen keine vertrauenswürdige Quelle. Natürlich darf eine Gebärende im Kreißsaal Wasser trinken (inzwischen). Auch essen ist heute normalerweise erlaubt. Das ist aber noch nicht lange so und in den USA war es zu der Zeit, als ich mit Penelope schwanger war, auch noch umstritten.

Die Hauptgefahr sah man darin, dass die Gebärende sich erbrechen, Mageninhalt einatmen und womöglich daran ersticken könnte. In der ersten Hälfte des 20. Jahrhunderts wurden Kaiserschnitte gewöhnlich unter Vollnarkose durchgeführt. In einer Veröffentlichung des *American Journal of Obstetrics and Gynecology* von 1946 wird berichtet, dass es bei 44 016 Geburten in einer Entbindungsklinik in New York 66 Fälle gab, in denen Mageninhalt eingeatmet wurde, davon zwei Todesfälle durch Ersticken. Aus diesem Grund schlugen die Verfasser vor, die Nahrungsaufnahme während der Entbindung zu untersagen.[216]

Springen wir mal gute siebzig Jahre in die Zukunft: Vieles hat sich seither in Sachen Geburt und ärztlicher Praxis geändert. Kaiserschnitte werden inzwischen in 90 Prozent der Fälle unter örtlicher Betäubung durchgeführt, dabei ist die Patientin normalerweise wach und bekommt durchaus mit, wenn sie sich übergibt. Abgesehen davon weiß man inzwischen über Vollnarkosen sehr viel besser Bescheid, sollte tatsächlich eine stattfinden. Das Risiko, dass die Gebärende an Erbrochenem erstickt, wird auf 2 von 10 Millionen Geburten geschätzt, also auf 0,0002 Prozent.[217] Selbstverständlich ist die Vorstellung, die Mutter könnte bei der Geburt sterben, schrecklich. Aber um das Problem ins richtige Verhältnis zu setzen: Von allen Frauen, die in den USA eine Geburt nicht überleben, sterben nur 0,2 Prozent an Ersticken. Es ist wahrscheinlicher, dass Sie bei einem Autounfall während der Fahrt ins Krankenhaus ums Leben kommen als durch Ersticken während der Geburt Ihres Kindes.

In einem Überblicksartikel von 2009 wurden die Daten von 12 000 Frauen ausgewertet, die während der Entbindung nach Belieben essen und trinken durften. Auch wenn einige der Frauen einen Notkaiserschnitt benötigten (einer der wenigen Gründe für eine Vollnarkose), traten keine Probleme im Zusammenhang mit der Einatmung von Mageninhalt auf – auch nicht bei den 22 Prozent Frauen, die feste Nahrung zu sich genommen hatten.[218]

Um es zusammenzufassen: Selbst im Fall eines Kaiserschnitts ist es sehr unwahrscheinlich, dass Sie während der Entbindung eine Vollnarkose brauchen. Und selbst dann ist das Risiko der Einatmung von Erbrochenem verschwindend gering. Mir jedenfalls war die Vorstellung von Essen während der Geburt sehr sympathisch.

Bei mir setzten am errechneten Geburtstermin die Wehen gegen Mittag ein. Nach einem leichten Mittagessen (Joghurt und Obst) wurde mir klar, dass diese regelmäßigen Bauchkrämpfe etwas zu bedeuten hatten. Als Jesse im Lauf des Nachmittags nach Hause kam, brauchten wir beide eine Stärkung. Ich selber entschied mich für einen Bagel mit Ei und Käse, was ich als Pränatal-Mahl sehr empfehlen kann. Meine Mutter erinnert sich, dass ihr ein Schinkensandwich sehr gut bekommen ist.

Da Essen in meinem Kreißsaal nicht so gern gesehen war, nahmen wir noch Fruchtsäfte ohne Fruchtfleisch mit und isotonische Sportgetränke (seither sehe ich dieses gelbe Zeug mit ganz anderen Augen). Die Forschung hat nachgewiesen, dass diese Getränke in vergleichbarer Weise Energie liefern wie feste Nahrung.[219] Säfte und isotonische Drinks sind noch aus einem anderen Grund eine gute Lösung: Wenn Sie erst einmal in den Wehen liegen, wird Ihnen vermutlich der Appetit vergehen. Marathonläufer halten üblicherweise auch nicht an, um ein Schinkenbrot zu verdrücken, und Ihnen dürfte es ähnlich gehen. Als mein Muttermund etwa sieben Zentimeter geöffnet war, musste Jesse dringend einen Happen essen. Es waren noch Bagels übrig und er entschied sich für einen mit Frischkäse, Räucherlachs und roten Zwiebeln. Ich musste meine letzten Kraftreserven mobilisieren, ihn vor die Tür zu schicken. Es tat mir definitiv nicht leid, dass ich davon nichts abhaben durfte.

> !
>
> **Der Oster-Geburtsplan, Punkt 2**
>
> - Während der Geburt werde ich Wasser und andere klare Flüssigkeiten trinken.

Als Jesse seinen Bagel essen ging, ließ er mich nicht komplett allein. Wir hatten nämlich unsere Geheimwaffe mitgebracht: Melina, unsere Doula. Ich war es, die die Doula als Erste ins Spiel brachte, während Jesse auch in diesem Punkt anfangs skeptisch war. Aber hinsichtlich Geburt war ich die, die letztlich die Entscheidungen traf. Im Nachhinein waren wir uns einig, dass es mit Abstand unsere (meine!) beste Entscheidung war, Melina dabeizuhaben.

Auch wenn das Wort »Doula« (Dienerin) aus dem Altgriechischen kommt, ist das Konzept in Deutschland noch relativ unbekannt. Denn hier hat jede Schwangere Anspruch auf Beratung und Betreuung durch eine Hebamme. In Nordamerika, wo Hebammen nicht so selbstverständlich in die Vorgänge rund um die Geburt eingebunden sind, sind Doulas viel bekannter. Sie stehen der Gebärenden zusätzlich zur Ärztin oder Hebamme und den begleitenden Angehörigen mit ihrer Erfahrung zur Seite. Die Doulas sind in der Regel selbst bereits Mütter und haben eine Ausbildung durchlaufen. In Deutschland findet man sie zum Beispiel über die Website www.doulas-in-deutschland.de.

Meine Ärztin war großartig und im Großen und Ganzen war auch Jesse eine Hilfe (wenn man mal von dem stinkenden Bagel absieht), aber abschließend würde ich sagen, es lag vor allem an Melinas Gegenwart, dass alles so glatt lief.

Ich bin nicht sicher, ob ich genau festmachen kann, woran das lag. Ich kann aber berichten, was genau sie getan hat: Sie kam zu uns nach Hause, als die Wehen intensiver wurden, blieb bei uns und kam dann mit ins Krankenhaus, wo sie uns Beistand leistete, bis Penelope auf der Welt war. Während der ersten leichten Wehen massierte sie mir den Rücken und sie forderte mich auf, die Position zu wechseln, wenn ich es mir zu bequem machte (einmal sagte sie das sogar wörtlich: »Du machst es dir auf dem Geburtsball zu bequem. Du musst dich auf die Seite legen, damit die Wehen stärker werden.«) Aber vermutlich war der größte Vorteil, jemanden dabeizuhaben, der wusste, was vor sich ging, und zugleich ruhig und entspannt blieb.

Mehrere randomisierte Studien weisen darauf hin, dass Doulas großen Einfluss auf den Ablauf einer Geburt haben. In einer Studie wies man nach dem Zufallsprinzip einem Teil der Paare, als sie im Krankenhaus ankamen, eine Doula zu.[220] Die Frauen, die von einer Doula unterstützt wurden, hatte nur etwa halb so viele Kaiserschnitte (13 Prozent im Vergleich zu 25 Prozent) wie die Frauen ohne Doula und seltener eine PDA (64 Prozent im Vergleich zu 76 Prozent).

Eine ältere Studie von 1991 wies vergleichbare Ergebnisse nach. In dieser Studie wurde Frauen nach dem Zufallsprinzip entweder eine fürsorgliche Doula oder ein unbeteiligter Beobachter zugewiesen. Die Frauen mit Doula bekamen weniger als halb so oft eine PDA, die Geburt ging schneller und es war nur etwa halb so häufig ein Kaiserschnitt oder der Einsatz einer Geburtszange nötig.[221] Man darf nicht vergessen, dass die Einteilung zufällig geschah. Es gibt also keinen Anlass zu der Befürchtung, dass lediglich die Frauen, die von vornherein großen Wert auf eine natürliche Geburt legten, eine Doula bekamen. Ebenfalls interessant: Die verbreitete Ansicht, dass nur für Frauen, die auf die PDA verzichten wollen, eine Doula hilfreich ist, wird durch diese Studien widerlegt. Darin war die Kaiserschnittrate selbst bei Frauen mit PDA niedriger.

Als meine Tochter (nach zwei Stunden Pressen!) endlich auf der Bildfläche erschien, war es Melina, die die Nabelschnur durchtrennte (Jesse hatte Angst, er würde es vermasseln). Sie blieb noch eine Weile und zeigte mir, wie das Stillen funktionierte. Dann musste sie dringend weg zu einer anderen Geburt. Ein paar Tage später schaute sie dann bei uns zu Hause vorbei, ein angenehmer Zusatzservice einer Doula (in Deutschland übernehmen Hebammen die Nachsorge). Melina konnte mir bei ihrem Besuch bestätigen, dass Penelope nicht nur an meiner Brust nuckelte, sondern auch schluckte (keine Ahnung, warum es mir so schwerfiel, das herauszufinden). Ich hatte die schreckliche Sorge, Melina könnte, wenn ich noch ein Kind bekommen sollte, umgezogen sein oder vielleicht keinen Job mehr wollen, bei dem man die ganze Nacht wachbleiben muss. Ich war nicht sicher, ob ich es ohne sie schaffen würde.

In Deutschland sind Doulas – wie gesagt – eher selten. Schwangere, die gerne eine Geburtshelferin, die sie schon kennen, dabei haben möchten, können sich in die Hände einer Beleghebamme begeben. Diese arbeiten freiberuflich, führen die Geburten aber in bestimmten Geburtskliniken durch. Eine Beleghebamme kann eine Frau durch die Schwangerschaft, die Geburt und später noch im Wochenbett begleiten. Fragen Sie einfach Ihre Frauenärztin danach oder erkundigen Sie sich bei der Geburtsklinik Ihrer Wahl.

!

Der Oster-Geburtsplan, Punkt 3

- Unsere Doula Melina soll bei der Geburt dabei sein.

Wenn Sie vorhaben, auf die PDA zu verzichten, wird Ihnen vermutlich geraten, so lange wie möglich zu Hause zu bleiben. Dort ist es entschieden gemütlicher, und wenn man erst einmal im Krankenhaus angekommen ist und Schmerzmittel angeboten bekommt, dann nimmt man das Angebot in der Regel auch an. Wir saßen etwa bis Mitternacht zu Hause. Zu dem Zeitpunkt hatte ich seit vier oder fünf Stunden »richtige« Wehen, die im Abstand von drei Minuten kamen und eine Minute andauerten. Die Ratgeber für natürliche Geburt empfehlen, man solle ins Krankenhaus fahren, wenn man nicht mal mehr für das Foto lächeln kann, das man auf dem Weg zur Tür macht. Das scheint mir zutreffend.

Die Fahrt zu unserer Klinik dauert etwa zwanzig Minuten und

Jesse behauptet, dass ich die ganze Zeit vom Rücksitz aus mitgelenkt hätte. (Was soll ich sagen? Er braucht manchmal einfach wen, der ihm sagt, wo's langgeht.) Als wir dort ankamen, wurde ich sofort, wie vermutlich in den meisten Krankenhäusern, ans CTG angeschlossen. Das Gerät kommt ja bereits bei Vorsorgeuntersuchungen zum Einsatz. Üblicherweise werden dabei zwei Ultraschallköpfe mit elastischen Bändern oder Gurten am Bauch der Mutter befestigt, die kontinuierlich die Herzfrequenz des Kindes überwachen.

In vielen Krankenhäusern hat man gar keine Wahl und hängt während der gesamten Geburt an diesem Gerät (unabhängig davon, ob man eine PDA bekommt oder nicht). Falls die Messergebnisse schwer zu beurteilen sind, wird von innen gemessen. Das bedeutet, dass eine sogenannte Skalpelektrode durch Vagina und Muttermund geschoben und in die Kopfhaut des Kindes gebohrt wird. (Sie haben richtig gelesen).

Die Messungen sollen dazu dienen, eine Notlage des Babys während der Geburt zu erkennen. Es geht darum, wie stark die Herzfrequenz während der Wehen sinkt – sollte sie zu stark abfallen, bekommt die Mutter Sauerstoff, oder man versucht, die Geburt zu beschleunigen. Im Notfall wird ein Kaiserschnitt durchgeführt. Diese kontinuierliche Überwachung ist in den USA inzwischen Standard. 2002 waren 85 Prozent der Frauen während der Geburt an den Herzton-Wehenschreiber angeschlossen. Auch in deutschen Kreißsälen gehört die Überwachung per CTG zur Routine.

Ich persönlich hege eine große Abneigung gegen dieses Verfahren. Als wir in die Klinik kamen, ließen sie mich damit vierzig Minuten in der Aufnahmestation liegen, ohne dass ich mich bewegen konnte. Die Rückenlage gehört bekanntermaßen zu den ungünstigsten Positionen während der Geburt. Meine Wehen verlangsamten sich und ich wurde extrem unleidlich. Jesse schäumte vor Wut – er stand laut eigener Aussage kurz davor, handgreiflich zu werden, als endlich jemand kam, um mich nach oben zu bringen.

Als ich mich dann im Kreißsaal befand, bekam ich einen tragbaren Monitor, mit dem ich mich theoretisch bewegen konnte, aber in der Praxis war es damit nicht viel besser. Wenn ich mich bewegte, bewegten sich auch die Gurte (vermutlich war nur der Monitor selbst tragbar). Das heißt, dass die Aufzeichnung bei jeder zweiten Wehe ausfiel, was zu zwei Problemen führte. Erstens: Ich flippte aus. Zweitens: Während ich versuchte, irgendwie mit den Wehen fertig zu werden, fummelte die Krankenschwester an den Gurten herum. Melina teilte dem Personal irgendwann mit, wenn sie nicht wenigstens die Lautstärke runterdrehten, würde sie mir die Gurte abnehmen.

Meine Gefühle sollten allerdings keine Rolle spielen, denn bei faktenbasierten Entscheidungen sind persönliche Animositäten alles andere als hilfreich. Die Idee klingt ja auch gut: Ist es nicht von Vorteil, wenn die Geburtshelferinnen ständig darüber informiert sind, wie es dem Baby geht? Je früher sie merken, dass es in Gefahr ist, desto besser für Mutter und Kind. Das jedenfalls ist die Theorie.

Die Realität sieht ein bisschen anders aus. In einem Überblicksartikel von 2006 wurde die fortlaufende Überwachung verglichen mit dem Abhören der fetalen Herztöne in regelmäßigen Abständen, was üblicherweise mit einem Stethoskop oder einem Doppler-Ultraschallgerät (wie bei den Vorsorgeuntersuchungen während der Schwangerschaft) geschieht. Dabei hört die Ärztin oder Hebamme alle zwanzig Minuten (oder stündlich) die Herztöne des Kindes ab. Die kontinuierliche Aufzeichnung der Herzfrequenz hat, wie gesagt, den Vorteil, dass Probleme schneller erkannt werden.

Dem erwähnten Artikel lässt sich entnehmen, dass bei Frauen mit kontinuierlicher Überwachung viel schneller eingegriffen wird. Es wurde 1,6 Mal häufiger ein Kaiserschnitt durchgeführt. Wenn man die Kaiserschnitte herausgreift, die speziell wegen Auffälligkeiten bei der Herzfrequenz durchgeführt wurden, stellt man fest, dass er bei den kontinuierlich überwachten Fällen 2,4 Mal häufiger vorkam. Auch kamen in dieser

Gruppe häufiger Geburtszange oder Saugglocke zum Einsatz.[222]

Diese Effekte können sowohl gut als auch schlecht sein. Falls durch die kontinuierliche elektronische Überwachung Gefahren für das Kind besser erkannt werden, wäre das gut. Dann sollte der Gesundheitszustand der Babys, die mit kontinuierlicher Überwachung geboren werden, im Durchschnitt besser sein. Das ist aber nicht der Fall. Weder bei den APGAR-Werten noch bei der Notwendigkeit intensivmedizinischer Betreuung, der Aufenthaltsdauer in der Neugeborenen-Intensivstation oder der Sterblichkeitsrate ließen sich Unterschiede feststellen. Nur neonatale Krampfanfälle traten bei den Babys ohne ständige Überwachung häufiger auf – das kam aber überhaupt nur in 7 von 32 000 Geburten vor, das Risiko ist also generell extrem gering.

Auf Grundlage dieser Daten sind sich sowohl der genannte Artikel als auch die gängigen Geburtshilfelehrbücher einig, dass die kontinuierliche Überwachung in den meisten Fällen weder notwendig noch hilfreich ist. Offensichtlich neigen Ärztinnen und Ärzte zu einer Überreaktion, wenn die Herzfrequenz vom üblichen Muster abweicht, während das Kind in Wahrheit gar nicht in Gefahr ist. Fast scheint es, als gäbe es ausnahmsweise einmal *zu viel Information*. Auch bei einer normal verlaufenden Geburt kann die Herzfrequenz eines Babys hin und wieder absinken. Ohne Überwachung fällt das nicht weiter auf und das ist auch gut so. Wenn es überwacht wird, schließt man aus einer Unregelmäßigkeit gleich, dass etwas nicht in Ordnung ist, und schon geht es ab in den OP.

Trotz gegenteiliger Forschungsergebnisse, und obwohl der amerikanische Gynäkologenverband es für Nicht-Risikoschwangerschaften nicht empfiehlt, ist der Einsatz von CTGs in vielen Kliniken heute gar nicht mehr verhandelbar. Ich jedenfalls kam nicht drum herum, obwohl meine Klinik sehr fortschrittlich ist. Doch es lohnt sich, Ihre Gynäkologin oder Hebamme zu fragen, ob sie mit einer nur zeitweiligen Messung einverstanden ist. Dann werden Sie jede Stunde zehn oder zwanzig Minuten an das Gerät angeschlossen und können sich ansonsten frei bewegen. Das mag für die Hebamme oder Ärztin etwas umständlicher sein, Sie haben damit aber mehr Freiheiten als bei der kontinuierlichen Überwachung und gehen auch einigen der dadurch bedingten Nachteile aus dem Weg.

!

Der Oster-Geburtsplan, Punkt 4

- Kontrolle der Herzfrequenz in regelmäßigen Abständen (ideal) oder mobile Überwachung.

Penelopes Geburt verlief ziemlich lehrbuchmäßig. Mein Muttermund war 4 Zentimeter geöffnet, als ich in die Klinik kam, vier Stunden später war er vollständig geöffnet und weitere zwei Stunden später war Penelope auf der Welt. Wenn Sie das durchrechnen, werden Sie feststellen, dass mein Muttermund sich etwas schneller als den durchschnittlichen einen Zentimeter pro Stunde öffnete. Das entspricht etwa dem, was der alte »Standard« als gerade noch schnell genug einstufte. Wie schon gesagt, dies ist eine überholte Sicht und viele Geburten verlaufen langsamer oder zumindest unregelmäßiger. Aber das ist *völlig in Ordnung und normal.*

Doch für Fälle, in denen es wirklich sehr langsam vorangeht oder sogar stockt, gibt es zwei gängige Interventionen. Eine Möglichkeit ist die Gabe von Oxytocin, demselben Hormon, das in erster Linie zur Einleitung der Geburt eingesetzt wird. Oxytocin beschleunigt und intensiviert die Wehen. Die zweite Möglichkeit besteht im Anstechen der Fruchtblase (Amniotomie) mit einem Instrument, das einer Häkelnadel ähnelt (falls sie noch nicht von selbst geplatzt ist). Beides soll den Geburtsverlauf beschleunigen.

Die vorliegenden Forschungsergebnisse zeigen, dass beide Methoden (manchmal auch in Kombination angewandt) die Geburt beschleunigen und im Allgemeinen keine weiteren Komplikationen nach sich ziehen (keine Erhöhung der Kaiserschnittrate oder Nachteile für das Kind).[223] Häufig wird es erst mit der Amniotomie versucht, da die Fruchtblase so oder so irgendwann platzen muss und erst wenn das keine Wirkung zeigt, mit Medikamenten.

Bei mir kam es zu so einem Fall. Schon in einer späten Phase der Geburt, als mein Muttermund etwa 9,5 Zentimeter geöffnet war, stellte meine Gynäkologin fest, dass die Fruchtblase noch nicht ganz aufgerissen war. Sie schlug vor, sie zu öffnen, dann wäre der Muttermund vollständig geöffnet und bereit. Wir waren damit einverstanden und ich war froh, dass wir den Punkt vorher durchdacht und in unseren Geburtsplan aufgenommen hatten. In dieser Phase war ich definitiv nicht mehr in der Lage, sonderlich rational an Entscheidungen heranzugehen.

!

Der Oster-Geburtsplan, Punkt 5

- Wenn die Fortschritte in der aktiven Phase der Geburt zu gering sind, sind unsere Präferenzen für eine Beschleunigung: zuerst die Amniotomie, erst dann Oxytocin.

Eines war mir vor der Geburt nicht klar gewesen: dass meine Ärztin gar nicht die ganze Zeit anwesend sein würde. Über Stunden hinweg waren nur Jesse, Melina und Schwester Tera bei mir. Man erklärte mir, dass mit einer PDA nicht einmal die Schwester die ganze Zeit geblieben wäre. Die Ärztin kommt und übernimmt erst, wenn die Pressphase gekommen ist. Das kann einem auch in Deutschland passieren, denn auch da sind Hebammen auf einer Geburtsstation ja oft mit mehreren Geburten beschäftigt.

Normalerweise geht alles gut, aber in dieser Geburtsphase können die Kompetenzen eines Profis auch einmal richtig wichtig werden. Dass das Baby im Geburtskanal stecken bleibt, ist die Hauptgefahr. Ob es gut durchpasst, lässt sich schwer vorhersehen, solange man es nicht probiert. Es ist schwierig, das mütterliche Becken einzuschätzen (ich dachte immer, meine breiten Hüften müssten fürs Kinderkriegen wie gemacht sein, aber damit hat das gar nichts zu tun) und die Größe des Kindes im Ultraschall täuscht häufig.

Die meisten Babys bleiben nicht wirklich stecken, aber es kommt *sehr* häufig, insbesondere bei Erstgeburten, zu einem Dammriss. Irgendwann hatten die Mediziner die (vermutlich nicht völlig absurde) Idee, dass die Babys ohne irgendwelche Risse leichter durchkämen, wenn man die Öffnung ein bisschen vergrößert. Und so wurde der Dammschnitt (Episiotomie) eingeführt. Die Idee dahinter ist verständlich: Es wird ein Schnitt in den Damm (den Bereich zwischen Vagina und Anus) gesetzt, der dem Baby den Weg nach draußen erleichtert. Man ging auch davon aus, dass so ein sauberer Schnitt leichter mit ein paar Stichen wieder zu schließen ist als ein unkontrollierter Riss. Das Verfahren war eine Zeit lang extrem verbreitet: 1979 wurde bei etwa 60 Prozent der Geburten in den USA ein Dammschnitt durchgeführt.

Doch auch wenn die Methode flächendeckend praktiziert wurde, hinterfragte man sie bald wieder. Stellen Sie sich vor, Sie müssten ein Stück Stoff in der Mitte auseinanderreißen. Sie stellen fest, dass es leichter ist, wenn Sie erst ein kleines Stück einschneiden. Aber nach dieser Logik könnte man die Situation auch verschlechtern, wenn man die Vagina vorab einschneidet. Die Bedenken waren offensichtlich durchaus angebracht: In den meisten Fällen bringt ein Dammschnitt mehr Schaden als Nutzen mit sich.

Der Sinn dieses Eingriffs wurde in einer ganzen Reihe randomisierter Studien untersucht.[224] Dazu vergleicht man zwei Strategien: routinemäßige Dammschnitte bei nahezu allen Frauen einer bestimmten Gruppe und Dammschnitte aus unumgänglichen medizinischen Gründen. Die Auswertung dieser Studien ergab große Unterschiede: in der »Routine-Gruppe« hatten 72 Prozent einen Dammschnitt, in der »Nur wenn unumgänglich«-Gruppe nur 27 Prozent.

In der Routine-Gruppe kam es häufiger zu negativen Auswirkungen. Die betroffenen Frauen hatten häufiger Dammverletzungen, mussten öfter genäht werden und in einer kleinen Studie kam es auch zu mehr Blutverlust. Außerdem litten sie beim Verlassen des Krankenhauses häufiger an Schmerzen und es gab Komplikationen bei der Heilung. Ein Argument für den routinemäßigen Dammschnitt lautete, dass er besonders problematische Risse verhindere. Doch in den ausgewerteten Studien konnten bei den beiden Gruppen *keine* Unterschiede hinsichtlich schwerer Verletzungen festgestellt werden.

Was für den routinemäßigen Dammschnitt sprach, waren weniger Verletzungen im vorderen Bereich der Vagina, was logisch klingt, da durch den Dammschnitt eventuelle Risse mit größerer Wahrscheinlichkeit im hinteren Bereich vorkommen. Wenn man die Aspekte Heilung, Infektionsrisiko und Blutverlust berücksichtigt, scheint das erhöhte Risiko für derartige vaginale Verletzungen jedoch durch das geringere Risiko anderer Komplikationen aufgewogen.

Vermutlich aufgrund der überzeugenden Beweislage sank in den USA die Zahl der Dammschnitte von etwa 60 Prozent im Jahr 1979 auf nur noch rund 25 Prozent im Jahr 2004. Für Deutschland gibt es dazu keine verlässlichen Zahlen, da die Eingriffe nicht gemeldet werden müssen. Aber auch hier wurden Dammschnitte noch in den 1980er-Jahren routinemäßig vorgenommen. Heute schätzt man, dass die Rate etwa bei 12 Prozent liegt.[225]

Wir hatten diesen Punkt vorsichtshalber in unseren Geburtsplan aufgenommen, aber auch rechtzeitig vorher mit meiner Gynäkologin besprochen. Falls sie einen vorsorglichen Dammschnitt auch nur erwähnt hätte, wäre ich auf und davon gegangen. Es gibt dafür keinen vernünftigen Grund und sollte Ihre Ärztin anders darüber denken, würde ich mir an Ihrer Stelle eine suchen, die die Forschungsergebnisse der letzten zwanzig Jahre zur Kenntnis genommen hat.

> !
>
> **Der Oster-Geburtsplan, Punkt 6**
>
> - Kein routinemäßiger Dammschnitt!

Bei den bisherigen Fragen fand ich mich im Großen und Ganzen auf der Seite der Verfechterinnen einer natürlichen Geburt wieder. Ich war sehr skeptisch, was die kontinuierliche CTG-Überwachung des Fötus, Vorschriften beim Essen, den Dammschnitt betraf. Doch an einem Punkt verließ ich das Keine-Medikamente-Lager: als es um Oxytocin nach der Geburt ging.

Erheblicher Blutverlust ist eine der häufigsten Komplikationen bei Geburten und eine typische Ursache oder zumindest ein Faktor der höheren Müttersterblichkeit in Entwicklungsländern. In den Industrieländern hat der medizinische Fortschritt das Sterberisiko deutlich gesenkt, dennoch erfordert starker Blutverlust eine medizinische Intervention. Man weiß schon lange, dass mit Wehen auslösenden Medikamenten (wie Oxytocin) auch Blutungen gestoppt werden können, doch erst vor Kurzem haben randomisierte Studien bewiesen, dass sich durch den prophylaktischen Einsatz solcher Medikamente bereits die Wahrscheinlichkeit dieser Komplikation drastisch senken lässt.[226]

Das ist wenig überraschend, denn Oxytocin ist das Hormon, das der Körper beim Stillen ausschüttet. Die Evolution hat sich das vermutlich nicht grundlos ausgedacht: Sobald man das Baby hat und zu stillen beginnt, sorgen Hormone dafür, dass die Gebärmutter sich zusammenzieht und eine Blutung verhindert. Die Natur macht das großartig, doch synthetisches Oxytocin kann das unterstützen.

Mit der Oxytocin-Behandlung sind allerdings auch einige Risiken verbunden. Die bereits erwähnten Studien, die ein verringertes Blutungsrisiko nachweisen, zeigen auch einen Anstieg des mütterlichen Blutdrucks, häufiger Schmerzen nach der Geburt und Erbrechen. Das sollte man wissen, auch wenn ich vermute, dass dies keinen Einfluss auf Ihre Entscheidung hat – auf meine hatte es jedenfalls keinen.[227]

In der Regel bekommt eine Frau im Kreißsaal standardmäßig einen venösen Zugang gelegt, über den dann im Notfall Schmerzmittel oder andere Medikamente gegeben werden können. Darüber kann ihnen auch später problemlos das Oxytocin verabreicht werden. Bei Penelopes Geburt rutschte allerdings meine Kanüle während der Pressphase heraus, weswegen mir eine Spritze ins Bein gegeben werden musste. Der schlimmste Beinkrampf meines Lebens war die Folge. Dass mir das als der schrecklichste Moment im Gedächtnis geblieben ist, zeigt wohl, wie schnell Wehenschmerzen vergessen sind. Jesse jedenfalls versichert mir, der Krampf sei definitiv *nicht* das Schlimmste gewesen.

!

Der Oster-Geburtsplan, Punkt 7

- Eine Oxytocin-Gabe in der Nachgeburtsphase ist in Ordnung, falls nötig/empfehlenswert.

Eine abschließende Bemerkung: Meistens verläuft die Geburt anders als erwartet. Mir wurde gesagt, dass die Wehen zu Beginn im Abstand von fünf bis zehn Minuten und dann nach und nach öfter kommen würden. Bei mir setzten sie schon im Zwei-Minuten-Rhythmus ein und das hielt zwölf Stunden lang an. Ich rechnete mit einer zwanzig- bis dreißigminütigen Pressphase (einer Stunde höchstens!) und presste nach zwei Stunden immer noch. Eine meiner Freundinnen ging in der 39. Woche zu einer Vorsorgeuntersuchung, erfuhr, dass sie zu wenig Fruchtwasser hatte und ihr Baby sich in Beckenendlage befand, weswegen ein sofortiger Kaiserschnitt nötig wäre. Bei einer anderen Freundin öffnete sich der Muttermund innerhalb von fünf Stunden nur von fünf auf sechs Zentimeter, sie bekam eine PDA und fünfundvierzig Minuten später war ihr Muttermund vollständig geöffnet und sie in der Pressphase.

Es gibt einfach zu viele Abweichungen, um sich einen echten Plan zurechtzulegen. Am besten, Sie informieren sich gut und denken die gängigsten Szenarien durch. Bereiten Sie sich vor, aber legen Sie sich nicht fest. Vielleicht passiert am Ende etwas, was Sie nicht erwartet haben, und Sie müssen dann einfach durch. Sie können unmöglich auf alles vorbereitet sein.

Letztlich ist völlig unwichtig, wo genau dieses kleine Wesen herausgekommen ist, ob mit oder ohne Medikamente und mithilfe welcher Methoden. Geburtsplan hin oder her, was zählt ist: Es ist ein Baby und es ist Ihres!

Unterm Strich

- **Blasensprung**: Wenn die Wehen danach nicht spontan einsetzen, sollte nach zwölf Stunden die Geburt eingeleitet werden.
- **Essen und Trinken während der Geburt**: Sollte eigentlich erlaubt sein. Erkundigen Sie sich vorher, ob in Ihrem Kreißsaal feste Nahrung gestattet ist – wahrscheinlich werden Sie aber im entscheidenden Moment eher keine Lust darauf haben. Bringen Sie isotonische Sportgetränke mit, um Ihren Energielevel aufrechtzuerhalten.
- **Doula**: Sehr empfehlenswert. Senkt die Wahrscheinlichkeit von Kaiserschnitt und PDA. Alternativ oder ergänzend können Sie auch über eine Beleghebamme nachdenken.
- **Kontinuierliche Herztonüberwachung (CTG)**: Es gibt keine Belege für die Notwendigkeit. Entscheiden Sie sich, wenn möglich, für eine Überprüfung des fetalen Herztons in regelmäßigen Abständen.
- **Verstärkung der Wehen**: Es kommt häufig vor, dass die Geburt nur langsam voranschreitet. Die 1-Zenti-

meter-pro-Stunde-Regel ist wohl ein bisschen zu optimistisch. Die Verfahren zur Beschleunigung der Geburt haben nur geringe Nachteile: Weder Blasensprengung noch der Einsatz von Oxytocin erhöhen die Wahrscheinlichkeit eines Kaiserschnitts oder sonstiger Komplikationen.

- **Dammschnitt: Keine gute Idee!!!**
- **Oxytocin nach der Geburt**: verhindert Nachblutungen und ist empfehlenswert.

21. Nachwehen

Den Augenblick, als Penelope geboren wurde, nahm ich nur verschwommen wahr. Um mich herum herrschte ziemliche Hektik. Meine Tochter hatte während der Geburt eine Hand an ihrem Gesicht (offensichtlich war das der Grund, warum das Pressen so lange dauerte). Die Ärztin holte sie halb heraus und zog den Arm weg (Jesse beschreibt es so: Sie zog den Arm weg, drehte das Baby um und legte ihn wieder zurecht.) Dann war sie draußen. Sie legten sie auf mich, saugten den Schleim von ihrem Mund und schon begann sie zu schreien. Die Nabelschnur wurde durchtrennt, man wickelte sie in ein Tuch und dann hielt ich sie in den Armen.

All das geht so schnell, dass es einen fast ein wenig überfordert: Plötzlich ist da ein neuer Mensch. Jesse und ich weinten bei Penelopes Geburt, doch das ist nicht die einzig mögliche Reaktion. Ich kenne einen Vater, der so von seinen Gefühlen überwältigt wurde, als er zum ersten Mal seinen Sohn in den Armen hielt, dass er anfing, die Hauptstädte sämtlicher US-Bundesstaaten aufzuzählen.

Sobald Sie Ihr Kind ein wenig im Arm gehalten haben (oder Ihr Partner, falls Sie einen Kaiserschnitt hatten), nimmt das Personal es Ihnen schon wieder ab, zum Wiegen und Messen und für solche Dinge wie Fußabdrücke (ja, Sie haben richtig gelesen, manche Kliniken machen das). Natürlich gehen da die ganzen Entscheidungen, die Sie treffen müssen, erst los: Stillen ja oder nein und wie lange, Schlaftraining, Impfungen, Krippe oder Tagesmutter und so weiter. Jesse meint ständig, wir sollten endlich entscheiden, wer von uns unserer Tochter das Autofahren beibringt (ich natürlich, denn Jesse ist ein miserabler Autofahrer). Die meisten dieser Entscheidungen kann man noch aufschieben. Über ein paar Dinge, die noch im Kreißsaal geschehen, sollten Sie sich schon vor der Geburt des Babys Gedanken machen.

Die Abnabelung

Bevor unsere Doula es erwähnte, hatte ich um ehrlich zu sein noch nie davon gehört, dass man mit dem Durchtrennen der Nabelschnur ein wenig warten sollte. Bei der Recherche bekam ich dann den Eindruck, vor allem Anhängerinnen einer natürlichen Geburt würden sich dafür einsetzen. Als Penelope dann sieben Monate alt war, brachte der *Economist* einen Artikel darüber. Und damit ist das Thema offensichtlich im Mainstream angekommen.

Es wird dafür plädiert, einige Minuten zu warten, bevor die Nabelschnur durchtrennt wird, damit das Baby noch Blut aus der Plazenta aufnehmen kann. Es widerspricht dem Konzept einer natürlichen Geburt, sie sofort durchzuschneiden, da das Baby traditionell zuerst der Mutter auf den Bauch gelegt wird. Ich fand schließlich heraus, dass es vor allem darauf ankommt, ob das Baby zu früh geboren wird und in welchem Zustand es ist. Für Frühgeborene (vor der 37. Schwangerschaftswoche) scheint es tatsächlich von Vorteil zu sein, mit der Abnabelung etwas zu warten.[228] Dadurch halbieren sich in etwa die Fälle, in denen eine Bluttransfusion wegen Anämie (Blutarmut) notwendig wird, und noch stärker reduziert es Bluttransfusionen wegen niedrigem Blutdruck. Offenbar brauchen Frühgeborene generell mehr Blut und das spätere Abnabeln scheint eine einfache und natürliche Möglichkeit zu sein, sie damit zu versorgen.

Für reifgeborene Babys ist die Datenlage nicht eindeutig, es scheint jedoch immer mehr dafür zu sprechen, die Nabelschnur nicht zu schnell zu durchtrennen.[229] Zu den Vorteilen gehören wie bei den Frühgeborenen höhere Eisenwerte (also seltener Anämie), ein Effekt, der mindestens sechs Monate anhält. Als Nachteil erwähnen einige (aber nicht alle) Studien, dass dies das Risiko für schwere Formen von Gelbsucht um etwa 40 Prozent erhöhen könnte. Das erscheint völlig plausibel: Gelbsucht tritt auf, wenn das Neugeborene das Bilirubin, ein Abbauprodukt der roten Blutkörperchen, nicht schnell genug ausscheidet. Wenn das Kind mehr Blut über die Plazenta aufnimmt, vergrößert sich dieses Problem, während das Problem der Anämie abgemildert wird. Bei Frühgeborenen ist der Blutbedarf viel größer, weswegen mit den Vorteilen keine Nachteile einhergehen.

Hier spielt auch der Geburtsort eine große Rolle: In den westlichen Industrieländern tritt Anämie wegen der guten Ernährungslage sehr selten auf, also sind die genannten positiven Effekte der späteren Abnabelung weniger relevant. In Entwicklungsländern ist Anämie viel weiter verbreitet, weswegen die Vorteile die Risiken überwiegen. Sie sollten sich also fragen, ob Sie bei Ihrem Kind eher Anämie oder Gelbsucht fürchten. Da es heute bei uns für beides sehr gute Behandlungsmöglichkeiten gibt, können Sie bei Ihrer Entscheidung kaum etwas falsch machen.

Vitamin-K-Prophylaxe

Babys bekommen in den ersten Stunden nach der Geburt routinemäßig Vitamin K, um Blutungen vorzubeugen. Vitamin-K-Mangel kann bei bis zu 1,5 Prozent der Neugeborenen in der ersten Lebenswoche zu Blutungen führen (aus dem Nabel, durch die Nadel einer Spritze verursacht oder auch innerlich). Auch in der zweiten bis zwölften Woche können sie noch auftreten. Selbst wenn dies sehr selten vorkommt (bei etwa einem von 10 000 Kindern), kann dieser zweite Fall zu schweren neurologischen Schäden oder sogar zum Tod führen.

Vitamin K ist eine sehr gute Prophylaxe und wird entweder injiziert oder oral verabreicht. Laut Forschung ist beides effektiv, die orale Gabe allerdings etwas weniger.[230] Seit den 1960er-Jahren ist die Gabe von Vitamin K Standard. Wenn Sie nicht danach fragen, werden Sie vermutlich gar nicht mitbekommen, dass Ihr Kind das Vitamin bekommt. Es gehört zu den vielen Dingen, die erledigt werden, während das Kind gesäubert wird.

Dennoch gibt es dagegen auch Einwände. Mehrere Studien, die in den 1990er-Jahren in Großbritannien durchgeführt wurden, legten einen Zusammenhang mit einem erhöhten Krebsrisiko im Kindesalter nahe. In einer Studie verglichen die Forschenden 33 Kinder, die vor ihrem zehnten Lebensjahr an Krebs erkrankten, mit 99 nicht erkrankten Kindern. Sie analysierten zahlreiche Faktoren und fanden heraus, dass die an Krebs erkrankten Kinder häufiger nach der Geburt Vitamin K bekommen hatten.[231] Die gleiche Forschungsgruppe führte noch eine etwas größere Studie mit 195 Kindern durch mit dem gleichen Ergebnis.[232] Die Forschenden wiesen darauf hin, dass insbesondere die Vitamin-K-Injektionen mit Krebs in Zusammenhang standen, während bei oraler Gabe kein Unterschied zu beobachten war.

Das könnte einem zu denken geben, aber weitere Untersuchungen konnten diese These nicht bestätigen. Ein Gegenargument lautete, dass Krebserkrankungen im Kindesalter glücklicherweise selten sind – wenn also ein Zusammenhang zwischen Vitamin K und Krebs existierte, hätte man seit den 1960er-Jahren, als die Behandlung Standard wurde, einen enormen Anstieg der Krebserkrankungen von Kindern feststellen müssen, was nicht der Fall war.[233] Auch der Versuch, derartige Studien zu wiederholen, brachte keine vergleichbaren Ergebnisse.[234]

Die American Academy of Pediatrics, die Vereinigung der amerikanischen Kinderärzte, reagierte 2003 mit einer Auswertung der Debatte und bekräftigte ihre Haltung, dass Vitamin K routinemäßig verabreicht werden sollte. Aus ihrer Sicht war der Vorteil, also die Vermeidung von Blutungen, signifikant und die hochwertigsten Studien hatten keinen Zusammenhang mit Krebs nachweisen können.[235] Ich halte die Feststellung für zutreffend. Auch wenn die Angst vor Krebs im Kindesalter absolut nachvollziehbar ist, gibt es für den Zusammenhang zwischen Krebs und der Vitamin-K-Prophylaxe keine Beweise, während Blutungen erwiesenermaßen eine Gefahr darstellen.

Antibiotika für die Augen

In früheren Zeiten waren unbehandelte sexuell übertragbare Krankheiten eine der Hauptursachen für die Erblindung von Säuglingen und Kleinkindern. Wenn Babys während der Geburt mit Chlamydien oder Gonokokken aus der Vagina in Berührung kommen, können sich ihre Augen infizieren, was zu Sehbehinderungen oder Sehverlust führen kann. Man fand heraus, dass sich durch die Behandlung mit Silbernitrat (früher) oder Antibiotika (heute) 80 bis 90 Prozent solcher Infektionen verhindern lassen.[236] Es werden dazu Tropfen oder Salben eingesetzt, die im Allgemeinen keine anderen Beschwerden als Rötung und Irritationen nach sich ziehen. Man bekommt davon in der Regel gar nichts mit.

Diese Behandlung ist sicher vorteilhaft, falls Sie an einer unbehandelten sexuell übertragbaren Infektion leiden oder die Möglichkeit besteht, Sie könnten sich infiziert haben. Das kommt allerdings immer seltener vor, unter anderem, weil Schwangere daraufhin routinemäßig getestet werden. Insofern ist der Sinn der Antibiotikabehandlung nicht wirklich nachvollziehbar. In vielen europäischen Ländern verzichtet man inzwischen darauf, ohne dass die Zahl von Erblindungen zunähme. In Deutschland wird diese Behandlung nicht routinemäßig durchgeführt, die Eltern müssen ihr zustimmen.

Einlagerung von Nabelschnurblut

Die Einlagerung von Nabelschnurblut ist keineswegs verpflichtend – und auch nicht kostenfrei. Etwa nach der Hälfte Ihrer Schwangerschaft werden Sie eventuell mit Offerten privater Blutbanken bombardiert. Unserer Erfahrung nach verstehen diese Firmen die Antwort Nein nicht, jedenfalls schickten sie bis zu Penelopes Geburt ständig überarbeitete Angebote mit immer niedrigeren Preisen. Ich war überrascht, dass sie uns nicht noch in der Klinik abpassten, um uns einen allerletzten Vorschlag zu unterbreiten.

Wenn Sie sich für die Einlagerung von Nabelschnurblut entscheiden, wird das Blut der Nabelschnur entnommen, in einem Behälter eingefroren und für eventuellen späteren Gebrauch gelagert. Das kann je nach Aufbewahrungsdauer mehrere Tausend Euro kosten.

Was sind also die Vorteile? Die Stammzellen aus dem Nabelschnurblut lassen sich möglicherweise bei der Behandlung diverser Krankheiten einsetzen. Wenn Sie an einer seltenen Blutkrankheit leiden (das wüssten Sie), könnte dies von erheblichem Vorteil sein. Für alle anderen Menschen sind solche Stammzellen bei einer Leukämieerkrankung eine Alternative zu einer Knochenmarktransplantation. Es ist allerdings wichtig zu wissen, dass Ihren Kindern das eigene Nabelschnurblut in der Regel nicht helfen kann, vielmehr nützt es gegebenenfalls den Geschwistern.

Für Ihre Familie im Ganzen kann die Nabelschnurbluteinlagerung also durchaus einen Vorteil haben, selbst wenn er in Zahlen ausgedrückt winzig ist. Eine Studie ergab, dass weltweit überhaupt erst 3000 Kindern Nabelschnurblut übertragen wurde, davon bekamen die meisten das Nabelschnurblut von nicht verwandten Personen. Nach Datenlage liegt bei Familien ohne Bluterkrankungen die Wahrscheinlichkeit, das eingelagerte Blut zu nutzen, bei 1 zu 20 000.[237]

Die Firmen werben damit, dass sich die Einsatzmöglichkeiten von Stammzellen, die heute noch begrenzt sind, in der Zukunft vervielfachen werden. Das mag durchaus zutreffen, doch auch in anderen Feldern werden Fortschritte erzielt. So arbeitet die Forschung beispielsweise daran, Stammzellen aus normalen Zellen zu gewinnen.[238] Wenn das erst einmal gelingt, funktioniert es vermutlich sehr viel besser als die Stammzellgewinnung aus Nabelschnurblut. So weit sind wir heute zwar noch nicht, doch ist es äußerst unwahrscheinlich, dass die Technologie zur Gewinnung von Stammzellen sich langsamer entwickelt als ihre Einsatzmöglichkeiten.

Abschließend möchte ich betonen, dass meine Bedenken sich auf kommerzielle Blutbanken beziehen. Es gibt auch die Option, das Nabelschnurblut Ihres Kindes einer öffentlichen Blutbank zu spenden. Die Wahrscheinlichkeit, dass dieses Blut jemandem außerhalb Ihrer Familie zugute kommt, ist viel höher, als dass es innerhalb Ihrer Familie gebraucht wird. Das trifft vor allem dann zu, wenn Sie in ethnischer oder genetischer Hinsicht zu einer Minderheit gehören. Diese Blutspenden sind für die Spenderinnen kostenlos und werden von der Klinik organisiert, in der Sie Ihr Baby entbinden. Sie sollten Ihre Bereitschaft dazu in den Wochen vor der Geburt Ihrer Hebamme oder Frauenärztin mitteilen.

Unterm Strich

- **Spätere Abnabelung**: vorteilhaft, wenn das Kind vor der 37. Woche geboren wird. Bei einem reifgeborenen Kind müssen Sie selbst entscheiden, ob ein geringeres Anämie-Risiko das Gelbsucht-Risiko aufwiegt.
- **Vitamin K**: verhindert wirkungsvoll Blutungen; Befürchtungen eines erhöhten Krebsrisikos konnten nicht belegt werden.
- **Antibiotikabehandlung der Augen**: vermutlich un-

nötig, falls Sie nicht an einer unbehandelten sexuell übertragbaren Krankheit leiden (aber auch Nebenwirkungen sind nicht bekannt).

- **Einlagerung von Nabelschnurblut**: beim heutigen Stand der Technik sehr wahrscheinlich für Ihre eigene Familie nicht von Nutzen; zukünftige Fortschritte in der Medizin sind schwer vorhersehbar; eine Spende des Nabelschnurbluts ist überlegenswert.

22. Hausgeburt: Fortschritt oder Rückschritt? Und wer macht die Wanne sauber?

Eines der beliebtesten Diskussionsthemen in dem Schwangerschafts-Chatroom, den ich besuchte, war der Dokumentarfilm *The Business of Being Born* (Das Geschäft mit der Geburt) der amerikanischen Schauspielerin, Moderatorin und Produzentin Ricki Lake. Das Werk lässt sich wohl am besten als Propagandastück für die Hausgeburt charakterisieren, mit einem Überraschungs-Bonus am Ende, wenn Ricki Lake komplett nackt zu sehen ist. Sie und die anderen Interviewten kritisieren darin eine aus ihrer Sicht übermedikalisierte Geburt. Jahrtausendelang haben Frauen ihre Kinder zu Hause geboren, so ihr Argument, warum also brauchen wir jetzt Krankenhäuser dazu?

Mit diesem Argument stehe ich definitiv auf Kriegsfuß. Denn wenn ich nicht gerade zum Thema Schwangerschaft recherchiere, beschäftige ich mich beruflich hauptsächlich mit Entwicklungsländern. Einmal habe ich bei einem Forschungsprojekt über den Zusammenhang von Menstruation und Schulbesuch von Mädchen mehrere Wochen in Nepal verbracht und auch eine Entbindungsklinik besucht. Zu behaupten, dass deren Ausstattung rudimentär war, wäre eine freundliche Übertreibung. Die Frauen gebaren ihre Kinder in der Klinik, wurden aber in der Stunde danach alle in einen zu den Seiten offenen Raum gebracht. Die einzelnen Familien grenzten sich in diesem Freiluftzimmer kleine persönliche Bereiche ab und *kochten*. Ganz recht: Man kriegt sein Kind, dann wird man in einem Unterstand auf eine Pritsche gelegt, umgeben von Leuten, die allesamt Reis und Linsen kochen. Und dazwischen latscht noch eine Forschungsgruppe aus den USA herum.

Nun könnten Sie sagen, die beschriebene Situation sei doch

das beste Argument dafür, Babys besser zu Hause zu bekommen. Und doch ist wegen solcher Kliniken die Müttersterblichkeit in Nepal nur noch ein Drittel so hoch wie vor dreißig Jahren – die Säuglingssterblichkeit hat sich sogar halbiert. Das hat verschiedene Gründe: Es gibt die Möglichkeit, einen Notkaiserschnitt durchzuführen, es stehen Antibiotika gegen Infektionen und Oxytocin gegen Nachblutungen zur Verfügung sowie Ärztinnen und Ärzte, die ein Baby aus dem Geburtskanal manövrieren, wenn die Schulter feststeckt und vieles mehr. In Entwicklungsländern ist es erheblich sicherer, ein Kind in einer Klinik zur Welt zu bringen als zu Hause.

Um es noch einmal auf den Punkt zu bringen: Es stimmt, dass Frauen Zehntausende von Jahren ihre Kinder zu Hause geboren haben, aber dabei sind verdammt viele Mütter und Kinder gestorben. Eine Hausgeburt in einem Gebärbecken in New York City oder Hamburg ist auch nicht im Entferntesten vergleichbar mit einer Geburt in einem Bett im ländlichen Nepal. Im Notfall ist medizinische Unterstützung schnell zur Stelle und moderne Technik kann ins Haus gebracht werden. Es hilft also nicht weiter, wenn man aus den Veränderungen der letzten Jahrzehnte in den Entwicklungsländern Schlüsse für westliche Industrieländer zieht. Der Anteil an Hausgeburten in den USA liegt deutlich unter 1 Prozent, in Deutschland etwas darüber. In anderen europäischen Ländern, wie England oder den Niederlanden, liegt die Rate ein wenig höher, dennoch unterscheidet sich die Säuglingssterblichkeit dieser Länder so gut wie nicht, sie ist in den europäischen Ländern im Vergleich zu den USA sogar ein bisschen – wenn auch unbedeutend – niedriger.[239]

Und ich muss zugeben, dass ich die Attraktivität einer Hausgeburt in gewissem Maß nachvollziehen kann. Als ich die Wehen bekam, gehörte die Fahrt in die Klinik und die Warterei in der Aufnahme zu den unangenehmsten Erfahrungen. Ich wehrte mich gegen das kontinuierliche CTG und gegen den Venenzugang, den ich für alle Fälle gelegt bekam (und der dann nicht genutzt wurde). Es wäre sicher netter gewesen, es mir zu Hause in der Nähe der Badewanne bequem zu machen. Meine Freundin Dwyer hat sich für eine Hausgeburt entschieden. Für sie war es eine großartige Erfahrung ohne Komplikationen, wodurch sie zu einer glühenden Verfechterin wurde.

Wäre das also auch etwas für Sie? Für eine schnelle Antwort muss man nur die Zahlen sprechen lassen: Wahrscheinlich nicht, denn – wie gesagt – weniger als 1 Prozent aller Geburten in den USA finden zu Hause statt, in Deutschland sind es etwa 1,2 Prozent.[240] Kaum differenzierter fällt die Antwort aus, wenn Sie Schmerzerleichterung wünschen – zu Hause gibt es keine PDA.

Abgesehen davon kommt die Hausgeburt auch dann nicht infrage, wenn es sich um eine Risikogeburt handelt (also bei Beckenendlage, Zwillingsgeburten, Schwangerschaftsdiabetes usw.) In solchen Fällen könnte es auch schwierig werden, eine Hebamme zu finden, die da mitmacht. Das ist einfach zu riskant.

Bleiben also Frauen ohne zusätzliche Risiken nach komplikationslosen Schwangerschaften, die keine PDA wollen – wenn Sie zu dieser Gruppe gehören und eine Hausgeburt ernsthaft in Betracht ziehen, sollten Sie die Vor- und Nachteile sorgfältig gegeneinander abwägen.

Was dafür spricht

Frauen, die fest entschlossen sind, auf eine PDA zu verzichten, äußern häufig die Befürchtung, sie könnten in einer Klinik mehr oder weniger dazu »gezwungen« werden oder in einer besonders schwierigen Phase der Geburt »schwach werden« und doch eine PDA verlangen. Auch wenn keine Klinik Sie zu einer PDA zwingen kann, wird man sie Ihnen vielleicht häufiger anbieten, als Ihnen lieb ist. Dieses Problem stellt sich bei einer Hausgeburt gar nicht erst: Sie können an Ihrem Entschluss festhalten, ohne ihn ständig anderen Personen gegenüber verteidigen zu müssen.

Ein weiterer Vorteil besteht darin, dass die meisten Frauen sich zu Hause wohler und entspannter fühlen, was die Geburt beschleunigen und erleichtern kann. Selbst die angenehmsten Entbindungsräume in Krankenhäusern sind nicht so nett – in Ihrem Zuhause herrscht mit großer Wahrscheinlichkeit eine beruhigendere und Zen-artigere Atmosphäre. Wenn Sie Ihr Kind zu Hause bekommen, kommen Sie auch um den Krankenhausaufenthalt danach herum. Das kann gut oder schlecht sein, manche Frauen empfinden es aber als Vorteil.

Hausgeburten kommen sogar erwiesenermaßen im Durchschnitt mit weniger Eingriffen aus und die Frauen erholen sich danach schneller. Die Forschenden verglichen geplante Hausgeburten (unabhängig davon, wo sie letztendlich stattfanden) und geplante Krankenhausgeburten und stellten fest, dass es bei den geplanten Hausgeburten seltener zu Dauer-CTG, PDA, Dammschnitt oder dem Einsatz der Geburtszange kam und weniger oft Kaiserschnitte durchgeführt wurden. Auch Dammrisse und Infektionen traten weniger häufig auf.[241]

Was dagegen spricht

Jesse und ich haben eine Hausgeburt nie ernsthaft in Betracht gezogen, doch als wir das Thema rein theoretisch erörterten, sah mein Mann den größten Nachteil darin, dass man sich hinterher um das ganze Chaos selbst kümmern muss. Wo denn das Wasser aus dem Gebärbecken hinkomme, wollte er wissen. Würde er das selbst beseitigen müssen? Wäre das nicht eine Riesensauerei? Schließlich beauftragte er mich, Dwyer zu fragen – und nur falls Sie das auch interessiert: Die Hebamme kümmert sich darum, und das Wasser landet im Abfluss.

Ein Nachteil der Hausgeburt besteht also in den Rückständen, die sie hinterlässt, aber das ist ein nachrangiges Hindernis. Viel entscheidender ist die Frage, was passiert, wenn es zu Komplikationen kommt. Wenn Sie oder das Kind in Lebensgefahr geraten, muss man erst mal einen Krankenwagen rufen, bevor eine Operation oder andere wichtige Eingriffe vorgenommen werden können. Womöglich verlieren Sie dabei wertvolle Zeit.

Aus diesem Grund sollten Sie sich im Klaren darüber sein, wie wahrscheinlich Komplikationen auftreten und welche Dimension sie annehmen könnten: Möglich wären kleinere Probleme, weswegen Sie dann doch in die Klinik müssen und Ihr Kind dort bekommen. Es kann aber auch zu derart schweren Komplikationen kommen, dass Sie oder das Baby Schaden nehmen oder sterben. Der zweite Fall kann zu Hause eintreten oder auch in der Klinik, wenn Sie sich zu spät entscheiden, dorthin zu wechseln.

Kleinere Komplikationen: Verlegung ins Krankenhaus

Viele Geburten, die zu Hause geplant waren, finden dort nicht statt. Die Schätzungen variieren, aber nach einem Überblicksartikel entbinden bis zu einem Drittel der Schwangeren, die ihr erstes Kind zu Hause zur Welt bringen möchten, letztlich doch in der Klinik. Bei Frauen, die bereits ein Kind haben, sind es nur etwa 10 Prozent, was eventuell daran liegt, dass nur Frauen mit einer relativ problemlosen Erstgeburt eine Zweitgeburt zu Hause in Betracht ziehen (oder weil die zweite Geburt normalerweise etwas einfacher ist).[242] Laut *Qualitätsbericht außerklinischer Geburtshilfe in Deutschland* beendeten 2018 etwa 30 Prozent der Erstgebärenden die geplante außerklinische Geburt in einem Krankenhaus, bei Zweitgebärenden waren es 7,4 Prozent und bei Drittgebärenden 3,8 Prozent (insgesamt wurden 15 Prozent in eine Klinik verlegt).

Das bedeutet: Wenn Sie zum ersten Mal Mutter werden und eine Hausgeburt planen, liegt die Wahrscheinlichkeit bei 30 Prozent, dass Sie am Ende doch in der Klinik landen. Dafür gibt es verschiedene Gründe: weil Sie Ihre Meinung ändern, weil die

Hebamme den Eindruck hat, die Geburt schreitet zu langsam fort, oder weil das Baby sich in einer Notlage befindet.

Wenn Sie in die Klinik müssen, nachdem die Geburt bereits im Gang ist, könnte das ein wenig aufwühlender werden, als wenn Sie es von vornherein geplant hätten, da Sie unvorbereitet sind (und womöglich keine Tasche gepackt haben). Überlegen Sie also gut, ob es Ihnen reicht, Ihr Baby mit einer 70-Prozent-Wahrscheinlichkeit zu Hause zu bekommen, während es zu 30 Prozent möglich ist, dass Sie doch noch in allerletzter Minute hektisch ins Krankenhaus aufbrechen müssen. Wenn Sie sich gleich in die Klinik begeben, ist zumindest 100 Prozent sicher, wo Ihr Baby geboren wird. Bedenken Sie auch, wie weit die Klinik entfernt ist: je weiter weg, desto größer das Risiko, dass eine kleinere Komplikation sich zu einem Riesenproblem auswächst.

Schwere Komplikationen: Gesundheitsschäden oder Tod

Wenn nach einer Krankenhauseinweisung in letzter Minute am Ende Mutter und Baby gesund sind, ist das vielleicht ein bisschen aufreibend, aber nicht katastrophal. Doch im Hintergrund lauert das viel größere Risiko, dass Sie die Klinik nicht rechtzeitig erreichen oder etwas passiert ist, bevor Sie sich überhaupt auf den Weg gemacht haben. In diesem Fall ist das Schlimmste zu befürchten: Sie oder Ihr Kind können gravierende gesundheitliche Schäden davontragen oder sterben. Und das ist keine ganz abstrakte Befürchtung: Natürlich sind Geburten etwas Alltägliches, aber sie bergen auch Gefahren.

Wir wissen, dass Krankenhausgeburten in sehr armen Ländern Leben retten. Ob das Gleiche auch für reiche Industrieländer wie die USA oder Deutschland gilt, ist aus wissenschaftlicher Sicht nicht ganz leicht zu beantworten. Die Forschung hat hier zwei Hürden zu überwinden: Erstens unterscheiden sich Frauen, die sich eine Hausgeburt wünschen, von denen, die zur Entbindung ins Krankenhaus wollen. Erstere sind meist wohlhabend und hoch gebildet. In dieser Bevölkerungsgruppe ist die Säuglingssterblichkeit generell sehr gering, sodass man sie nicht einfach mit einer Zufallsstichprobe von im Krankenhaus geborenen Kindern vergleichen kann.

Außerdem gehören ja die Frauen, die am Ende tatsächlich zu Hause gebären, nicht zu den 30 Prozent, die kurzfristig doch noch in die Klinik wechseln. Wenn man also diese Gruppe von Frauen, die ihre Kinder zu Hause bekommen, mit anderen Frauen vergleicht, lautet das Ergebnis fast immer, dass es ihren Babys besser geht. Aber das ist ein äußerst irreführender Schluss.

Dieser zweite Aspekt stellt ein echtes Problem dar und deshalb vergleichen die hochwertigsten Studien Frauen nur aufgrund der *geplanten*, nicht aufgrund der *tatsächlichen* Geburtsumgebung. Dabei gehören zu der Hausgeburten-Gruppe auch die Frauen, die nach einer angestrebten Hausgeburt doch im Krankenhaus entbanden. So umgehen die Forschenden zumindest das Problem, dass letztlich nur die »einfachen Geburten« tatsächlich zu Hause stattfinden. Das andere Problem – dass Frauen mit Hausgeburtswunsch auch in anderer Hinsicht anders sind – bleibt ungelöst.

Generell sind Studien zu diesem Thema eher klein, doch ein aktueller Überblicksartikel zog eine größere Anzahl davon heran, um zumindest gewisse Rückschlüsse hinsichtlich (vorhandener oder nicht vorhandener) Risiken von Hausgeburten ziehen zu können.[243] Diese Auswertung sorgte für große Aufmerksamkeit, da sie in einer renommierten Fachzeitschrift erschien, offensichtlich sehr umfassend war und sich kritisch zu Hausgeburten äußerte. Aufgrund ihrer Ergebnisse riet der American Congress of Obstetricians and Gynecologists (also die Hauptquelle von Empfehlungen zur Schwangerschaft), die Schwangeren darüber aufzuklären, dass Hausgeburten mit zwei- bis dreimal so hohen Risiken einhergingen. Auch wenn die Säuglingssterblichkeit in beiden Fällen sehr niedrig ist (2 von 1000 bei Hausgeburten im Vergleich zu 0,9 von 1000 bei Klinikgeburten), könnte die Differenz viele Frauen von einer Hausgeburt abschrecken.

Die Hausgeburts-Lobby ging nach Veröffentlichung des Artikels schier die Wände hoch. Die Vorwürfe kamen von allen Seiten: Die Autorinnen und Autoren seien voreingenommen oder nicht in der Lage, Statistiken zu interpretieren, sie hätten wahlweise zu viele oder zu wenige Studien berücksichtigt und vieles mehr. Medizinische Fachzeitschriften publizieren gelegentlich Kommentare zu ihren Artikeln, normalerweise nicht mehr als einen oder zwei. In diesem Fall waren es mindestens sechs Kommentare sowie eine Replik der Verfasserinnen und Verfasser. Darüber hinaus berief die Redaktion sogar eine unabhängige Kommission, um die Beweisführung des Artikels unter die Lupe zu nehmen – ein äußerst ungewöhnlicher Schritt.

Vermutlich hätte die Veröffentlichung so oder so viel Aufmerksamkeit und wahrscheinlich auch Kritik auf sich gezogen. In diesem Fall schien ein Teil der Kritik jedoch begründet. Der Artikel enthielt unter anderem eine Reihe kleinerer Fehler, was in der Fachliteratur häufiger vorkommt, als Sie vielleicht vermuten würden. Doch da die wenigsten Veröffentlichungen derart gründlich durchleuchtet werden, fallen kleine Fehler niemandem auf. Die betreffende Forschungsgruppe hatte sich teils verrechnet, teils Fehler bei der statistischen Analyse gemacht und einiges mehr. Natürlich wurde dadurch ihre Kompetenz infrage gestellt, doch die Korrektur dieser Fehler änderte letztlich nichts an der Gesamtaussage.

Ein viel größeres Problem der Untersuchung bestand darin, dass sie Studien zusammenfasste, die die Säuglingssterblichkeit auf unterschiedliche Weise maßen. Man kann nur die »perinatale Sterblichkeit« einbeziehen, die Totgeburten *und* Todesfälle innerhalb der ersten 28 Tage nach der Geburt umfasst, oder auch die »neonatale Sterblichkeit«, die nur lebend geborene Kinder berücksichtigt, die innerhalb der ersten 28 Tage sterben. Wenn Hausgeburten die Todesfälle nach der Geburt erhöhen, müsste sich das sowohl in der neonatalen als auch in der perinatalen Sterblichkeitsrate bemerkbar machen. Wenn sie nur die Todesfälle im Lauf des Geburtsprozesses anheben, dürfte sich nur die perinatale, nicht aber die neonatale Sterblichkeitsrate erhöhen.

Die Verfasserinnen und Verfasser machten allerdings eine etwas verwirrende Beobachtung. Bei der Analyse der perinatalen Sterblichkeit konnten sie keine Veränderung feststellen. Die neonatale Sterblichkeit schien jedoch bei den Hausgeburten deutlich erhöht. Erklären könnte man diese Ergebnisse nur, wenn Hausgeburten zugleich die Rate der Totgeburten *senken* würden. Doch warum sollte das der Fall sein?

Bei genauerem Hinsehen ließen sich die Widersprüche aufklären: Da es sich um eine sogenannte Meta-Studie handelte, wurden dafür viele verschiedene Studien ausgewertet, von denen einige sich auf die perinatale, andere auf die neonatale Sterblichkeit bezogen. Daher rührten die unterschiedlichen Ergebnisse! Aber welchen soll man nun glauben? Schwer zu sagen, wobei die beruhigenden Zahlen bei der perinatalen Sterblichkeit aus 500 000 Geburten, die der neonatalen Sterblichkeit nur aus etwa 50 000 Geburten resultierten.

Vertrauen wir mehr den Studien zur perinatalen Sterblichkeit (vielleicht, weil es zehn Mal so viele Probandinnen waren)? Oder sind wir vorsichtiger und gehen davon aus, dass die Zahlen zur neonatalen Sterblichkeit zutreffend sind?

Leider ist die Meta-Studie trotz all der ihr zukommenden Aufmerksamkeit nicht wirklich schlüssig. Wie auch, wenn wir nicht mal wissen, welcher zugrunde liegenden Forschung überhaupt zu trauen ist? Blöderweise sind auch die meisten der ursprünglichen Studien nicht besser. Nehmen wir zwei Studien aus den Niederlanden von 2009 und 2010, die beide die Sicherheit von Hausgeburten auswerten.[244] Die eine konstatiert, dass mit Hausgeburten keine erhöhte Säuglingssterblichkeit verbunden sei, die andere, dass sie zwei bis drei Mal so hoch sei. Für diese Differenz gibt es keine nachvollziehbaren Gründe.

Für jede Studie, die bei Hausgeburten eine erhöhte Säuglingssterblichkeit nachweist (zum Beispiel eine in den frühen 1990er-Jahren im Bundesstaat Washington durchgeführte), lässt sich auch eine Studie finden, die keine Erhöhung dieses Risikos feststellt (zum Beispiel eine aus British Columbia aus der gleichen

Zeit).[245] Zugleich werden ständig neue Untersuchungen publiziert. Während dieses Buch entstand, erschien eine umfangreiche Studie in Großbritannien. Darin zeigen Geburten zu Hause oder in Geburtshäusern insgesamt keine höheren Risiken als Klinikgeburten, Erstgeburten zu Hause können allerdings ein wenig riskanter sein.[246]

So hilfreich derartige Studien auch sind, hat man doch den Drang, sie mit ein wenig gesundem Menschenverstand zu kombinieren. Offen gesagt erscheint es mir persönlich höchst unwahrscheinlich, dass mit einer Hausgeburt keinerlei höhere Risiken einhergehen. Auch wenn das sehr selten vorkommt: Es gibt sicher Situationen, in denen es einen Unterschied macht, ob man vom nächsten Operationssaal zehn Minuten oder nur dreißig Sekunden entfernt ist. Die ganze zusätzliche Überwachung, die Vorgänge im Krankenhaus sind möglicherweise lästig, ganz sicher aber erhöhen sie *nicht* das Sterberisiko. Man muss sich einfach darüber im Klaren sein, dass eine Hausgeburt gewisse zusätzliche Risiken birgt. Wie hoch die genau sind, lässt sich wiederum nicht mit dem gesunden Menschenverstand beurteilen und bis jetzt gibt darauf auch die medizinische Forschung keine befriedigende Antwort.

Bisher lag mein Fokus nur auf den Gefahren für das Baby. Doch wie sieht es mit Gefahren für die Mutter aus? Auch wenn einige Studien sich damit beschäftigen, gibt es dafür definitiv keine beweiskräftigen Statistiken. Zum Glück sterben Mütter in den wohlhabenden Industrieländern, in denen wir leben, extrem selten bei der Geburt. In den USA passiert das bei 11 von 100 000 Geburten, in Deutschland bei unter 10 von 100 000 – der Tod der Mutter ist schon sehr ungewöhnlich. Eine Studie, die umfangreich genug ist, um hier einen Unterschied zwischen Haus- und Klinikgeburten zu ermitteln, ist kaum vorstellbar.

Wenn Sie sich eine Hausgeburt wünschen

Sollten Sie nach Abwägung aller Vor- und Nachteile immer noch eine Hausgeburt wünschen, ist die nächste wichtige Entscheidung, wer Sie dabei unterstützen soll. Ganz allein werden Sie Ihr Kind sicher nicht gebären wollen (das wäre nun *wirklich* eine ungewöhnliche Entscheidung, auch wenn es manchmal ungeplant dazu kommt). Hausgeburten werden normalerweise nicht von einer Ärztin, sondern von einer Hebamme begleitet.

Hebammen begleiten (in Deutschland) Geburten in den Kliniken, in Geburtshäusern und zu Hause. Es handelt sich um einen Ausbildungsberuf. Sie können darauf vertrauen, dass eine Hebamme, die eine Hausgeburt anbietet, sich auch dazu in der Lage sieht. Denn es drohen harte Strafen, wenn das Kind oder die Mutter Schaden nehmen. Allerdings ist es aus diesen Gründen auch nicht einfach, eine Geburtshelferin zu finden, die auch Hausgeburten begleitet. Beginnen Sie die Suche am besten schon beim ersten Anzeichen einer Schwangerschaft, sonst kann es sein, dass Sie keine mehr finden. Führen Sie unbedingt ein Vorgespräch, in dem Sie verschiedene Szenarien durchsprechen, und informieren Sie sich über die Ausbildung und Arbeitserfahrung der Hebamme.

Auch in der medizinischen Fachliteratur wird auf die Bedeutung der Hebammenausbildung hingewiesen. Je erfahrener eine Hebamme ist, desto besser wird sie mit eventuellen Komplikationen umgehen können und wissen, wann eine Verlegung ins Krankenhaus nötig ist. Eine gute Hebamme sollte auch in der Lage sein, Wiederbelebungsmaßnahmen beim Neugeborenen durchzuführen, um gegebenenfalls die Zeit bis zum Eintreffen eines Notarztes zu überbrücken.

Es ist wichtig, dass Sie in der Hebamme Ihrer Wahl eine kompetente und vertrauensvolle Begleiterin für die Hausgeburt sehen. Wenn Sie Zweifel haben, lassen Sie es lieber.

Meine Freundin Dwyer, großer Hausgeburts-Fan, drängte mich bei meiner zweiten Schwangerschaft, doch auch darüber nachzudenken. Sie wies mich darauf hin, dass ich es ja schon einmal ohne Schmerzmittel und Komplikationen geschafft hatte und wie schön es wäre, sich die Autofahrt und das Warten im Krankenhaus zu ersparen. Und einen gewissen Reiz konnte ich dieser Vorstellung durchaus abgewinnen. Trotzdem ... Mir waren die möglichen Risiken einfach zu groß. Ich wollte meine Vorstellungen von einer guten Geburt lieber in einem Krankenhaus verwirklichen und fühlte mich damit gegen jedes Risiko gewappnet (und sei es auch noch so klein). Letztlich kam mein Sohn dann in der Geburtshilfeabteilung einer Klinik zur Welt, in einem Raum mit Gebärwanne, und man hatte mir versprochen, die CTG-Überwachung auf das notwendige Maß zu beschränken. (Nicht dass es eine Rolle gespielt hätte, da wir es gerade mal fünfzehn Minuten vor Finns Geburt in die Klinik geschafft hatten.) Als ich mich mit Dwyer darüber unterhielt, war ihre Meinung dazu eine ganz andere: Sie hatte die beste Hebamme ausgesucht, die sie finden konnte, und sich bemüht, alles so sicher wie möglich zu organisieren. Das minimal erhöhte Risiko nahm sie mit all dem im Hintergrund gerne in Kauf. Für sie war wichtiger, dass es bei einer Hausgeburt mit großer Wahrscheinlichkeit zu weniger medizinischen Interventionen kam.

Unterm Strich

- Wenn Sie bereit sind, auf medikamentöse Schmerzerleichterung zu verzichten, bietet die Hausgeburt einige Vorteile: weniger Kaiserschnitte, weniger Geburten mit Zange oder Saugglocke, schnellere Genesung der Mutter, weniger Dammrisse.
- Wenn Sie Ihr erstes Baby erwarten, liegt die Wahr-

scheinlichkeit, doch noch ins Krankenhaus zu müssen, bei 30 Prozent.

- Manche Studien deuten auf eine erhöhte Säuglingssterblichkeit hin, andere verneinen sie. Das Risiko ist in jedem Fall sehr niedrig.
- Wenn Sie sich eine Hausgeburt wünschen, wählen Sie eine erfahrene Hebamme aus, die sich auch mit Wiederbelebungsmaßnahmen für Säuglinge auskennt. Überstürzen Sie Ihre Wahl nicht. Nehmen Sie Zweifel ernst.

Nach der Geburt ist vor der Recherche – Epilog

Da Penelope in den frühen Morgenstunden zur Welt kam, übernahm unsere Krankenversicherung die Kosten für zwei Nächte im Krankenhaus. In der zweiten ging Jesse nach Hause, um sich auszuschlafen. Wir dachten, dass wir den ersten Tag mit Penelope zu Hause besser bewältigen würden, wenn wenigstens ein Elternteil richtig ausgeruht war.

Das Personal nahm Penelope mit, um sie zu wiegen und ein paar Tests durchzuführen. Eine Schwester brachte sie um zwei Uhr morgens zurück, während ich schlief. Die Schwester schaltete das Licht ein und rollte die Wiege ins Zimmer. Abgesehen von Penelope befand sich darin auch ein kleines Hinweisschild: »Nur Muttermilch«.

»Wir haben sie gewogen«, erklärte mir die Krankenschwester. »Sie hat elf Prozent Körpergewicht verloren. Unser Limit liegt bei zehn, also müssen Sie mit der Flasche zufüttern. Wenn Sie das nicht wollen, können wir sie Ihnen morgen vermutlich nicht mit nach Hause geben.«

Nach vierzehn Stunden Wehen, kaum Schlaf und diesem Schwall an Hormonen, der den Körper rund um die Geburt überflutet, war ich kaum in der Lage, mit ihr zu streiten. So entschlossen ich auch war, meine Tochter zu stillen, konnte die Mutter in mir sich auch nicht vorstellen, das Krankenhaus ohne Penelope zu verlassen. Und zugleich war da in meinem Hirn immer noch ein Rest der Wissenschaftlerin, die mir vor Augen hielt, dass 10 oder 11 Prozent doch mehr oder weniger dasselbe waren – was für einen Sinn hatte diese Regel?

Ich kam mir vor wie eine Idiotin. Ich hatte mich so auf die Schwangerschaft konzentriert und dabei vergessen, das zwanzigste Kapitel meines Geburtshilfe-Lehrbuchs zu lesen: »Das Neugeborene«. Von aktueller Forschung ganz zu schweigen. Jetzt musste ich mich von so einem bescheuerten Grenzwert außer Gefecht setzen lassen.

Während ich noch darüber nachdachte, begann die Schwester bereits, ein sogenanntes Brusternährungsset zu installieren: Dazu wird eine Flasche Babynahrung über das Bett gehängt, von der ein Schlauch zur Brust der Mutter geht, sodass das Baby »glaubt«, an der Brust zu nuckeln, während es in Wahrheit Flaschennahrung bekommt. Ich fand das albern und unbequem und versetzte mir in Gedanken schon wieder einen Tritt dafür, dass ich mich nicht um das Thema »Saugverwirrung« gekümmert hatte. War das wirklich besser, als gleich die Flasche zu geben? Mir jedenfalls schien es die Verwirrung eher zu erhöhen.

Und überhaupt, wo war das Problem? War es wirklich so ein Weltuntergang, wenn Penelope ein bisschen Flaschennahrung bekam? Machte es einen Unterschied, ob sie ausschließlich oder nur überwiegend gestillt wurde? Würde mein Kind es wegen ein bisschen Milchpulver später mal nicht aufs College schaffen?

Penelope hat die Flaschennahrung natürlich überlebt und wir beide haben die Nacht überstanden. (Um zu erfahren, ob meine Tochter bei der Aufnahmeprüfung für eine Elite-Uni scheitert, müssen Sie weiter dranbleiben.) Am nächsten Morgen rief ich Jesse an: »Bring mir das Gynäkologiebuch mit«, beauftragte ich ihn. »Und meinen Rechner.« Die wichtigen Entscheidungen standen uns alle noch bevor. Anhang

Ergänzung für die deutsche Ausgabe: Schwangerschaft und Coronavirus

Seit Anfang 2020 breitet sich auf der ganzen Welt das neuartige Coronavirus aus. Überall wird das öffentliche Leben eingeschränkt, man hört von dramatischen Zuständen in China, Italien, Spanien und in den USA. Die Situation ist für niemanden leicht. Wenn Sie schwanger sind, werden Sie sich gegebenenfalls besondere Sorgen machen. Sie fragen sich vielleicht, ob Sie zur Risikogruppe gehören, wie Sie sich schützen können und was geschieht, wenn Sie sich anstecken. Bei Erscheinen der deutschen Ausgabe gibt es leider kaum belastbare Daten, an denen Sie sich orientieren können. Die Forschung steht noch ganz am Anfang. Es gibt aktuell lediglich sehr kleine Studien, die noch keine aussagekräftigen Ergebnisse liefern. Wenn Sie Fragen haben, dann gehen Sie Empfehlungen und Gerüchten auf den Grund, so wie es Emily Oster auch tun würde. Beraten Sie sich mit Ihrer Gynäkologin. Und wenn Sie selbst nach Antworten suchen, dann achten Sie auf seriöse Quellen. Die Weltgesundheitsorganisation (WHO) und das Robert-Koch-Institut geben beispielsweise immer auch die Studien an, auf denen ihre Aussagen beruhen. In diesem Sinne: Bleiben Sie gesund!

Dank

Mein Dank geht zuallererst an das großartige Team rund um mein Buch: meine Agentin Suzanne Gluck, ohne die dieses Projekt definitiv nie über das erste Kapitel hinausgekommen wäre und die mir ehrlich und ohne Umschweife sagt, wenn etwas noch nicht perfekt ist. Ginny Smith ist so eine Art geheimes Lektorengenie. Sie hat das hier in ein richtiges Buch verwandelt, ohne dass ich es überhaupt mitgekriegt habe. Mein Dank gilt ihr, Anne Godoff und dem gesamten Team bei Penguin für die umfassende Unterstützung, die geniale Titelfindung und alles mögliche andere.

Ein Riesendank geht an Jenna Robbins, die alles als Erste zu lesen bekam und fast alles umschrieb, damit es weniger nach Wirtschaftswissenschaftlerin klang. Ohne ihre Hilfe wäre ich nie in die Gänge gekommen.

Die Ärztin Emily L. Seet hat als Fachlektorin einen großartigen Job gemacht (für alle Fehler trage dennoch ich selbst die Verantwortung). Emily Carmichael hat, ohne genaue Anweisungen zu brauchen, wunderbare Grafiken erstellt. Jen Taylor lieferte unschätzbare Ratschläge in Vertragsfragen.

Sehr dankbar bin ich allen meinen Freundinnen, die praktischerweise gleichzeitig schwanger wurden und mir ihre Geschichten erzählten (manchmal ohne zu wissen, dass sie mir damit Futter für mein Buch lieferten): Yael Aufgang, Jenny Farver, Hilary Friedman, Aude Gabory, Dwyer Gunn, Katie Kinzler, Claire Marmion, Divya Mathur und ganz besonders Jane Risen, Heather Caruso, Elena Zinchenko und Tricia Patrick.

Viele Kolleginnen und Freunde unterstützten mich in verschiedenen Phasen bei meiner Idee und der Realisierung dieses Buchs – ohne Anspruch auf Vollständigkeit: Judy Chevalier, John Friedman, Matt Gentzkow, Steve Levitt, Andras Ladanyi, Emir Kamenica, Matt Notowidigdo, Dave Nussbaum, Melina Stock, Andrei Shleifer, Nancy Zimmerman und alle möglichen anderen Freundinnen und Freunde.

Die Zeit für dieses Buch aufzubringen wäre definitiv nicht möglich gewesen, wenn es nicht eine Menge Leute gäbe, die mir helfen, meinen Haushalt zu schmeißen: Die Wichtigste von allen ist Mardele Castel, die Penelope von Tag eins an ins Herz geschlossen hat. Sie macht Penelope glücklich, Penelopes Eltern entspannt und sorgt schlicht und einfach dafür, dass der Laden läuft.

Ich habe das Glück, dass meine Familie mich in jeder Hinsicht unterstützt. Dank an die Shapiros: Joyce, Arvin und Emily. An die Fairs und Osters: Steve, Rebecca, John und Andrea. Und an meine Eltern: Ich kann mir keine besseren vorstellen als euch. Penelope ist glücklich, dass ihr für sie *mormor* und Grandpa Ray seid. Mum, ich hoffe, die 96 Stunden Geburtswehen waren es dir wert.

Und schließlich danke ich Jesse und Penelope, die – das versteht sich von selbst – für das Projekt essenziell waren. Ihr beide macht mich jeden Tag glücklich. Penelope, du hast den besten Vater der Welt. Ich liebe euch.

Anmerkungen

Einführung

1 M. Gentzkow and J. Shapiro, »Preschool Television Viewing and Adolescent Test Scores: Historical Evidence from the Coleman Study«, *Quarterly Journal of Economics* 123, no. 1 (2008): 279–323.

1. Die Vorbereitung

2 Federation CECOS, D. Schwartz und M. J. Mayaux, »Female Fecundity as a Function of Age«, *New England Journal of Medicine* 306, no. 7 (1982): 404–6.

3 E. Magann et al., »Pregnancy, Obesity, Gestational Weight Gain, and Parity as Predictors of Peripartum Complications«, *Archives of Gynecology & Obstetrics* 284, no. 4 (2011): 827–36.

4 S. Choi, I. Park und J. Shin, »The Effects of Pre-Pregnancy Body Mass Index and Gestational Weight Gain on Perinatal Outcomes in Korean Women: A Retrospective Cohort Study«, *Reproductive Biology & Endocrinology* 9, no. 1 (2011): 1–7.N. J. Sebire et al., »Maternal Obesity and Pregnancy Outcome: A Study of 287, 213 Pregnancies in London«, *International Journal of Obesity & Related Metabolic Disorders* 25, no. 8 (2001): 1175.

5 C. J. Brewer and A. H. Balen, »The Adverse Effects of Obesity on Conception and Implantation«, *Reproduction* 140, no. 3 (2010): 347–64.

6 L. A. Nommsen-Rivers et al., »Delayed Onset of Lactogenesis Among First-Time Mothers Is Related to Maternal Obesity and Factors Associated with Ineffective Breastfeeding«, *American Journal of Clinical Nutrition* 92, no. 3 (2010): 574–84.

2. Schwanger werden: Zahlen und Fakten

7 A. J. Wilcox, D. D. Baird und C. R. Weinberg, »Time of Implantation of the Conceptus and Loss of Pregnancy«, *New England Journal of Medicine* 340 (1999): 1796–99.

8 A. J. Wilcox, C. R. Weinberg und D. D. Baird, »Timing of Sexual Intercourse in Relation to Ovulation – Effects on the Probability of Conception, Survival of the Pregnancy, and Sex of the Baby«, *New England Journal of Medicine* 333, no. 23 (1995): 1517–21.

9 M. Jurema et al., »Effect of Ejaculatory Abstinence Period on the Pregnancy Rate after Intrauterine Insemination«, *Fertility and Sterility* 84, no. 3 (2005): 678–81.

10 C. Gnoth et al., »Cycle Characteristics After Discontinuation of Oral Contraceptives«, *Gynecological Endocrinology* 16, no. 4 (2002): 307–17.

11 C. L. Nassaralla et al., »Characteristics of Menstrual Cycle After Discontinuation of Oral Contraceptives«, *Journal of Women's Health* 20, no. 2 (2011): 169–77.

12 I. Wiegratz et al., »Fertility After Discontinuation of Treatment with an Oral Contraceptive Containing 30 Mg of Ethinyl Estradiol and 2 Mg of Dienogest«, *Fertility and Sterility* 85, no. 6 (2006): 1812–19.

13 D. Mansour et al., »Fertility After Discontinuation of Contraception: A Comprehensive Review of the Literature«, *Contraception* 84 (2011): 465–77.

14 M. Guida et al., »Efficacy of Methods for Determining Ovulation in a Natural Family Planning Program«, *Fertility and Sterility* 72, no. 5 (1999): 900–904.

15 R. J. Fehring, »Accuracy of the Peak Day of Cervical Mucus as a Biological Marker of Fertility«, *Contraception* 66, no. 4 (2002): 231–35.

16 J. E. Robinson, M. Wakelin und J. E. Ellis, »Increased Pregnancy Rate with Use of the Clearblue Easy Fertility Monitor«, *Fertility and Sterility* 87, no. 2 (2007): 329–34.

3. Zwei Wochen Ungewissheit

17 Steven Gabbe, Jennifer Niebyl und Joe Leigh Simpson, *Obstetrics: Normal and Problem Pregnancies* (Philadelphia, PA: Churchill Livingstone, 2007).

18 A. J. W. Wilcox, »Incidence of Early Loss of Pregnancy«, *New England Journal of Medicine* 319, no. 4 (1988): 189.

4. Schmecken lassen oder sein lassen? Alkohol, Kaffee, Zigaretten

19 C. O'Leary et al., »Prenatal Alcohol Exposure and Language Delay in 2-Year-Old Children: The Importance of Dose and Timing on Risk«, *Pediatrics* 123, no. 2 (Februar 2009): 547–54.

20 K. Sayal et al., »Binge Pattern of Alcohol Consumption During Pregnancy and Childhood Mental Health Outcomes: Longitudinal Population-Based Study«, *Pediatrics* 123, no. 2 (Februar 2009): e289–96.

21 https://www.nhs.uk/conditions/pregnancy-and-baby/alcohol-medicines-drugs-pregnant/#close; A.-C. Mårdby, A. Lupattelli, G. Hensing, H. Nordeng, »Consumption of alcohol during pregnancy – A multinational European study«, *Women and Birth* (Januar 2017): e207–13.

22 E. L. Abel, »Fetal Alcohol Syndrome: The ›American Paradox‹«, *Alcohol and Alcoholism* 33, no. 3 (May–June 1998): 195–201.

23 B. L. Anderson et al., »Knowledge, Opinions and Practice Patterns of Obstetrician-Gynecologists Regarding Their Patients' Use of Alcohol«, *J Addict Med* 4, no. 2 (Juni 2010): 114–21.

24 M. Robinson et al., »Low-Moderate Prenatal Alcohol Exposure and Risk to Child Behavioural Development: A Prospective Cohort Study«, *BJOG* 117, no. 9 (August 2010): 1139–50.

25 F. V. O'Callaghan et al., »Prenatal Alcohol Exposure and Attention, Learning and Intellectual Ability at 14 Years: A Prospective Longitudinal Study«, *Early Human Development* 83, no. 2 (Februar 2007): 115–23.

26 R. Alati et al., »Intrauterine Exposure to Alcohol and Tobacco Use and Childhood IQ: Findings from a Parental-Offspring Comparison Within the Avon Longitudinal Study of Parents and Children«, *Pediatric Research* 64, no. 6 (Dezember 2008): 659–66.

27 S. J. Lewis et al., »Fetal Alcohol Exposure and IQ at Age 8: Evidence from a Population-Based Birth-Cohort Study«, *PLOS One* 7, no. 11 (2012): e49407.

28 A. Skogerbo et al., »The Effects of Low to Moderate Alcohol Consumption and Binge Drinking in Early Pregnancy on Executive Function in 5-Year-Old Children«, *BJOG* 119, no. 10 (September 2012): 1201–10.

29 B. Sood et al., »Prenatal Alcohol Exposure and Child Behavior at Age 6 to 7 Years: Dose Response Effect«, *Pediatrics* 108, no. 2 (2001): e34.

30 K. Albertsen et al., »Alcohol Consumption During Pregnancy and the Risk of Preterm Delivery«, *American Journal of Epidemiology* 159, no. 2 (15. Januar 2004) 155–61; F. Parazzini et al., »Moderate Alcohol Drinking and Risk of Preterm Birth«, *European Journal of Clinical Nutrition* 57, no. 10 (Oktober 2003): 1345–49; J. Henderson, R. Gray und

P. Brocklehurst, »Systematic Review of Effects of Low-Moderate Prenatal Alcohol Exposure on Pregnancy Outcome«, *BJOG* 114 (2007): 243–52.
31 Henderson, Gray und Brocklehurst, »Systematic Review of Effects of Low-Moderate Prenatal Alcohol Exposure on Pregnancy Outcome«, *BJOG* 114 (2007): 243–52.
32 A. Andersen et al., »Moderate Alcohol Intake During Pregnancy and Risk of Fetal Death«, *International Journal of Epidemiology* (2012): 1–9.
33 D. A. Savitz, »Re: Moderate Alcohol Intake During Pregnancy and Risk of Fetal Death«, *International Journal of Epidemiology* 41, no. 6 (2012): 1847.
34 M. Robinson et al., »Low-Moderate Prenatal Alcohol Exposure and Risk to Child Behavioral Development: A Prospective Cohort Study«, *BJOG* 117, no. 9 (August 2010): 1139–50; O'Leary et al., »Prenatal Alcohol Exposure and Language Delay in 2-Year-Old Children«.
35 B. Larroque and M. Kaminski, »Prenatal Alcohol Exposure and Development at Preschool Age: Main Results of a French Study«, *Alcoholism: Clinical and Experimental Research* 22, no. 2 (1998): 295–303; A. Streissguth et al., »IQ at Age 4 in Relation to Maternal Alcohol Use and Smoking During Pregnancy«, *Developmental Psychology* 25, no. 1 (1989): 3–11.
36 Albertsen et al., »Alcohol Consumption During Pregnancy and the Risk of Preterm Delivery«; Parazzini et al., »Moderate Alcohol Drinking and Risk of Preterm Birth«.
37 A. Nehlig and G. Debry, »Potential Teratogenic and Neurodevelopmental Consequences of Coffee and Caffeine Exposure: A Review of Human and Animal Data«, Neurotoxicology and Teratology 16, no. 6 (1994): 531–43.
38 Quelle: https://www.kaffeeverband.de/de/kaffeewissen/kaffee-gesundheit#koffein; https://kaffee.org/koffeingehalt-von-kaffee/; https://www.bzfe.de/forum/index.php/forum/showExpMessage/id/46053/page1/5/searchstring/ + /forumId/16
39 A. Pollack et al., »Caffeine Consumption and Miscarriage: A Prospective Study,« *Fertility and Sterility* 93, no. 1 (Januar 2010): 304–6.
40 D. A. Savitz et al., »Caffeine and Miscarriage Risk,« *Epidemiology* 19, no. 1 (Januar 2008): 55–62.
41 B. H. Bech et al., »Coffee and Fetal Death: A Cohort Study with Prospective Data,« *American Journal of Epidemiology* 162 (2005): 983–90.
42 X. Weng, R. Odouli und D. Li, »Maternal Caffeine Consumption During Pregnancy and the Risk of Miscarriage: A Prospective Cohort Study,« *American Journal of Obstetrics and Gynecology* 198: 279. e1–279. e8.
43 J. D. Peck, A. Leviton und L. D. Cowan, »A Review of the Epidemiologic Evidence Concerning the Reproductive Health Effects of Caffeine Con-

sumption: A 2000–2009 Update,« *Food and Chemical Toxicology* 48, no. 10 (2010): 2549–76.

44 Weng, Odouli und Li stießen auf einen Zusammenhang mit koffeinhaltigen Getränken, die kein Kaffee waren, er war allerdings wenig signifikant (»Maternal Caffeine Consumption During Pregnancy and the Risk of Miscarriage«); Bech et al. dagegen konnten keinen Zusammenhang nachweisen, obwohl sie einen mit Kaffee feststellten (»Coffee and Fetal Death: A Cohort Study with Prospective Data«).

45 L. Fenster et al., »Caffeinated Beverages, Decaffeinated Coffee and Spontaneous Abortion,« *Epidemiology* 8, no. 5 (September 1997): 515–23.

46 B. H. Bech et al., »Effect of Reducing Caffeine Intake on Birth Weight and Length of Gestation: Randomized Controlled Trial,« *BMJ* 334, no. 7590 (Februar 2007): 409.

47 J. L. Mills et al., »Moderate Caffeine Use and the Risk of Spontaneous Abortion and Intrauterine Growth Retardation,« *JAMA* 269, no. 5 (3. Februar 1993): 593–97.

48 B. H. Bech et al., »Coffee and Fetal Death: A Cohort Study with Prospective Data,« *American Journal of Epidemiology* 162 (2005): 983–90.

49 Diese Zahlen nehmen als Basis die Häufigkeit der Fehlgeburten bei Koffein-Abstinenz und berechnen die Gruppen mit höherem Koffeinkonsum durch Multiplikation dieser Basis mit der bereinigten sogenannten Hazard Ratio. Das lässt sich so ausdrücken: Wenn die Gruppe der Frauen, die acht Tassen tranken, in jeder anderen Hinsicht der Gruppe ähnelte, die keinen Kaffee trank, dann haben sie ein Fehlgeburtsrisiko von 1,9 Prozent im Vergleich zu 1,2 Prozent in der Gruppe ohne Kaffee.

50 S. Cnattingius et al., »Caffeine Intake and the Risk of First-Trimester Spontaneous Abortion,« *New England Journal of Medicine* 343, no. 25 (Dezember 2000): 1839–45.

51 M. H. Aliyu et al., »Association Between Tobacco Use in Pregnancy and Placenta-Associated Syndromes: A Population-Based Study,« *Archives of Gynecology and Obstetrics* 283, no. 4 (April 2011): 729–34.

52 V. W. Jaddoe et al., »Active and Passive Maternal Smoking During Pregnancy and the Risks of Low Birthweight and Preterm Birth: The Generation R Study,« *Paediatric and Perinatal Epidemiology* 22, no. 2 (März 2008): 162–71.

53 P. Fleming and P. S. Blair, »Sudden Infant Death Syndrome and Parental Smoking«, *Early Human Development* 83, no. 11 (November 2007): 721–25.

54 G. Salmasi et al., Knowledge Synthesis Group, »Environmental Tobacco Smoke Exposure and Perinatal Outcomes: A Systematic Review and Meta-Analyses«, *Acta Obstetricia et Gynecologia Scandinavica* 89, no. 4 (2010): 423–41.

55 Aliyu et al., »Association Between Tobacco Use in Pregnancy and Placenta-Associated Syndromes«.

56 J. Lumley et al., »Interventions for Promoting Smoking Cessation During Pregnancy« (Review), *Cochrane Database of Systematic Reviews* 4, article no. CD001055 (18. Oktober 2004).

57 Ebd. (*Hinweis: Weil hier Studien zusammengefasst sind, die untersuchten, welche Effekte das Aufhören noch während der Schwangerschaft hatte, können wir folgern, dass es vorteilhaft ist.*); Jaddoe et al., »Active and Passive Maternal Smoking During Pregnancy and the Risks of Low Birthweight and Preterm Birth.« (*Hinweis: Weil die gravierendsten Auswirkungen sich hier in der 25. Woche zeigten, können wir folgern, dass es für das Baby von Vorteil ist, wenn die Mutter in der 25. Woche nicht mehr raucht, selbst wenn sie in der 18. Woche noch geraucht hat.*)

58 T. Coleman, C. Chamberlain und J. Leonardi-Bee, »Efficacy and Safety of Nikotine Replacement Therapy for Smoking Cessation in Pregnancy: Systematic Review and Meta-Analysis«, *Addiction 106.* no. 1 (Januar 2011): 52–61.

59 C. Oncken et al., »Nicotine Gum for Smokers: A Randomized Controlled Trial«, *Obstetrics & Gynecology* 112, no. 4 (Oktober 2008): 859–67.

5. Die Angst vor der Fehlgeburt

60 S. Tong et al., »Miscarriage Risk for Asymptomatic Women After a Normal First-Trimester Prenatal Visit«, *Obstetrics & Gynecology* 111, no. 3 (2008): 710–14; G. Makrydimas et al., »Fetal Loss Following Ultrasound Diagnosis of a Live Fetus at 6–10 Weeks of Gestation«, *Ultrasound in Obstetrics & Gynecology* 22, no. 4 (2003): 368–72; J. L. Mills et al., »Incidence of Spontaneous Abortion Among Normal Women and Insulin-Dependent Diabetic Women Whose Pregnancies Were Identified Within 21 Days of Conception«, *New England Journal of Medicine* 319, no. 25 (1988): 1617–23.

61 L. Regan, P. R. Braude und P. L. Trembath, »Influence of Past Reproductive Performance on Risk of Spontaneous Abortion«, *BMJ* 299, no. 6698 (1989): 541–45.

62 G. Makrydimas et al., »Fetal Loss Following Ultrasound Diagnosis of a Live Fetus at 6–10 Weeks of Gestation«.

63 Y. Ezra and J. G. Schenker, »Abortion Rate in Assisted Reproduction – True Increase?«, *Early Pregnancy: Biology and Medicine* 1, no. 3 (1995): 171–75.

64 L. M. Hill et al., »Fetal Loss Rate After Ultrasonically Documented Car-

diac Activity Between 6 and 14 Weeks, Menstrual Age«, *Journal of Clinical Ultrasound* 19, no. 4 (1991): 221–23.

65 Steven Gabbe, Jennifer Niebyl und Joe Leigh Simpson, *Obstetrics: Normal and Problem Pregnancies* (Philadelphia, PA: Churchill Livingstone, 2007); Y. Sorokin et al., »Postmortem Chorionic Villus Sampling: Correlation of Cytogenetic and Ultrasound Findings«, *American Journal of Medical Genetics* 39, no. 3 (1991): 314–16.

66 J. L. Mills et al., »Incidence of Spontaneous Abortion Among Normal Women and Insulin-Dependent Diabetic Women Whose Pregnancies Were Identified Within 21 Days of Conception«; D. H. Gilmore and M. B. McNay, »Spontaneous Fetal Loss Rate in Early Pregnancy«, *Lancet* 1, no. 8420 (1985): 107.

67 P. R. Wyat et al., »Age-Specific Risk of Fetal Loss Observed in a Second Trimester Serum Screening Population«, *American Journal of Obstetrics & Gynecology* 192, no. 1 (2005): 240–46.

6. Verbotene Früchte (bzw. Würste)

68 http://www.cdc. gov/mmwr/preview/mmwrhtml/rr4902a5.htm; https://www.rki.de/DE/Content/InfAZ/T/Toxoplasmose/Toxoplasma_gondii_in_Deutschland.html

69 A. J. C. Cook et al., »Sources of Toxoplasma Infection in Pregnant Women: European Multicentre Case-Control Study«, *BMJ* 321, no. 7254 (2000): 142–47.

70 http://www.cdc.gov/mmwr/preview/mmwrhtml/rr4902a5.htm; https://www.rki.de/DE/Content/InfAZ/T/Toxoplasmose/Toxoplasma_gondii_in_Deutschland.html

71 V. Janakiraman, »Listeriosis in Pregnancy: Diagnosis, Treatment and Prevention«, *Review of Obstetrics and Gynecology* 1, no. 4 (Fall 2008): 179–85.

72 Steven Gabbe, Jennifer Niebyl und Joe Leigh Simpson, *Obstetrics: Normal and Problem Pregnancies* (Philadelphia, PA: Churchill Livingstone, 2007).

73 A. Bakardjiev, J. Theriot und D. Portnoy, »Listeria Monocytogenes Traffics from Maternal Organs to the Placenta and Back«, *PLOS Pathogens* 2, no. 6 (2006): e66.

74 Joshua Cohen et al., »A Quantitative Analysis of Prenatal Intake of Prenatal Methyl Mercury Exposure and Cognitive Development«, *American Journal of Preventative Medicine* 29, no. 4 (2005): 353–65.

75 Cohen et al., »A Quantitative Analysis of Prenatal Intake of n-3 Polyun-

saturated Fatty Acids and Cognitive Development«, *American Journal of Preventative Medicine* 29, no. 4 (2005): 366–74.

76 J. R. Hibbeln et al., »Maternal Seafood Consumption in Pregnancy and Neurodevelopmental Outcomes in Childhood (ALSPAC Study): An Observational Cohort Study«, *Lancet* 369, no. 9561 (2007): 578–85; S. A. Lederman et al., »Relation Between Cord Blood Mercury Levels and Early Child Development in a World Trade Center Cohort«, *Environmental Health Perspectives* 116, no. 8 (2008): 1085–91.

7. Schwangerschaftsübelkeit und meine Schwiegermutter

77 M. A. Klebanoff et al., »Epidemiology of Vomiting in Early Pregnancy«, *Obstetrics and Gynecology* 66, no. 5 (1985): 612–16; R. L. Chan et al., »Maternal Influences on Nausea and Vomiting in Early Pregnancy«, *Maternal & Child Health Journal* 15, no. 1 (2011): 122–27.

78 Ebd.

79 R. L. Chan, et al., »Severity and Duration of Nausea and Vomiting Symptoms in Pregnancy and Spontaneous Abortion«, *Human Reproduction* 25, no. 11 (2010): 2907–12.

80 R. Lacroix, E. Eason und R. Melzack, »Nausea and Vomiting During Pregnancy: A Prospective Study of Its Frequency, Intensity, and Patterns of Change«, *American Journal of Obstetrics & Gynecology* 182, no. 4 (2000): 931–37.

81 Ebd.

82 N. M. Lee and S. Saha, »Nausea and Vomiting of Pregnancy«, *Gastroenterology Clinics of North America* 40, no. 2 (2011): 309–34.

83 L. Dodds et al., »Outcomes of Pregnancies Complicated by Hyperemesis Gravidarum«, *Obstetrics & Gynecology* 107, no. 2 (2006): 285–92.

84 Chan et al., »Severity and Duration of Nausea and Vomiting Symptoms in Pregnancy and Spontaneous Abortion«.

85 A. Matthews et al., »Interventions for Nausea and Vomiting in Early Pregnancy«, *Cochrane Database of Systematic Reviews* 9, article no. CD007575 (2010).

86 Carl Zimmer, »Answers Begin to Emerge on How Thalidomide Caused Defects«, *New York Times,* 15. März 2010.

87 G. Koren et al., »Effectiveness of Delayed-Release Doxylamine and Pyridoxine for Nausea and Vomiting of Pregnancy: A Randomized Placebo Controlled Trial« *American Journal Obstetrics & Gynecology* 203, no. 6 (2010): 571. e1–7.

88 Ebd.

89 P. M. McKeigue et al., »Bendectin and Birth Defects: I. A Meta-Analysis of the Epidemiologic Studies,« *Teratology* 50, no. 1 (1994): 27–37.

8. Pränataldiagnostik

90 Die Zahlen der Tabelle stammen von Steven Gabbe, Jennifer Niebyl und Joe Leigh Simpson, *Obstetrics: Normal and Problem Pregnancies* (Philadelphia, PA: Churchill Livingstone, 2007). Dieses Lehrbuch lieferte ganz generell viel Hintergrundwissen für dieses Kapitel.

91 https://www.lotto.de/lotto-6aus49/info/gewinnwahrscheinlichkeit

92 F. C. Wong and Y. M. Lo, »Prenatal Diagnosis Innovation: Genome Sequencing of Maternal Plasma«, Annual Review of Medicine (2015).

93 H. Zhang et al., »Non-invasive Prenatal Testing for Trisomies 21, 18 and 13: Clinical Experience from 146,958 Pregnancies«, *Ultrasound in Obstetrics & Gynecology* 45, no. 5 (2015): 530–8.

94 G. E. Palomaki et al., »DNA Sequencing of Maternal Plasma to Detect Down Syndrome: An International Clinical Validation Study«, *Genetics in Medicine* 13, no. 11 (2011): 913–20.

95 https://www.g-ba.de/presse/pressemitteilungen/810/

96 Die Zahlen hier beruhen auf einem Cut-off von 1 zu 300 (ein Risiko, das höher ist als dieser Wert, wird als positiv bezeichnet). K. O. Kagan et al., »Screening for Trisomy 21 by Maternal Age, Fetal Nuchal Translucency Thickness, Free Beta-Human Chorionic Gonadotropin and Pregnancy-Associated Plasma Protein-A«, *Ultrasound in Obstetrics & Gynecology* 31 (2008): 618–24.

97 Malone et al., »First-Trimester or Second-Trimester Screening, or Both, for Down's Syndrome«, *New England Journal of Medicine* 353, no. 19 (2005): 2001–11.

98 K. Spencer and K. H. Nicolaides, »A First Trimester Trisomy 13/Trisomy 18 Risk Algorithm Combining Fetal Nuchal Translucency Thickness, Maternal Serum Free β-hCG and PAPP-A«, *Prenatal Diagnosis* 22, no. 10 (2002): 877.

99 K. Sundberg and J. Bang, »Randomised Study of Risk of Fetal Loss Related to Early Amniocentesis Versus Chorionic Villus Sampli«, *Lancet* 350, no. 9079 (1997): 697.

100 NICHD National Registry of Amniocentesis Study Group, »Midtrimester Amniocentesis for Prenatal Diagnosis«, *JAMA* 236, no. 13 (1976): 1471–76, 1976. Cited in Steven G. Gabbe, Jennifer R. Niebyl und Joe Leigh

Simpson, *Obstetrics: Normal and Problem Pregnancies: 4th Edition* (New York: Churchill Livingstone, 2002).

101 A. Tabor et al., »Randomized Controlled Trial of Genetic Amniocentesis in 4606 Low-Risk Women«, *Lancet* 327, no. 8493 (1986): 1287–93.

102 K. A. Eddleman et al., »Pregnancy Loss Rates after Midtrimester Amniocentesis«, *Obstetrics & Gynecology* 108, no. 5 (2006): 1067–72.

103 A. O. Odibo et al., »Revisiting the Fetal Loss Rate After Second-Trimester Genetic Amniocentesis: A Single Center's 16-Year Experience«, *Obstetrics & Gynecology* 111, no. 3 (2008): 589–95; V. Mazza et al., »Age-Specific Risk of Fetal Loss Post Second Trimester Amniocentesis: Analysis of 5043 Cases«, *Prenatal Diagnosis* 27, no. 2 (2007): 180–83.

104 A. B. Caughey, L. M. Hopkins und M. E. Norton, »Chorionic Villus Sampling Compared with Amniocentesis and the Difference in the Rate of Pregnancy Loss«, *Obstetrics & Gynecology* 108 (2006): 612–16; *Obstetrics & Gynecology* 109, no. 1 (2007): 205–6 (Printausgabe).

105 Z. Alfirevic, F. Mujezinovic und K. Sundberg, »Amniocentesis and Chorionic Villus Sampling for Prenatal Diagnosis«, *Cochrane Database of Systematic Reviews* 3 (2003).

106 A. O. Odibo et al., »Evaluating the Rate and Risk Factors for Fetal Loss After Chorionic Villus Sampling«, *Obstetrics & Gynecology* 112, no. 4 (2008): 813–19.

107 D. Driscoll, M. Morgan und J. Schulkin, »Screening for Down Syndrome: Changing Practice of Obstetricians«, *American Journal of Obstetrics and Gynecology* 200, no. 459 (2009): e1–e9.

9. Gartenarbeit und andere Gefahren

108 A. J. C. Cook et al., »Sources of Toxoplasma Infection in Pregnant Women: European Multicentre Case-Control Study«, *BMJ* 321, no. 7254 (2000): 142–47.

109 J. L. Jones et al., »Risk Factors for Toxoplasma Gondii Infection in the United States«, *Clinical Infectious Disease* 49, no. 6 (2009): 878–84.

110 G. J. Nohynek et al., »Review: Toxicity and Human Health Risk of Hair Dyes«, *Food and Chemical Toxicology* 42 (2004): 517–43.

111 Ebd.; Jennifer Connelly and Mark Malkin, »Environmental Risk Factors for Brain Tumors«, *Current Neurology and Neuroscience Reports* 7, no. 3 (2007): 208–14.

112 L. Rylander et al., »Reproductive Outcomes Among Female Hairdressers«, *Occupational and Environmental Medicine* 59 (2002): 517–22.

113 Nohynek et al., »Review: Toxicity and Human Health Risk of Hair

Dyes«; Chua-Gocheco, Bozzo und Einarson, »Safety of Hair Products During Pregnancy«, *Canadian Family Physician* 54 (2008): 1386–88.

114 H. Duong et al., »Maternal Use of Hot Tub and Major Structural Birth Defects«, *Birth Defects Research Part A: Clinical and Molecular Teratology* 91 (2011): 836–41.

115 L. Suarez, M. Felkner und K. Hendricks, »The Effect of Fever, Febrile Illnesses, and Heat Exposures on the Risk of Neural Tube Defects in a Texas-Mexico Border Population«, *Birth Defects Research Part A: Clinical and Molecular Teratology* 70, no. 10 (2004): 815–19.

116 P. Dadvand et al., »Climate Extremes and the Length of Gestation«, *Environmental Health Perspective* 119 (2011): 1449–53.

117 R. J. Barish, »In-Flight Radiation Exposure During Pregnancy», *Obstetrics & Gynecology* 103, no. 6 (2004): 1326–30.

118 Ebd.

119 M. Freeman et al., »Does Air Travel Affect Pregnancy Outcome?«, *Archives of Gynecology and Obstetrics* 269, no. 4 (Mai 2004): 274–77.

10. Futtern für zwei? Denkste!

120 T. O. School et al., »Gestational Weight Gain, Pregnancy Outcome, and Postpartum Weight Retention«, *Obstetrics & Gynecology* 86 (1995): 423–27.

121 I. Thorsdottir and B. E. Birgisdottir, »Different Weight Gain in Women of Normal Weight Before Pregnancy: Postpartum Weight and Birth Weight«, *Obstetrics and Gynecology* 92, no. 3 (1998): 377–83.

122 C. Ogden and M. Carroll, »Prevalence of Obesity Among Children and Adolescents: United States, Trends 1963–1965 through 2007–2008«, *CDC Report* (Juni 2010); https://www.rki.de/DE/Content/Gesundheitsmonitoring/Gesundheitsberichterstattung/GBEDownloadsJ/ConceptsMethods/JoHM_03_2018_Gewicht_Referenzsysteme_Ki-GGS-Welle2.pdf?__blob=publicationFile

123 L. Schack-Nielsen et al., »Gestational Weight Gain in Relation to Offspring Body Mass Index and Obesity from Infancy Through Adulthood«, *International Journal of Obesity (2005)* 34, no. 1 (2010): 67–74.

124 A. A. Mamun et al., »Associations of Gestational Weight Gain with Offspring Body Mass Index and Blood Pressure at 21 Years of Age: Evidence from a Birth Cohort Study«, *Circulation* 119, no. 13 (2009): 1720–27; C. M. Olson, M. S. Strawderman und B. A. Dennison, »Maternal Weight Gain During Pregnancy and Child Weight at Age 3 Years«, *Maternal & Child Health Journal* 13, no. 6 (2009): 839–46; B. H. Wrotniak et al., »Gestational Weight Gain and Risk of Overweight in the Offspring at

Age 7 Y in Multicenter, Multiethnic Cohort Study«, *American Journal of Clinical Nutrition* 87, no. 6 (2008): 1818–24.
125 Sohyun Park et al., »Assessment of the Institute of Medicine Recommendations for Weight Gain During Pregnancy: Florida, 2004–2007«, *Maternal & Child Health Journal* 15, no. 3 (2011): 289–301.
126 A. Tenovuo, »Neonatal Complications in Small-for-Gestational Age Neonates«, *Journal of Perinatal Medicine* 16, no. 3 (1988): 197–203.
127 V. Giapros et al., »Morbidity and Mortality Patterns in Small-for-Gestational Age Infants Born Preterm«, *Journal of Maternal-Fetal & Neonatal Medicine* 25, no. 2 (2012): 153–57.
128 P. Saenger et al., »Small for Gestational Age: Short Stature and Beyond«, *Endocrine Reviews* 28, no. 2 (2007): 219–51.
129 S. Ng et al., »Risk Factors and Obstetric Complications of Large for Gestational Age Births with Adjustments for Community Effects: Results from a New Cohort Study«, *BMC Public Health* 10 (2010): 460; http://www.ncbi.nlm.nih.gov/ pmc/articles/PMC2921393/pdf/1471-2458-10-460.pdf; D. A. Savitz et al., »Gestational Weight Gain and Birth Outcome in Relation to Prepregnancy Body Mass Index and Ethnicity«, *Annals of Epidemiology* 21 (2011): 78–85.
130 D. A. Savitz et al., »Gestational Weight Gain and Birth Outcome in Relation to Prepregnancy Body Mass Index and Ethnicity.«
131 L. M. Bodnar et al., »Severe Obesity, Gestational Weight Gain, and Adverse Birth Outcomes«, *American Journal of Clinical Nutrition* 91, no. 6 (2010): 1642–48; Schack-Nielsen et al., »Gestational Weight Gain in Relation to Offspring Body Mass Index and Obesity from Infancy Through Adulthood«.

11. Rosa oder hellblau?

132 D. S. McKenna et al., »Gender-Related Differences in Fetal Heart Rate During First Trimester«, *Fetal Diagnosis and Therapy* 21 (2006): 144–47.
133 P. Scheffer et al., »Reliability of Fetal Sex Determination Using Maternal Plasma«, *Obstetrics & Gynecology* 115, no. 1 (2010): 117–26.
134 T. Shipp et al., »What Factors Are Associated with Parents' Desire to Know the Sex of Their Unborn Child?«, *Birth* 31, no. 4 (2004): 272–79.
135 A. J. Wilcox, C. R. Weinberg und D. D. Baird, »Timing of Sexual Intercourse in Relation to Ovulation – Effects on the Probability of Conception, Survival of the Pregnancy, and Sex of the Baby«, *New England Journal of Medicine* 333, no. 23 (1995): 1517–21.

12. Sport und Schlaf

136 I. Streuling et al., »Physical Activity and Gestational Weight Gain: A Meta-Analysis of Intervention Trials«, *BJOG* 118, no. 3 (2011): 278–84.

137 M. S. Kramer and S. W. McDonald, »Aerobic Exercise for Women During Pregnancy«, *Cochrane Database of Systematic Reviews* 3 (2006).

138 C. M. Chiarello et al., »The Effects of an Exercise Program on Diastasis Recti Abdominis in Pregnant Women«, *Journal of Women's Health Physical Therapy* 29, no. 1 (2005): 11–16.

139 K. Å. Salvesen, E. Hem und J. Sundgot-Borgen, »Fetal Wellbeing May Be Compromised During Strenuous Exercise Among Pregnant Elite Athletes«, *British Journal of Sports Medicine* 46 (2012): 279–83.

140 C. Meston et al., »Disorder of Orgasm in Women«, *Journal of Sexual Medicine* 1, no. 1 (2004): 66–68.

141 P. C. Ko et al., »A Randomized Controlled Trial of Antenatal Pelvic Floor Exercises to Prevent and Treat Urinary Incontinence«, *International Urogynecology Journal* 22, no. 1 (2011): 17–22.

142 J. Hay-Smith et al., »Pelvic Floor Muscle Training for Prevention and Treatment of Urinary and Faecal Incontinence in Antenatal and Postnatal Women«, *Cochrane Database of Systematic Reviews* 4, article no. CD007471 (2008).

143 K. A. Salvesen and S. Mørkved, »Randomised Controlled Trial of Pelvic Floor Muscle Training During Pregnancy«, *BMJ* 329, no. 7462 (2004): 378–80.

144 Y. C. Sun et al., »Effects of a Prenatal Yoga Programme on the Discomforts of Pregnancy and Maternal Childbirth Self-Efficacy in Taiwan«, *Midwifery* 26 (2010): e31–e36.

145 S. Chuntharapat, W. Petpichetchian und U. Hatthakit, »Yoga During Pregnancy: Effects on Maternal Comfort, Labor Pain and Birth Outcomes«, *Complementary Therapies in Clinical Practice* 14 (2008): 105–15.

146 https://www.embryotox.de/arzneimittel/details/doxylamin/

147 C. Ellington et al., »The Effect of Lateral Tilt on Maternal and Fetal Hemodynamic Variables«, *Obstetrics & Gynecology* 77, no. 2 (1991): 201–3.

148 D. Farine and P. G. Seaward, »When It Comes to Pregnant Women Sleeping, Is Left Right?«, *JOGC* 29, no. 10 (2007): 841–42.

149 T. Stacey et al., »Association Between Maternal Sleep Practices and Risk of Late Stillbirth: A Case-Control Study«, *BMJ* 342 (2011): d3403; A. E. P. Heazell et al., »Association Between Maternal Sleep Practices and Late Stillbirth – Findings from a Stillbirth Case – Control Study«, *BJOG* 125, no. 2 (2018): 254–62.

150 Meine Berechnungen beruhen auf den U. S. Natality Detail Files des Jahres 2005.

14. Frühgeburten (und die Gefahren der Bettruhe)

151 E. S. Potharst et al., »High Incidence of Multi-domain Disabilities in Very Preterm Children at Five Years of Age«, *Journal of Pediatrics* 159, no. 1 (2011): 79–85.

152 Siehe zum Beispiel A. L. van Baar et al., »Functioning at School Age of Moderately Preterm Children Born at 32 to 36 Weeks' Gestational Age«, *Pediatrics* 124, no. 1 (Juli 2009): 251–57; N. M. Talge et al., »Late-Preterm Birth and Its Association with Cognitive and Socioemotional Outcomes at 6 Years of Age«, *Pediatrics* 126, no. 6 (2010): 1124–31.

153 Richard E. Behrman and Adrienne Stith Butler (Hrgs.), *Preterm Birth: Causes, Consequences, and Prevention* (Washington, D. C.: National Academies Press, 2007).

154 Genaue Definitionen der einzelnen Versorgungsstufen in Deutschland lassen sich beispielsweise dem Beschluss des Gemeinsamen Bundesausschusses (das höchste Beschlussgremium der gemeinsamen Selbstverwaltung im deutschen Gesundheitswesen) entnehmen: https://www.g-ba.de/downloads/39-261-1754/2013-06-20_QFR-RL_Aenderung_BAnz.pdf. Ein Perinatalzentrum in Ihrer Nähe finden Sie auf https://perinatalzentren.org/

155 Steven Gabbe, Jennifer Niebyl und Joe Leigh Simpson, *Obstetrics: Normal and Problem Pregnancies* (Philadelphia, PA: Churchill Livingstone, 2007).

156 D. Roberts and S. Dalziel, »Antenatal Corticosteroids for Accelerating Fetal Lung Maturation for Women at Risk of Preterm Birth«, *Cochrane Database of Systematic Reviews* 3, article no. CD004454 (2006).

157 C. Sosa et al., »Bed Rest in Singleton Pregnancies for Preventing Preterm Birth«, Cochrane Database of Systematic Reviews 1, article no. CD003581 (2004); C. A. Crowther and S. Han, »Hospitalisation and Bed Rest for Multiple Pregnancy«, *Cochrane Database of Systematic Reviews* 7, article no. CD000110 (2010).

158 C. Bigelow and J. Stone, »Bed Rest in Pregnancy«, *Mount Sinai Journal of Medicine* 78, no. 2 (2011): 291–302.

159 J. Maloni, »Lack of Evidence for Prescription of Antepartum Bed Rest«, *Expert Review in Obstetrics and Gynecology* 6, no. 4 (2011): 385–93.

160 Bigelow and Stone, »Bed Rest in Pregnancy«.

161 N. S. Fox et al., »Research: The Recommendation for Bed Rest in the

Setting of Arrested Preterm Labor and Premature Rupture of Membran«, *American Journal of Obstetrics and Gynecology* 200 (2009): 165. e1, 165. e6.

15. Schwangerschaftskomplikationen

162 Viele Informationen zu den in diesem Kapitel thematisierten Erkrankungen stammen aus folgendem Buch: Steven Gabbe, Jennifer Niebyl und Joe Leigh Simpson, *Obstetrics: Normal and Problem Pregnancies* (Philadelphia, PA: Churchill Livingstone, 2007). Andere Quellen nenne ich an der entsprechenden Stelle.

163 Die Quellen für die folgenden Informationen sind: D. A. Wing, R. H. Paul und L. K. Millar, »Management of the Symptomatic Placenta Previa: A Randomized, Controlled Trial of Inpatient Versus Outpatient Expectant Management«, *American Journal of Obstetrics and Gynecology* 175, no. 4 (1996): 806–11; J. R. Mouer, »Placenta Previa: Antepartum Conservative Management, Inpatient Versus Outpatient«, *American Journal of Obstetrics and Gynecology* 170, no. 6 (1994): 1683–85; S. Droste and K. Keil, »Expectant Management of Placenta Previa: Cost-Benefit Analysis of Outpatient Treatment«, *American Journal of Obstetrics and Gynecology* 170, no. 5 (1994): 1254–57; E. Sakornbut, L. Leeman und P. Fontaine, »Late Pregnancy Bleeding«, *American Family Physician* 75, no. 8 (2007): 1199; N. Alwan, D. J. Tuffnell und J. West, »Treatments for Gestational Diabetes«, *Cochrane Database of Systematic Reviews* 3, Artikel no. CD003395 (2009); J. Iams et al., »The Length of the Cervix and the Risk of Spontaneous Premature Delivery«, *New England Journal of Medicine* 334 (1996): 567–72; A. J. Drakeley, D. Roberts und Z. Alfirevic, »Cervical Stitch (Cerclage) for Preventing Pregnancy Loss in Women«, *Cochrane Database of Systematic Reviews* 1 (2003); S. M. Althuisius et al., »Cervical Incompetence Prevention Randomized Cerclage Trial: Emergency Cerclage with Bed Rest Versus Bed Rest Alone«, *American Journal of Obstetrics & Gynecology* 189, no. 4 (2003): 907–10; S. M. Althuisius et al., »Final Results of the Cervical Incompetence Prevention Randomized Cerclage Trial (CIPRACT): Therapeutic Cerclage with Bed Rest Versus Bed Rest Alone«, *American Journal of Obstetrics and Gynecology* 185, no. 5 (2001): 1106–12; L. Duley et al., »Antiplatelet Agents for Preventing Pre-eclampsia and Its Complications«, *Cochrane Database of Systematic Reviews* 2 (2007); G. J. Hofmeyr et al., »Calcium Supplementation During Pregnancy for Preventing Hypertensive Disorders and Related Problems«, *Cochrane Database of Systematic Reviews* 8 (2010).

16. Werde ich ewig schwanger sein?

164 R. Mittendorf et al., »The Length of Uncomplicated Human Gestation«, Obstetrics & Gynecology 75, no. 6 (1990): 929–32.

165 Die Grafik wurde von der Autorin auf Basis der U. S. Natality Detail Files von 2008 erstellt. Eine entsprechende deutsche Grafik findet sich bei: http://rosdok.uni-rostock.de/file/rosdok_derivate_000000003962/Dissertation_Hufnagel_2009.pdf: Seite 13.

166 P. Rozenberg, F. Goffinet und M. Hessabi, »Comparison of the Bishop Score, Ultrasonographically Measured Cervical Length, and Fetal Fibronectin Assay in Predicting Time Until Delivery and Type of Delivery at Term«, American Journal of Obstetrics and Gynecology 182 (2000): 108–13; G. Ramanathan et al., »Ultrasound Examination at 37 Weeks' Gestation in the Prediction of Pregnancy Outcome: The Value of Cervical Assessment«, Ultrasound in Obstetrics & Gynecology 22, no. 6 (2003): 598–603. Der Präzision halber muss darauf hingewiesen werden, dass laut Rozenberg et al. die Länge des Gebärmutterhalses und der sogenannte Bishop-Score (für den alle Faktoren zur Beurteilung der Geburtsreife herangezogen werden) die gleiche Aussagekraft hatten.

167 Ramanathan et al., »Ultrasound Examination at 37 Weeks' Gestation in the Prediction of Pregnancy Outcome«.

168 E. Strobel et al., »Bishop Score and Ultrasound Assessment of the Zervix for Prediction of Time to Onset of Labor and Time to Delivery in Prolonged Pregnancy«, *Ultrasound in Obstetrics & Gynecology* 28, no. 3 (2006): 298–305.

169 J. D. Iams et al., »The Preterm Prediction Study: Can Low-Risk Women Destined for Spontaneous Preterm Birth Be Identified?«, American Journal of Obstetrics and Gynecology 184, no. 4 (2001): 652–55.

170 Steven Gabbe, Jennifer Niebyl und Joe Leigh Simpson, *Obstetrics: Normal and Problem Pregnancies* (Philadelphia, PA: Churchill Livingstone, 2007).

17. Entbindungsmethoden

171 https://www.cdc.gov/nchs/pressroom/sosmap/cesarean_births/cesareans.htm; https://faktencheck-gesundheit.de/fileadmin/files/BSt/Publikationen/GrauePublikationen/GP_Faktencheck_Gesundheit_Kaiserschnitt.pdf, Seite 12; https://www.destatis.de/DE/Presse/Pressemitteilungen/2018/09/PD18_349_231.html

172 O. E. Keag, J. E. Norman und S. J. Stock, »Long-Term Risks and Benefits Associated with Cesarean Delivery for Mother, Baby, and Subsequent Pregnancies: Systematic Review and Meta-Analysis«, *PLOS Medicine* 15, no. 1 (2018): e1002494.

173 J. Neu and J. Rushing, »Cesarean Versus Vaginal Delivery: Long-Term Infant Outcomes and the Hygiene Hypothesis«, *Clinics in Perinatology* 38, no. 2 (2011): 321–331.

174 Steven Gabbe, Jennifer Niebyl und Joe Leigh Simpson, *Obstetrics: Normal and Problem Pregnancies* (Philadelphia, PA: Churchill Livingstone, 2007).

175 A. M. Gülmezoglu, C. A. Crowther und P. Middleton, »Induction of Labour for Improving Birth Outcomes for Women at or Beyond Term«, *Cochrane Database of Systematic Reviews* 4 (2006); M. Thorsell et al., »Induction of Labor and the Risk for Emergency Cesarean Section in Nulliparous and Multiparous Women«, *Acta Obstetricia et Gynecologica Scandinavica* 90, no. 10 (2011): 1094–99.

176 W. Grobman, »LB01: A Randomized Trial of Elective Induction of Labor at 39 Weeks Compared with Expectant Management of Low-Risk Nulliparous Women«, *American Journal of Obstetrics & Gynecology* 218, no. 1, S601.

177 Z. Alfirevic, A. J. Kelly und T. Dowswell, »Intravenous Oxytocin Alone for Cervical Ripening and Induction of Labour«, *Cochrane Database of Systematic Reviews* 4 (2009).

178 Ebd.; A. J. Kelly et al., »Vaginal Prostaglandin (PGE2 and PGF2a) for Induction of Labour at Term«, *Cochrane Database of Systematic Reviews* 4 (2009).

179 N. R. Miller et al., »Elective Induction of Labor Compared with Expectant Management of Nulliparous Women at 39 Weeks of Gestation: A Randomized Controlled Trial«, *Obstetrics & Gynecology* 126, no. 6 (2015): 1258–64; W. Grobman, »LB01: A Randomized Trial of Elective Induction of Labor at 39 Weeks Compared with Expectant Management of Low-Risk Nulliparous Women«, *American Journal of Obstetrics & Gynecology* 218.

180 Gabbe, Niebyl und Simpson. *Obstetrics: Normal and Problem Pregnancies.*

181 D. Elsandabesee, S. Majumdar und S. Sinha, »Obstetricians' Attitudes Towards ›Isolated‹ Oligohydraminos at Term«, *Journal of Obstetrics and Gynaecology* 27, no. 6 (2007): 574–76.

182 E. Mozurkewich et al., »Indications for Induction of Labour: A Best-Evidence Review«, *BJOG* 116, no. 5 (2009): 626–36.

183 S. Ek et al., »Oligohydraminos in Uncomplicated Pregnancies Beyond 40 Completed Weeks«, *Fetal Diagnosis and Therapy* 20 (2005): 182–85.

184 J. Zhang et al., »Isolated Oligohydraminos Is Not Associated with Adverse Perinatal Outcomes«, *BJOG* 111, no. 3 (2004): 220–25.
185 N. Melamed et al., »Perinatal Outcome in Pregnancies Complicated by Isolated Oligohydraminos Diagnosed Before 37 Weeks of Gestation«, *American Journal of Obstetrics and Gynecology* 205 (2011): 241. e1–e6.
186 A. F. Nabhan and Y. A. Abdelmoula, »Review Article: Amniotic Fluid Index Versus Single Deepest Vertical Pocket: A Meta-Analysis of Randomized Controlled Trials«, *International Journal of Gynecology and Obstetrics* 104 (2009): 184–88.
187 G. J. Hofmeyr and A. M. Gülmezoglu, »Maternal Hydration for Increasing Amniotic Fluid Volume in Oligohydraminos and Normal Amniotic Fluid Volume«, *Cochrane Database of Systematic Reviews* 1 (2002).
188 Q. Xi et al., »Clinical Study on Detecting Non-Reactive of Non-Stress Test by Improved Acoustic Stimulation«, *Archives of Gynecology and Obstetrics* 284, no. 2 (2011): 271–74.
189 K. E. McCarthy and D. Narrigan, »Is There Scientific Support for the Use of Juice to Facilitate the Nonstress Test?«, *Journal of Obstetric, Gynecologic, & Neonatal Nursing* 24, no. 4 (1995): 303–7.
190 H. G. Hall, L. G. McKenna und D. L. Griffiths, »Discussion: Complementary and Alternative Medicine for Induction of Labour«, *Women and Birth* 25, no. 3 (September 2012): 142–48.
191 M. Simpson et al., »Raspberry Leaf in Pregnancy: Its Safety and Efficacy in Labor«, *Journal of Midwifery & Women's Health* 46, no. 2 (2001): 51–59.
192 D. Dove and P. Johnson, »Oral Evening Primrose Oil: Its Effect on Length of Pregnancy and Selected Intrapartum Outcomes in Low-Risk Nulliparous Women«, *Journal of Nurse-Midwifery* 44, no. 3 (1999): 320–24.
193 P. C. Tan et al., »Effect of Coitus at Term on Length of Gestation, Induction of Labor, and Mode of Delivery«, *Obstetrics & Gynecology* 108, no. 1 (2006): 134–40.
194 P. C. Tan, C. M. Yow und S. Z. Omar, »Effect of Coital Activity on Onset of Labor in Women Scheduled for Labor Induction«, *Obstetrics & Gynecology* 110, no. 4 (2007): 820–26.
195 C. A. Smith and C. A. Crowther, »Acupuncture for Induction of Labour«, *Cochrane Database of Systematic Reviews* 1 (2004).
196 J. Modlock, B. B. Nielsen und N. Uldbjerg, »Acupuncture for the Induction of Labour: A Double-Blind Randomised Controlled Study«, *BJOG* 117, no. 10 (2010): 1255–61.
197 C. A. Smith, C. A. Crowther, C. T. Collins und M. E. Coyle, »Acupuncture to Induce Labor: A Randomized Controlled Trial«, *Obstetrics and Gynecology* 112, no. 5 (2008): 1067–74.
198 J. Kavanagh, A. J. Kelly und J. Thomas, »Breast Stimulation for Cervical

Ripening and Induction of Labour«, *Cochrane Database of Systematic Reviews* 3, article no. CD003392 (2005).

199 M. Boulvain, C. M. Stan und O. Irion, »Membrane Sweeping for Induction of Labour«, *Cochrane Database of Systematic Reviews* 1 (2005).

18. Zahlen und Fakten rund um die Geburt

200 E. A. Friedman, »Primigravid Labor; a Graphicostatistical Analysis«, *Obstetrics & Gynecology* 6, no. 6 (1955): 567–89.

201 J. Zhang, J. F. Troendle und M. K. Yancey, »Reassessing the Labor Curve in Nulliparous Women«, *American Journal of Obstetrics and Gynecology* 187, no. 4 (2002): 824–28.

202 Steven Gabbe, Jennifer Niebyl und Joe Leigh Simpson, *Obstetrics: Normal and Problem Pregnancies* (Philadelphia, PA: Churchill Livingstone, 2007).

203 M. Westgren et al., »Spontaneous Cephalic Version of Breech Presentation in the Last Trimester«, BJOG 92 (1985): 19–22.

204 G. J. Hofmeyr et al., »External Cephalic Version for Breech Presentation at Term«, *Cochrane Database of Systematic Reviews* 1, article no. CD000083 (1996).

205 J. M. Dodd et al., »Planned Elective Repeat Caesarean Section Versus Planned Vaginal Birth for Women with a Previous Caesarean Birth«, *Cochrane Database of Systematic Reviews* 4, article no. CD 004224 (2004).

206 C. Crowther et al., »Planned Vaginal Birth or Elective Repeat Caesarean: Patient Preference Restricted Cohort with Nested Randomised Trial«, *PLOS Medicine* 9, no. 3 (2012): e1001192.

207 E. Mozurkewich and E. Hutton, »Elective Repeat Caesarean Delivery Versus Trial of Labor: A Meta-Analysis of the Literature from 1989 to 1999«, *American Journal of Obstetrics and Gynecology* 183 (2000): 1187–97.

19. PDA pro und contra

208 M. Anim-Somuah, R. M. Smyth und L. Jones, »Epidural Versus Non-Epidural or No Analgesia in Labour«, *Cochrane Database of Systematic Reviews* 12 (2011).

209 Ebd.

210 S. K. Sharma, »Epidural Analgesia During Labor and Maternal Fever«, *Current Opinion in Anaesthesiology* 13, no. 3 (2000): 257–60.

211 M. Van de Velde et al., »Original Article: Ten Years of Experience with Accidental Dural Puncture and Post-Dural Puncture Headache in a Tertiary Obstetric Anaesthesia Department«, *International Journal of Obstetric Anesthesia* 17 (2008): 329–35.
212 C. A. Smith, C. T. Collins und C. A. Crowther, »Aromatherapy for Pain Management in Labour«, *Cochrane Database of Systematic Reviews* 7 (2011).
213 C. A. Smith et al., »Acupuncture or Acupressure for Pain Management in Labour«, *Cochrane Database of Systematic Reviews* 7 (2011)
214 S. H. Cho, H. Lee und E. Ernst, »Acupuncture for Pain Relief in Labour: A Systematic Review and Meta-Analysis«, *BJOG* 117, no. 8 (2010): 907–20.

20. Was sonst noch zu bedenken ist

215 S. L. Buchanan et al., »Planned Early Birth Versus Expectant Management for Women with Preterm Prelabour Rupture of Membranes Prior to 37 Weeks' Gestation for Improving Pregnancy Outcome«, *Cochrane Database of Systematic Reviews* 3 (2010); M. E. Hannah et al., »Induction of Labor Compared with Expectant Management for Prelabor Rupture of the Membranes at Term«, TermPROM Study Group, *New England Journal of Medicine* 334, no. 16 (1996): 1005–10.
216 C. Mendelson, »The Aspiration of Stomach Contents into the Lungs During Obstetric Anesthesia«, *American Journal of Obstetrics and Gynecology* 52 (1946): 191–205.
217 J. Hawkins et al., »Anesthesia-Related Maternal Mortality in the United States: 1979–2002«, *Obstetrics & Gynecology* 117, no. 1 (2011): 69–74.
218 D. Maharaj, »Review: Eating and Drinking in Labor: Should It Be Allowed?«, *European Journal of Obstetrics and Gynecology* 146 (2009): 3–7.
219 M. Kubli et al., »An Evaluation of Isotonic ›Sport Drinks‹ During Labor«, *Anesthesia and Analgesia* 94, no. 2 (2002): 404.
220 S. K. McGrath and J. H. Kennell, »A Randomized Controlled Trial of Continuous Labor Support for Middle-Class Couples: Effect on Cesarean Delivery Rates«, *Birth: Issues in Perinatal Care* 35, no. 2 (2008): 92–97.
221 J. Kennell et al., »Continuous Emotional Support During Labor in a U. S. Hospital: A Randomized Controlled Trial«, *JAMA* 265, no. 17 (1991): 2197–2201.
222 Z. Alfirevic, D. Devane und G. M. Gyte, »Continuous Cardiotocography (CTG) as a Form of Electronic Fetal Monitoring (EFM) for Fetal Assess-

ment During Labour«, *Cochrane Database of Systematic Reviews* 3 (2006).

223 Z. Nachum et al., »Comparison Between Amniotomy, Oxytocin or Both for Augmentation of Labor in Prolonged Latent Phase: A Randomized Controlled Trial«, *Reproductive Biology & Endocrinology* 8 (2010): 136–43; S. Wei et al., »Early Amniotomy and Early Oxytocin for Prevention of, or Therapy for, Delay in First Stage Spontaneous Labour Compared with Routine Care«, *Cochrane Database of Systematic Reviews* 2 (2009).

224 G. Carroli and L. Mignini, »Episiotomy for Vaginal Birth«, *Cochrane Database of Systematic Reviews* 1 (2009).

225 Berechnung der Autorin auf Basis der U. S. Natality Detail Files; https://www.higgs.ch/dammschnitt-haeufig-eine-qual-und-medizinisch-nicht-mal-noetig/14050/

226 A. Cotter, A. Ness und J. Tolosa, »Prophylactic Oxytocin for the Third Stage of Labor«, *Cochrane Database of Systematic Reviews* 4 (2001); C. M. Begley et al., »Active Versus Expectant Management for Women in the Third Stage of Labor«, *Cochrane Database of Systematic Reviews* 11 (2011).

227 Ebd.

21. Nachwehen

228 H. Rabe, G. Reynolds und J. Diaz-Rossello, »Early Versus Delayed Umbilical Cord Clamping in Preterm Infants«, *Cochrane Database of Systematic Reviews* 4, article no. CD003248 (2004).

229 S. J. McDonald and P. Middleton, »Effect of Timing of Umbilical Cord Clamping of Term Infants on Maternal and Neonatal Outcomes«, *Cochrane Database of Systematic Reviews* 2 (2008).

230 American Academy of Pediatrics Committee on Fetus and Newborn, »Controversies Concerning Vitamin K and the Newborn«, *Pediatrics* 112, no. 1 (2003): 191–92; J. A. Ross and S. M. Davies, »Vitamin K Prophylaxis and Childhood Cancer«, *Medical and Pediatric Oncology* 34, no. 6 (2000): 434–37.

231 J. Golding, M. Paterson und L. J. Kinlen, »Factors Associated with Childhood Cancer in a National Cohort Study«, *British Journal of Cancer* 62, no. 2 (1990): 304–8.

232 J. Golding et al., »Childhood Cancer, Intramuscular Vitamin K, and Pethidine Given During Labour«, *BMJ* 305, no. 6849 (1992): 341–46.

233 G. J. Draper et al., »Intramuscular Vitamin K and Childhood Cancer [with Reply]«, *BMJ* 305, no. 6855 (1992): 709–11.

234 H. Ekelund et al., »Administration of Vitamin K to Newborn Infants and Childhood Cancer«, *BMJ* 307, no. 6896 (1993): 89–91; J. A. Ross and S. M. Davies, »Vitamin K Prophylaxis and Childhood Cancer«, *Medical and Pediatric Oncology* 34, no. 6 (2000): 434–37.

235 American Academy of Pediatrics Committee on Fetus and Newborn, »Controversies Concerning Vitamin K and the Newborn«.

236 E. K. Darling and H. McDonald, »A Meta-Analysis of the Efficacy of Ocular Prophylactic Agents Used for the Prevention of Gonococcal and Chlamydial Ophthalmia Neonatorum«, *Journal of Midwifery & Women's Health* 55, no. 4 (2010): 319–27.

237 B. A. Armson, »Umbilical Cord Blood Banking: Implications for Perinatal Care Providers«, *JOGC* 27, no. 3 (2005): 263–90; G. J. Annas, »Waste and Longing – The Legal Status of Placental-Blood Banking«, *New England Journal of Medicine* 340, no. 19 (1999): 1521–24.

238 A. J. French et al., »Development of Human Cloned Blastocysts Following Somatic Cell Nuclear Transfer with Adult Fibroblasts«, *Stem Cells* 26, no. 2 (2008): 485–93.

22. Hausgeburt: Fortschritt oder Rückschritt?

239 Von der Autorin auf Basis der U. S. Natality Detail Files von 2008 errechnet; https://www.laenderdaten.de/bevoelkerung/saeuglingssterberate.aspx

240 https://www.quag.de/quag/geburtenzahlen.htm

241 J. R. Wax et al., »Maternal and Newborn Outcomes in Planned Home Birth Vs Planned Hospital Births: A Metaanalysis«, *American Journal of Obstetrics and Gynecology* 203, no. 3 (2010): 243. e1, 243. e8.

242 Birthplace in England Collaborative Group, »Perinatal and Maternal Outcomes by Planned Place of Birth for Healthy Women with Low Risk Pregnancies: The Birthplace in England National Prospective Cohort Study«, *BMJ* 343 (2011): d7400.

243 Wax et al., »Maternal and Newborn Outcomes in Planned Home Birth Vs Planned Hospital Births«.

244 A. de Jonge et al., »Perinatal Mortality and Morbidity in a Nationwide Cohort of 529,688 Low-Risk Planned Home and Hospital Births«, *BJOG* 116, no. 9 (2009): 1177–84; A. C. Evers et al., »Perinatal Mortality and Severe Morbidity in Low and High Risk Term Pregnancies in the Netherlands: Prospective Cohort Study«, *BMJ* 341 (2010): c5639.

245 J. W. Y. Pang et al., »Outcomes of Planned Home Births in Washington State: 1989–1996«, *Obstetrics & Gynecology* 100, no. 2 (2002): 253–59;

P. A. Janssen et al., »Outcomes of Planned Home Birth with Registered Midwife Versus Planned Hospital Birth with Midwife or Physician«, *CMAJ* 181, no. 6 (2009): 377–83.

246 Birthplace in England Collaborative Group, »Perinatal and Maternal Outcomes by Planned Place of Birth for Healthy Women with Low Risk Pregnancies«.

Register

Brustwarzenstimulation 249

H